中华护理学会眼耳鼻咽喉头颈外科专科护士指导用书

耳鼻咽喉头颈外科护理与操作指南

主 编 韩 杰 席淑新

副主编 田梓蓉 许立华 侯军华 胡丽茎

人民卫生出版社

图书在版编目（CIP）数据

耳鼻咽喉头颈外科护理与操作指南 / 韩杰，席淑新主编 .—北京：人民卫生出版社，2019

ISBN 978-7-117-28107-2

Ⅰ.①耳… Ⅱ.①韩…②席… Ⅲ.①耳鼻咽喉病－护理－指南②头部－疾病－护理－指南③颈－疾病－护理－指南 Ⅳ.① R473.76-62

中国版本图书馆 CIP 数据核字（2019）第 030699 号

耳鼻咽喉头颈外科护理与操作指南

主　　编：韩　杰　席淑新
出版发行：人民卫生出版社（中继线 010-59780011）
地　　址：北京市朝阳区潘家园南里 19 号
邮　　编：100021
E - mail：pmph @ pmph.com
购书热线：010-59787592　010-59787584　010-65264830
印　　刷：河北新华第一印刷有限责任公司
经　　销：新华书店
开　　本：787 × 1092　1/16　　印张：11　　插页：2
字　　数：268 千字
版　　次：2019 年 4 月第 1 版　2020 年 3 月第 1 版第 2 次印刷
标准书号：ISBN 978-7-117-28107-2
定　　价：38.00 元

编委

（按姓氏笔画排序）

左海威 中国人民解放军总医院
田梓蓉 首都医科大学附属北京同仁医院
宁　菲 中国人民解放军总医院
任晓波 首都医科大学附属北京同仁医院
刘　蓉 江西省肿瘤医院
刘欣梅 吉林大学第一医院
刘曼曼 中国科学技术大学附属第一医院（安徽省立医院）
关晋英 四川省医学科学院·四川省人民医院
许立华 黑龙江省医院
李　莉 首都医科大学附属北京同仁医院
李　燕 西南医科大学附属医院
李秀雅 首都医科大学附属北京同仁医院
李顺丽 中国人民解放军总医院
杨　慧 西安交通大学第二附属医院
杨树芹 山东潍坊市人民医院
肖克珍 首都医科大学附属北京同仁医院
吴洁丽 中山大学附属第一医院
沈亚云 复旦大学附属眼耳鼻喉科医院
宋彩霞 首都医科大学附属北京同仁医院
张　丹 齐齐哈尔市第一医院
林晨珏 复旦大学附属眼耳鼻喉科医院
周　敏 华中科技大学同济医学院附属同济医院
周　颖 中国人民解放军总医院
底瑞青 郑州大学第一附属医院
郑　岩 哈尔滨医科大学附属第二医院
郑天娥 解放军昆明总医院
胡丽茎 中山大学附属第一医院
钟　玲 解放军昆明总医院
钟竹青 中南大学湘雅三医院
侯军华 中国人民解放军总医院
姜　华 山东大学齐鲁医院
骆　敏 海军总医院
袁　霏 四川省医学科学院·四川省人民医院
晋云花 四川省医学科学院·四川省人民医院
柴相君 山东大学齐鲁医院
郭　蕾 中国人民解放军总医院
席淑新 复旦大学附属眼耳鼻喉科医院
陶　朵 中山大学孙逸仙纪念医院
黄晶梦 复旦大学附属眼耳鼻喉科医院
彭峥嵘 复旦大学附属眼耳鼻喉科医院
董晓琪 浙江大学医学院附属第二医院
韩　杰 首都医科大学附属北京同仁医院
虞晓洁 复旦大学附属眼耳鼻喉科医院
蔡　郁 吉林大学第二医院
蔡永华 北京协和医院
薛亚琼 江苏省淮安市第一人民医院
薛贵芝 中国科学技术大学附属第一医院（安徽省立医院）
瞿颖华 上海交通大学医学院附属新华医院

编写秘书　彭峥嵘　南　方

序

近年来，随着医疗水平的不断提高和诊疗技术的快速进步，眼科护理学和耳鼻咽喉头颈外科护理学发展迅速，从事相关专科护理工作的护士队伍也逐步壮大，但纵观全国，目前不同地域、不同等级医院间的护理水平还是存在差异的，两个学科的整体发展水平仍不均衡。

中华护理学会始终高度重视眼科护理学和耳鼻咽喉头颈外科护理学的发展，特别是近些年，大力推进其向更加人性化、专业化、科学化和国际化的方向迈进。为了能更好地推动我国眼科和耳鼻咽喉头颈外科护理学发展，满足广大临床护理工作者学习和提高需求，中华护理学会第 26 届眼科和耳鼻咽喉头颈外科专业委员会汇集了全国相关护理专家的智慧和力量，编写出版了《眼科护理与操作指南》和《耳鼻咽喉头颈外科护理与操作指南》。编写专家们基于多年的临床工作经验，在检索和参照大量国内外最新的指南和文献基础上，以专业、严谨的态度，翔实地介绍了眼科、耳鼻咽喉头颈外科专科疾病护理知识和相关技术操作步骤等，旨在为从事相关专科护理工作的临床护理人员提供更有价值的参考和借鉴，有助于更好地提高大家的专业水平和技术技能。全书内容丰富，语言精练，具有较强的实用性和可读性，便于临床护士们自主学习和实践。

相信本书一定能够成为我国广大眼科、耳鼻咽喉头颈外科护理同仁的良师益友，也必将为进一步提升我国眼科护理和耳鼻咽喉头颈外科护理事业的蓬勃发展做出新的贡献！

中华护理学会 吴欣娟

2019 年 2 月

前　言

护理学是运用专业知识和技术为人民群众健康提供服务的一门综合性应用科学。近年来，随着医学模式的转变、疾病谱的变化和社会的进步，医学科学不断向前发展，护理学也伴随着医学整体的发展而逐步完善起来。随着人们生活水平的日益提高，人们对健康的认识不断深入，需求越来越细、标准越来越高，对生存质量和生命的价值也更加重视，因而对临床护理人员寄予了更高的期望和要求。

众所周知，相比发达国家，我国在临床护理专业技术标准规范方面还有一定的差距。目前我国在眼科、耳鼻咽喉头颈外科护理专业上没有统一的规范版本，从而使专业护理水平在不同的地区、不同的医疗单位呈现出一定的差异化，临床护理质量无法同质化，不利于专业护理技术人员的培训和考核。在临床护理实践中我们深深感到，全国临床护理工作者非常盼望能够有集眼科、耳鼻咽喉头颈外科专业护理理论、疾病护理、技术操作的标准和指南，能够对各专科临床护理实践及技能予以指导和参考，为病人提供更好的护理服务。

因此，我们组织全国护理界的众多专家共同编写了“中华护理学会眼耳鼻咽喉头颈外科专科护士指导用书”《耳鼻咽喉头颈外科护理与操作指南》分册，本书的编写以循证护理为基础，充分考虑到各地区差异，结合国内外专业学科发展新理念、新技术，重点强化了可操作性。经过多次讨论和修改，系统地阐述了耳鼻咽喉头颈外科专科疾病的护理知识和技术操作规范，并根据临床实践需要分为疾病护理篇和专业技术操作篇。

本书作为全国指导性用书，可作为相关专业护士的培养教材，既可以提高耳鼻咽喉头颈外科护士临床实践技能及专业素养，又可以为从事临床护理教学和护理研究的工作者提供指导。

本书图文并茂，兼顾实用性和可操作性。从策划、构思、撰写到出版，无一不是专家们辛勤劳动的成果，他们在总结多年临床护理经验和参考大量国内外相关资料的基础上，结合学科发展及护理专业技能规范认真编写。谨此，特向各位专家给予的大力支持表示衷心的感谢！书中不当之处，恳请读者指正！

2019 年 2 月

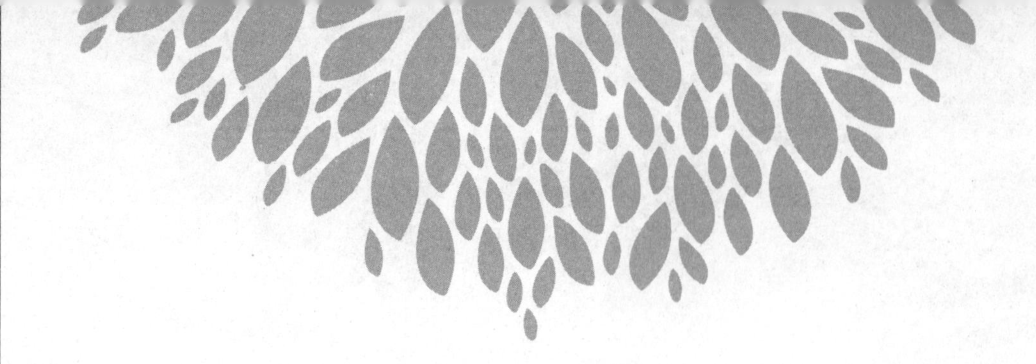

目 录

第一章　耳科病人护理指南

第一节　先天性耳病病人的护理

一、先天性耳前瘘管病人的护理

先天性耳前瘘管（congenital preauricular fistula）是一种临床上常见的先天性畸形，为第1、2鳃弓的耳郭原基在发育过程中融合不全所致，常染色体显性遗传。该病发病率为1.2%，男女比例为1∶1.7，单侧与双侧发病之比为4∶1，较少合并其他耳部畸形。瘘管的开口很小，多位于耳轮角前，少数可在耳郭的三角窝或者耳甲腔，平时可无症状，甚至一生无感染或自觉症状，不以为疾。如出现感染，方引起注意和接受治疗。先天性耳前瘘管为一狭窄的盲管（窦道），深浅长短不一，可呈分支状，长度从1mm到3mm，可穿过耳轮角或耳郭部软骨，深至外耳道软骨与骨部交界处或乳突表面。管壁被覆复层鳞状上皮，具有毛囊、汗腺、皮脂腺等组织，管腔内常有脱落上皮、细菌等混合而成的鳞屑或豆渣样物，有臭味。管腔可膨大成囊状，如发生化脓性感染，可形成局部脓肿。

【临床表现】

一般无症状。按压时可有少许稀薄黏液或乳白色皮脂样物自瘘口溢出，微臭，局部微感瘙痒不适。如发生感染，则局部及其周围组织发生红肿、疼痛，而形成脓肿，脓肿穿破后溢脓，可如此反复发作形成瘢痕。感染时间长时，瘘管口附近皮肤可发生溃烂、肉芽，或形成数个溢脓小孔。瘘管较长、伸展较远者，如深部发生感染，可在远离瘘口处发生脓肿。

【评估要点】

1. 健康史

（1）评估病人有无上呼吸道感染史。

（2）评估耳轮脚与耳屏皮肤间有无红肿、疼痛，压之有无疼痛，触之有无波动感。

（3）评估病人有无糖尿病病史。

2. 身体状况　观察病人有无体温升高，既往有无反复感染。

3. 心理－社会状况　评估病人和家属心理状况，了解病人发病及治疗经过，评估不同年龄、文化程度的病人对疾病认知程度及对疾病预后的期望值。

【护理问题】

1. 有感染的危险　与瘘口反复感染有关。

2. 疼痛　与瘘口继发感染有关。

3. 焦虑　与担心疾病预后有关。

4. 知识缺乏：缺乏耳前瘘管术术后护理的相关知识。

【护理措施】

1. 脓肿切开的护理

（1）感染形成脓肿时，可在体表有明显波动感，且皮肤非常薄，甚至可以看见皮下白色的脓液，此时可行脓肿切开。

（2）切开后将脓腔内的脓血清除，并以 2% 过氧化氢溶液反复冲洗后，以油纱条填充，以达到对空腔压迫止血的作用。

（3）换药时保证无菌操作，并观察脓腔大小，瘘管周围皮肤有无溢脓小孔形成，观察脓液的颜色、量。

2. 用药护理　遵医嘱给予全身应用抗生素。

3. 行手术切除的护理

（1）局部加压包扎以达到止血的目的，观察敷料是否清洁、干燥，若渗血较多，请示医生，协助查明出血原因，排除手术原因导致的出血，可采用局部加压止血。

（2）密切观察有无淤血、肿胀、外耳道出血、听力下降或面部肌肉运动障碍等面神经损害症状。

（3）术后 1~2d 体温可能会升高，为外科术后吸收热，但一般不超过 38.5℃，不需要特殊处理。若术后 3d 体温持续升高甚至高热，应观察切口有无感染，遵医嘱加大抗生素用量。

（4）术后 24h 内若伤口疼痛明显，可适当应用镇静、镇痛等药物，并向病人及家属解释疼痛产生的原因及持续时间，次日疼痛逐渐减轻。

（5）解除绷带后要观察有无继发性皮下出血及感染现象，如发现病人耳前皮下有波动感，压痛明显，应及时报告医生。

4. 饮食指导　鼓励病人尽早进高蛋白、高热量、高维生素饮食，食物温度不宜过高，加强食物营养搭配，少量多餐，多饮水，促进伤口愈合。糖尿病病人要注意控制血糖。

5. 心理护理　先天性耳前瘘管病人一般病程较长，且反复感染，术前要充分了解病人所担忧的问题，并说明手术的必要性。介绍手术的优点、手术过程、麻醉方式、手术效果及预后，以解除顾虑，树立合理的期望值，保持良好心态。

6. 生活护理　做好基础护理，促进病人舒适。

【健康指导】

1. 生活指导

（1）注意保暖，预防感冒。加强营养，饮食应多样化，不挑食、偏食。多参加锻炼，增强抵抗力。

（2）避免用力抓耳郭等不良习惯。

2. 疾病知识指导

（1）注意观察伤口有无红、肿、痛、渗液等，保持伤口清洁、干燥。

（2）避免挖耳，防止外伤，避免碰撞伤口。

（3）糖尿病病人要注意控制血糖。

（4）遵医嘱复诊。

（侯军华）

二、先天性外耳畸形病人的护理

先天性外耳畸形（congenital malformation of auricula）多指先天性耳郭畸形，又称耳郭发育不全。耳郭在胚胎第3周开始由第1、2鳃弓发生，第6周初具雏形。由于耳郭的各个部分如耳屏、耳垂、对耳轮、对耳屏等是从两个鳃弓上六个分离的小丘状结节为中心衍生发育而成，所以其外形可以有很大的变异。可表现在耳郭的大小、位置和形状三个方面的异常。单侧畸形较多见，为双侧的3~6倍，男性比女性多发。由于小耳畸形一般均伴外耳道闭锁，所以Ⅱ度第一期小耳的耳郭成形术大多与外耳道及中耳成形术同期或分期进行。耳郭成形术可以病人自体游离的肋软骨作为支架，经过雕刻和整形后植入皮下，一期或分期再造新耳郭。另外也可佩戴假体。

【临床表现】

一般无全身症状，临床中一般分为以下几类：

1. 隐耳（masked ear）　耳郭部分或全部隐藏于颞侧皮下，触诊时于局部皮肤的下面可能触及隐藏耳郭的软骨支架。

2. 移位耳（displaced ear）　耳郭向下或向前等各个方向移位，形态基本正常或有轻微畸形。

3. 招风耳（ptotruding ears）　耳郭向前倾斜，颅耳角增大达150°或150°以上，对耳轮和三角窝消失，舟状窝失去正常形态，耳郭上部扁平，而耳垂和耳屏的位置正常。

4. 杯状耳（cup ear）　对耳轮和三角窝明显内陷，耳轮向前过度弯曲，耳郭形如杯状。

5. 猿耳（macacus ear）　耳郭上缘与后缘交界处出现一向后的三角形突起，如猿耳之耳尖，故得此名。

6. 大耳（macrotia）　耳郭的某一部分过度发育。全耳郭肥大少见。

7. 副耳（accessory auricle）　耳屏前方或颊部或颈部有一个或数个大小不一、形态各异的肉赘样突起，突起内可能有软骨。

8. 小耳（microtia）　按Marx分类法，可将小耳分为3度。

Ⅰ度：耳郭各部均已发育，但耳郭较小，上半部可向下卷曲。

Ⅱ度：耳郭仅为一由皮肤包裹软骨构成的不规则条形突起，有正常耳郭的1/2或1/3大，附着于颞颌关节后方或后下方，耳屏可正常。

Ⅲ度：耳郭处仅有零星而不规则的软组织突起，部分软组织突起内有软骨，位置可前移或下移。

Ⅳ度：无耳，无任何耳郭结构，颞侧平滑，罕见。

【评估要点】

1. 健康史

（1）评估病人小耳畸形程度，结合检查评估病人有无合并外耳道闭锁。

（2）评估病人有无上呼吸道感染等。

2. 身体状况　评估病人既往身体状况，有无其他基础疾病。

3. 心理－社会状况　评估病人和家属心理状况、对疾病的了解程度及手术的期望值。

【护理问题】

1. 有感染的危险　与外科手术有关。

2. 疼痛　与取自体游离肋软骨有关。

3. 自我形象紊乱　与先天性外耳畸形有关。

4. 焦虑　与担心疾病预后有关。

5. 知识缺乏：缺乏小耳畸形整复术术后相关护理知识。

6. 潜在并发症：皮瓣坏死、胸部切口血肿、肺不张等。

【护理措施】

1. 耳郭皮瓣的观察及护理

（1）皮瓣坏死是术后最严重的并发症，应加强皮瓣的观察与护理，注意观察皮瓣的色泽、温度及毛细血管的充盈反应，早期发现皮瓣血供障碍，并及时通知医生进行处理。

（2）如局部皮瓣苍白、充盈反应不明显或皮温低，表明皮瓣供血不足。如皮瓣青紫肿胀，表明有静脉回流障碍，可给予烤灯照射保暖，保持舒适体位，防止皮瓣受压。

（3）观察术区有无渗血，如有出血现象及时报告医生给予对症处理。

2. 局部压迫止血　做耳部软骨支架，一般取右胸部第Ⅶ～Ⅷ肋软骨。切除软骨后，局部遗留较大的腔隙，易引起出血形成血肿。因此术后应给予胸带加压包扎。

3. 负压引流管的护理

（1）良好的负压可以使术区渗血得到充分引流，耳支架与皮瓣之间吸附紧贴保持塑形，也避免积血引起感染。由于耳科手术术腔小，所以引流管较细，引流量较少。术后应高度重视切口负压引流的护理，密切观察并记录引流装置负压情况及引流液的色、质、量，防止引流管扭曲、脱落、堵塞。胶布交叉妥善固定引流管，保证负压球不漏气呈负压吸引状态。

（2）Ⅰ期手术病人患耳两根负压管4h一次用注射器连接引流管进行抽吸，观察管内血液的移动直至吸出，以判断引流管是否阻塞，保证负压引流通畅。如发现管内血液较黏稠或有血块，则改为2h一次抽吸。每小时询问病人术耳有无闻及“丝丝”漏气声，若有声响，提示负压管漏气，可暂时夹闭引流管20min（时间不可过长，以免堵塞），再放开继续密切观察。术后可请病人主动参与，一旦听见漏气声及时告知护士。若反复漏气夹管无效，须报告医生，必要时打开敷料，检查缝合口，可疑处涂以金霉素药膏。

（3）Ⅰ期手术术后第1d引流量一般为10~30ml的血性液体，之后逐日递减，色泽变浅，3~6d后引流液少于1ml，可拔除引流管。Ⅱ期手术术后引流量少，病人携带引流管出院。

（4）如发现引流量逐日增加，持续鲜红、量多，病人疼痛剧烈，应及时报告医生检查处理。

4. 疼痛护理　病人术后出现术区和供区疼痛，尤其胸部疼痛比较明显，应及时给予镇痛药物。若伤口疼痛不减轻，且为持续性胀痛，则提示皮瓣有可能发生血供障碍，应及时通知医生，防止皮瓣坏死。

5. 体位护理　病人全麻清醒后予半卧位或健侧卧位。

（1）Ⅰ期手术取肋软骨者术后腹带加压包扎以限制胸部活动度及减轻腹部切口疼痛。术后24h内鼓励病人轻按压腹部伤口在床上活动，48h后可协助其下床适当活动。禁止剧烈运动，预防继发性血肿等并发症的发生。

（2）Ⅱ期手术术后病人鼓励早期下床活动。

6. 用药护理　遵医嘱给予抗生素治疗，早期采用瘢痕抑制药物。

7. 饮食指导　避免进行辛辣刺激及过硬饮食。

8. 预防并发症

（1）肺不张：术后24h最易发生。若病人出现胸闷、气急、呼吸困难、SPO_2下降、一侧呼吸音减弱等表现，应立即通知医生，予以床旁胸片及早明确诊断并处理。

（2）血肿：Ⅰ期手术病人由于切取软骨后，局部遗留较大的腔隙，容易引起出血形成血肿，故术后注意观察病人胸部敷料包扎区有无隆起、瘀斑，或触之有波动感，如发现有立即通知医生。

（3）感染：正确合理应用抗生素，密切观察术耳皮瓣的颜色及温度，防止皮瓣感染及坏死。Ⅰ期手术取肋软骨者，术后鼓励病人咳嗽、咳痰、做深呼吸，如果痰液黏稠可使用稀释痰液药物或雾化吸入，同时应勤翻身，预防肺部感染。

（4）再造耳皮瓣坏死：是术后最严重的并发症，应加强皮瓣的观察与护理。观察术区有无渗血，如有出血现象及时报告医生给予对症处理。注意观察皮瓣的色泽、温度及毛细血管的充盈反应，早期发现皮瓣血供障碍，并及时通知医生进行处理。如局部皮瓣苍白、充盈反应不明显或皮温低，表明皮瓣供血不足。如皮瓣青紫肿胀，表明有静脉回流障碍，可给予烤灯照射保暖，保持舒适体位，防止皮瓣受压。再造耳皮瓣坏死：Ⅰ期、Ⅱ期术后必须保持负压引流管的通畅和密闭，如术后出现再造耳皮瓣远端发暗，提示皮瓣静脉回流不良，可遵医嘱行高压氧治疗。

9. 心理护理　针对不同心理状态的病人给予对应的护理干预，积极疏导情绪障碍。指导病人及家属认知和评估小耳畸形的治疗效果，树立积极的人格和社会应对能力。

【健康指导】

1. 再造耳郭感觉不敏感，要注意终身保护，切勿碰撞、挤压，即使完全恢复后也要尽量睡向健侧，选用松软枕头，减少对再造耳的压迫。遇寒冷季节时一定要注意保暖，谨防冻伤。避免日光直接照射再造耳及周围伤口。

2. 向Ⅰ期手术病人及其家属说明再造耳成活过程，并告知再造耳术后3个月内会有组织肿胀的情况，随着时间的推移，肿胀逐渐吸收消退，出院后可行高压氧舱治疗以促进肿胀的吸收，6个月后软骨成活后，可行Ⅱ期手术。

3. 教会病人正确的打喷嚏、咳嗽和擤鼻涕的方法，以免鼻腔内分泌物自咽鼓管进入术耳腔，造成术耳感染。

4. 通常Ⅱ期手术术后住院时间较短，可能会出现病人患耳加压包扎，携带引流管出院情况，应教会病人及家属引流管的护理，防止引流管扭曲、脱落、堵塞。嘱病人出院后不可随意拉松患耳敷料，以免引起出血。

5. 外耳道成形术可与Ⅰ期耳郭再造术同时进行，也可单独进行。病人术后3~6d第一次门诊换药，4~5d拔管，3~4周抽出耳内纱条。嘱病人待术后拆线并将纱条全部抽出后方能洗头。洗头前将清洁干棉球塞于外耳道口，以免污水进入耳内引起感染。告知病人注意耳道内是否有异味，如有及时就诊。术后半年内不能坐飞机，以免影响术后鼓膜愈合。植皮者每天用酒精棉球擦拭植皮区。耳道内纱条抽出后每天用挤干的酒精棉球塞紧外耳道防止耳道缩小。

6. Ⅱ期行立耳术者，于术后 3~4d 拔除引流管，8d 后打开敷料，随后一个月，三个月定期门诊复查。敷料打开后，每天用酒精棉球进行局部擦拭消毒，勿碰水。

7. 如患耳皮肤发黑，红、肿、热、痛，局部皮肤出现水疱，瘘口渗液等情况需及时就诊。

（侯军华）

第二节 耳外伤病人的护理

一、化脓性软骨膜炎病人的护理

化脓性软骨膜炎（suppurative perichondritis of auricle）是一种比较严重的外耳疾病，多由耳郭外伤、手术、耳郭血肿等继发感染所致，也可为邻近组织感染扩散所引起，如外耳道疖、外耳道炎及外耳湿疹、皮炎的继发感染，由于炎症渗出液压迫可使软骨缺血，细菌毒素侵入引起坏死，病情发展较快，可致耳郭瘢痕挛缩畸形，影响外观和外耳生理功能。常见致病菌为铜绿假单胞菌和金黄色葡萄球菌，其主要病变为软骨膜感染，在软骨膜与软骨间形成脓液，进而引起软骨的缺血缺氧坏死，愈后引起耳郭畸形。

【临床表现】

1. 全身症状　病人可有烦躁，坐卧不安，喜用手护耳部唯恐被触及，可伴有体温升高、食欲减退等全身中毒症状。

2. 局部症状　起病初觉耳郭肿胀及灼热感。检查时可见耳郭红肿、增厚、坚实，弹性消失，触痛明显。继之红肿加重，持续性剧烈疼痛不断加剧。耳郭表面呈暗红色，有脓肿形成者可见局限性隆起，触之有波动感，皮肤溃破后，溃破处有脓液溢出。

【评估要点】

1. 健康史

（1）评估病人耳部有无手术、外伤病史。

（2）评估耳郭邻近组织有无感染并扩散，如外耳道疖、外耳道炎及外耳湿疹、皮炎等。

（3）评估病人有无糖尿病病史。

2. 身体状况　观察病人耳郭局部有无红肿、增厚，触之有无疼痛，有无脓肿形成。既往身体状况、类似情况的发病史。

3. 心理 - 社会状况　评估病人和家属心理状况，评估不同年龄、文化程度的病人对疾病认知程度。

【护理问题】

1. 疼痛　与化脓性软骨膜炎感染有关。

2. 组织完整性受损　与软骨的缺血、缺氧、坏死有关。

3. 体温过高　与化脓性软骨膜炎炎症反应有关。

4. 知识缺乏：缺乏有关本疾病相关的预防和保健知识。

5. 自我形象紊乱　与可能导致耳郭畸形有关。

6. 焦虑　与担心疾病预后有关。

【护理措施】

1. 控制感染

（1）协助医生每日换药，先用过氧化氢及生理盐水冲洗术腔，再用0.5%碘伏溶液冲洗，最后用庆大霉素冲洗术腔。脓液黏稠者在行庆大霉素冲洗前可加用糜蛋白酶冲洗，耳郭前后垫无菌纱布稍加压包扎。

（2）脓肿形成后，位置局限者行切开引流，局部放置引流管，此方法可以防止术腔闭合且脓液可顺利通过管腔引流。

2. 用药护理　遵医嘱做脓液的细菌培养及药敏试验，全身静脉应用足量敏感抗生素，观察感染部位有无好转。如培养为真菌感染，则需抗真菌治疗；如为结核杆菌，则需抗结核治疗。

3. 病情观察

（1）疼痛护理：病人炎症主要表现为疼痛，应按规定对病人进行疼痛评估，并及时报告医生，给予相应处理，疼痛严重者遵医嘱给予镇痛药物治疗。

（2）观察病人体温变化：调节室内温度和湿度，保持空气流通，体温升高时遵医嘱给予物理降温或根据医嘱使用药物降温。及时发现和处理高热，多饮水，增加液体摄入，维持体液平衡。

4. 饮食指导　指导病人进食高维生素、高蛋白饮食，食物不宜过硬、过辣，以免用力咀嚼动作引起炎症部位疼痛加重。

5. 心理护理　由于化脓性软骨膜炎导致耳郭发生不同程度的外观改变，严重者可致耳郭畸形，因此病人心理压力较大，易产生焦虑情绪，应提高病人换药的依从性，鼓励病人树立信心，积极配合治疗与护理，保持情绪稳定，以取得最佳的治疗效果。

6. 生活护理　做好病人基础护理，因疼痛影响病人生活时应给予相应帮助。

【健康指导】

1. 生活指导　合理安排日常生活、劳逸结合，建议病人戒烟酒，预防感冒，疼痛剧烈时适当应用镇痛药，保证良好睡眠，避免精神紧张或过度疲劳，保持心情舒畅。加强锻炼，增强机体抵抗力。

2. 疾病知识指导

（1）积极治疗外耳感染性疾病，控制感染。保持外耳郭清洁，定期复查，提高病人换药的依从性。如出现炎症反应加重应及时就诊。

（2）出院后遵医嘱继续应用口服抗生素治疗。

（3）糖尿病病人要注意控制血糖。

（左海威）

二、脑脊液耳漏病人的护理

脑脊液耳漏（cerebrospinal otorrhea）是各种原因使脑脊液循环系统，特别是蛛网膜下腔与中耳相通，造成脑脊液流入中耳。脑脊液大多经外耳道流出，少数经咽鼓管流至鼻咽部，并经前鼻孔流出，故又称为脑脊液耳鼻漏。脑脊液耳漏的原因多为颅底骨折，尤其是颞骨纵行骨折，合并硬脑膜撕裂者，少数颅前窝或颅后窝骨折而骨折线向岩部延伸，并撕裂硬脑膜时，亦可发生本病。也见于手术外伤，如内淋巴囊手术、听神经瘤切除术以及面神经减压术等，如手术不慎，误伤硬脑膜，均可发生本病。如病人有内耳的先天畸形，如先天性前庭水管扩大、Mondini 畸形等，或有慢性化脓性中耳炎，特别是胆脂瘤，破坏、侵蚀中耳骨壁，以及其他颞骨的破坏性病变等，也会出现脑脊液耳漏。

【临床表现】

1. 全身症状　病人脑脊液流失过多时，可出现颅内低压综合征。此时头痛多为钝痛性质，可为全头痛，平卧时减轻。少数可伴有恶心、呕吐，但无脑膜刺激征。

2. 局部症状

（1）耳内流水：从外耳道流出的液体，典型者为无色、清亮、无任何黏性的液体，无臭味。耳内溢液的量多少不等，大多为持续性，间断性加重。如漏口被血块或膨出的脑组织所堵塞，耳溢液可减少或停止，而当咳嗽、低头、喷嚏、大便时耳内流水增多，或又复现。如发生于伴有颅内感染者，液体中常混有絮状物，此时须与浅表的脑脓肿或硬脑膜下脓肿相鉴别，因为后者病期较长时，脓肿沉淀后也可出现类似现象。

（2）耳鸣、听力下降、耳内闭塞感等：如鼓膜完整，脑脊液不能立即从咽鼓管排出而聚集于鼓室时，可产生耳鸣、耳内闭塞感、听力下降及自听增强等症状，少数可出现眩晕，平衡失调，易误诊为分泌性中耳炎。

（3）颅内感染：颅内继发感染时，可出现或反复出现化脓性脑膜炎。

3. 鼻咽部检查疑为脑脊液耳鼻漏者，可用纤维鼻咽镜或鼻窦内镜检查鼻咽部，如见咽鼓管咽口有清澈的液体流出，可收集标本送实验室检查。

4. 脑脊液定性检查　如实验室检查所收集的标本中含糖，则为脑脊液。但应注意所送标本应新鲜，不含泪液等含糖液体。

5. 颅脑 CT　颅脑高分辨率 CT（含轴位和冠状位）可显示颅骨缺损的位置、大小。CT 脑池造影可显示漏口位置。头部 X 线检查中尚可见空气。

【评估要点】

1. 健康史

（1）评估病人有无先天性畸形、外伤、炎症、肿瘤等。

（2）评估病人有无耳闷、耳道或前鼻孔间断流出清亮液体，有无反复发作性化脓性脑膜炎病史。

（3）评估病人生命体征、瞳孔、意识及四肢活动情况，有无头痛、呕吐、颈项强直、意识淡漠、尿量减少等。

（4）评估病人有无高血压病史。

2. 身体状况　观察病人有无经口鼻内流出清亮液体，且低头、用力时加重，夜间睡眠时有无液体流入咽部引起咳嗽及呛咳。

3. 心理 - 社会状况　评估病人和家属心理状况，评估不同年龄、文化程度的病人对疾病的认知程度。

【护理问题】

1. 有感染的危险　与颅内通过耳鼻与外界相通有关。

2. 体温过高　与并发颅内感染有关。

3. 疼痛　与颅内压过高或过低引起头痛有关。

4. 知识缺乏：缺乏与脑脊液漏相关疾病知识。

5. 恐惧　与不了解疾病临床表现有关。

【护理措施】

1. 保持合理体位　脑脊液漏病人可借助重力作用使脑组织移向颅底，贴敷于硬脑膜漏孔区，促使漏出液减轻或自行封闭而愈合。应指导病人绝对卧床休息，保持特定体位，减少脑脊液漏出。清醒病人取半坐卧位或坐位；昏迷病人抬高床头15°~30°，头偏向患侧，避免脑脊液逆流，特定体位一般持续至脑脊液漏停止后3~4d。

2. 预防颅内感染

（1）保持头面部、鼻腔与外耳道清洁、通畅，严禁用纱条、棉球填塞耳、鼻部，及时用生理盐水棉球轻轻擦洗血渍，用碘伏消毒周围皮肤，以防引起颅内逆行性感染。

（2）清洁消毒后，头部垫无菌小巾或棉垫，鼻前庭或外耳道口放置无菌干棉球，以吸附漏出液，应注意棉球浸湿后及时更换。

（3）严禁从鼻腔吸痰或留置胃管，禁止耳、鼻滴药和冲洗。

（4）禁做腰椎穿刺，防止颅内压降低使污染的脑脊液逆流，引起颅内感染。

（5）嘱病人勿挖耳、抠鼻，勿用力排便、咳嗽、擤鼻或打喷嚏，以免鼻窦或乳突气房内空气被压入或吸入颅内，导致气颅和感染。

3. 用药护理　遵医嘱采用抗生素治疗，并观察病人有无体温升高及脑脊液浑浊等现象。

4. 病情观察

（1）当大量脑脊液外漏时，可导致低颅压，病人表现为意识淡漠、头痛、头晕、视物模糊、尿量减少等症状。当发生低颅压时，应取平卧位，以减少脑脊液漏流失，同时静脉补液。

（2）注意观察病人体温变化，调节室内温度和湿度，保持空气流通，以防发生颅内感染。

5. 饮食指导　饮食以高蛋白、高热量、高维生素为宜，忌辛辣刺激性食物，多吃蔬菜、水果，防止便秘，必要时应用开塞露。

6. 心理护理　病人发现耳道内有脑脊液流出时，易处于紧张、恐惧状态，病人及其家属恐惧感加重，迫切要求救治。护士应积极主动参与治疗，向病人说明头痛、呕吐及脑脊液漏发生的原因、持续时间及预后，稳定病人及家属情绪。积极协助医生进行各种处置，做到有条不紊、忙而不乱，进行每项处置前简要地向病人说明目的、意义及注意事项，操作中注意动作准确、轻柔，做好生活护理，帮助病人树立战胜疾病的信心，使其积极配合治疗。

7. 生活护理　口腔护理每日2次，操作时要注意观察口腔黏膜是否完整，舌苔情况以及有无口臭。头部下方垫无菌治疗巾，并定期给予更换。纠正病人不良生活习惯，防止掏耳或抠鼻引起感染。

【健康指导】

1. 生活指导

（1）合理安排日常生活，戒烟酒。预防感冒，保证良好睡眠。勿做剧烈运动，勿做用力咳嗽、打喷嚏、提举重物等易引起脑脊液漏的动作，保持大便通畅。

（2）避免挖耳、抠鼻等，保持口腔清洁。

（3）加强营养，提高免疫力。

2. 疾病知识指导

（1）注意观察是否仍有脑脊液经鼻流出，平卧时是否有液体流至咽部，如再次发生脑脊液漏应尽量卧床，床头抬高，避免过多活动，保持大便通畅。

（2）如发生脑脊液漏注意观察脑脊液的颜色、性质及量，注意监测体温，有颅内感染征兆时应及时就诊。

（左海威）

第三节　外耳疾病病人的护理

一、外耳道炎及疖病人的护理

外耳道炎（otitis externa）是外耳道皮肤或皮下组织广泛的急、慢性炎症。是耳鼻喉科常见病、多发病。根据病程可将外耳道炎分为急性弥漫性外耳道炎（<6 周）和慢性外耳道炎（>3 个月）。外耳道炎的致病菌因地区不同而异，温带地区以溶血性链球菌和金黄色葡萄球菌多见，热带地区以铜绿假单胞菌最多。外耳道疖（furuncle of external acoustic meatus）是外耳道皮肤的局限性化脓性炎症，致病菌绝大多数是金黄色葡萄球菌。

【临床表现】

1. 局部症状

（1）疼痛：外耳道炎发病初期耳内有灼热感，随病情发展，耳内胀痛，疼痛逐渐加剧，咀嚼或说话时加重。外耳道疖多为单个，亦可多发，有剧烈疼痛，如疖在外耳道前壁，咀嚼或说话时，疼痛加重。若疖肿较大阻塞外耳道时可有听力减退，疖肿破溃则症状减轻。疖的部位不同可引起耳前或耳后淋巴结肿痛。

（2）分泌物：外耳道炎随病情的发展，外耳道有分泌物流出，并逐渐增多。初期为稀薄的分泌物，逐渐变稠成脓性。外耳道疖破溃时，有稠脓流出，可混有血液。

（3）慢性外耳道炎：常使病人感耳痒不适，有少量分泌物流出。

（4）坏死性外耳道炎：发病多为单耳，表现为持续耳剧痛伴流脓，病变呈进行性加重，晚期常因颅内静脉血栓形成、脑血管意外、脑膜炎、脑脓肿等死亡。

2. 全身症状　外耳道炎及疖严重者体温升高，全身不适。

3. 体征

（1）急性外耳道炎：有耳屏压痛和耳郭牵引痛，外耳道弥漫性充血、肿胀、潮湿，有时可见小脓疱；外耳道内有分泌物，早期为稀薄的浆液性分泌物，晚期为稠或脓性分泌物；如外耳道肿胀不严重，耳镜可看到鼓膜呈粉红色，或大致正常。如肿胀严重，看不到鼓膜，或不能窥其全貌；如病情严重，耳郭周围可见水肿，耳周淋巴结肿胀或压痛。

（2）外耳道疖：有明显的耳屏压痛和耳郭牵引痛。外耳道软骨部有单个或多个局限性红肿隆起，或在肿胀的中央有白色脓头，疖形成后探针触之有波动感。如在外耳道后壁，皮肤肿胀可蔓延到耳后，使耳后沟消失，耳郭耸立。

（3）慢性外耳道炎：外耳道皮肤多增厚，有痂皮附着，撕脱后外耳道皮肤呈渗血状。可有少量稠厚的分泌物，或潮湿、有白色豆渣状分泌物堆积在外耳道深部。

（4）坏死性外耳道炎：可见外耳道肿胀，充满脓性分泌物。外耳道峡部底壁有感染性肉芽组织，此为特征性体征。

4. 实验室检查　可有白细胞数升高。

【评估要点】

1. 健康史

（1）评估病人有无挖耳习惯，是否有挖耳或其他原因导致外耳道皮肤损伤。

（2）评估病人近期有无游泳、洗头、洗澡，是否有脏水进入外耳道。

（3）评估病人有无中耳炎、糖尿病、慢性肾炎等慢性病史。

（4）评估病人是否生活在气温高、空气湿度过大的环境。

2. 身体状况　观察病人局部疼痛的部位、性质、程度，是否伴有分泌物流出。

3. 心理 – 社会状况　评估病人和家属心理状况，评估不同年龄、文化程度的病人对疾病的认知程度。

【护理问题】

1. 疼痛　与外耳道炎症有关。

2. 舒适改变　与外耳道有分泌物流出有关。

3. 焦虑　与担心疾病预后有关。

4. 知识缺乏：缺乏有关本疾病相关的预防和保健知识。

【护理措施】

1. 保持外耳及周围皮肤清洁、干燥；耳道有分泌物流出时，及时拭去，动作应轻柔；卧床休息时，患耳宜在下侧，但不能使其受压。

2. 外耳道疖肿避免用力挤压。疖的早期可局部热敷、理疗，促进炎症消散；未成熟的疖禁忌切开，防止炎症扩散；如疖的顶端有白色脓头时，可轻轻刺破脓头，用棉签将脓头压出。如疖已成熟、有明显的波动，可在局麻下行切开引流；如疖已经破溃，用 3% 过氧化氢溶液将脓液清洗干净，保持引流通畅。

3. 按医嘱用药

（1）急性外耳道炎外耳道红肿时，可予 10% 鱼石脂甘油、抗生素软膏单独或与醋酸氢化可的松软膏联合外用；亦可用 2%~3% 的酚甘油、氧氟沙星滴耳液、环丙沙星滴耳液滴耳，可起到消炎镇痛的作用。严重的急性外耳道炎需全身应用敏感的抗生素。耳痛剧烈者给予镇静、镇痛药物。慢性外耳道炎可联合应用抗生素和可的松类药物。坏死性外耳道炎早期全身给予大剂量有效抗生素，调节血糖水平。

（2）严重的外耳道疖肿需口服抗生素，外耳道疖大多数是金黄色葡萄球菌感染，故首选青霉素、大环内酯类敏感的或广谱抗生素。

（3）积极治疗慢性全身性疾病。

4. 观察病人外耳道内红肿、疼痛、分泌物情况；注意监测体温，若有发热及时处理；观察治疗效果。

5. 饮食指导 指导病人进食清淡、易消化、富含营养的软食，避免辛辣、刺激性及粗糙坚硬食物，多吃新鲜蔬菜水果，多饮水。

6. 心理护理 注意倾听病人主诉，解释疼痛不适原因，消除紧张、焦虑等负面心理，鼓励其积极配合治疗与护理，以取得最佳的治疗效果。

【健康指导】

1. 改变不良的挖耳习惯，避免损伤外耳道皮肤引起感染。

2. 勿在不洁的水中游泳，游泳时用耳塞，洗头、洗澡时避免水进入外耳道内，若耳内有进水可用吹风机干燥耳道。

3. 有中耳炎或糖尿病、慢性肾炎、营养不良等全身性疾病时，要规范治疗。

4. 日常生活注意劳逸结合，平衡营养，充足睡眠，以增强机体抵抗力。

（薛亚琼）

二、外耳道异物病人的护理

外耳道异物（foreign body in external auditory meatus）是指体积小的物体或虫类等进入外耳道。常见于5岁以下儿童，在玩耍时将异物塞入外耳道。通常分为植物性异物、动物性异物和非生物性异物三种。植物性异物如谷物和种子、棉花、爆米花、纸等；动物性异物如蟑螂、飞虫等昆虫爬入或飞入耳道内；非生物性异物多见于珠子、纽扣、塑料玩具、橡皮、糖果、蜡笔、纽扣电池、蓝牙设备、小石子等。

【临床表现】

因异物种类大小和部位而异，小而无刺激的异物，可长期存留无任何明显症状，较大异物或植物性异物可遇水膨胀易引起患耳胀痛或感染，异物接近鼓膜可压迫鼓膜致耳鸣、眩晕。动物性异物因其在外耳道内爬行、扑动可致病人奇痒难忍、耳内轰鸣，也可因其刺激鼓膜或外耳道后壁迷走神经耳支，引起耳痛和反射性咳嗽。坚硬锐利的异物可损伤鼓膜，疼痛明显。耳镜检查可见异物。

【评估要点】

1. 健康史

（1）评估病人的年龄。

（2）是否有将异物塞入耳内史，评估异物的种类。

（3）有无挖耳习惯或耳外伤史。

（4）评估病人生活环境是否有飞虫等动物。

2. 身体状况

（1）评估病人有无耳闷胀感、耳痛和反射性咳嗽等症状。

（2）评估病人有无外耳道剧烈疼痛、耳内奇痒难忍或轰鸣声。

（3）评估患儿是否有不停抓挠患耳、哭闹不止等。

（4）评估病人耳道有无肿胀、畸形等。

3. 心理－社会状况 评估不同年龄、文化程度病人对本病的认知程度。小儿病人常因耳内异物致疼痛不适而哭闹不安，令病人家属担心、焦虑，应评估病人和家属心理状况。

【护理问题】

1. 急性疼痛　与外耳道异物刺激或感染有关。

2. 有鼓膜损伤的危险　与异物性质或操作不当有关。

3. 知识缺乏：缺乏外耳道异物的预防和处理的相关知识。

4. 恐惧　与耳内疼痛不适有关。

【护理措施】

1. 保持耳部清洁、干燥，避免耳内进水。

2. 观察病人临床症状，遵医嘱应用抗生素，预防和控制外耳道感染。

3. 配合医生，根据异物的种类、大小和形状，选择合适的器械和正确的方法及时取出外耳道内异物。

（1）植物性及非生物性异物：用耳钩或耳镊取出；对已泡涨的豆类异物，先用95%酒精滴入，使其脱水缩小后再行取出；对较硬的或圆球形异物，如小石子、玻璃球等，可沿外耳道与异物之间缝隙轻轻将耳钩伸入异物内侧，边松动边向外拨动取出异物，如异物较为锐利，取出的过程中应注意使其尖部避开外耳道皮肤；对较软的异物，可将耳钩直接刺入其中轻轻拉出。

（2）动物性异物：先用植物油或酒精、乙醚等滴入耳内，待虫死后，再用镊子取出或用冲洗法冲出。

（3）如异物嵌入外耳道皮下或骨质中，可考虑在麻醉状态下手术取出。对躁动不合作、异物较难取出的小儿，需在全麻下进行。

4. 饮食指导　进软食，避免坚硬、粗糙食物咀嚼牵拉导致耳部疼痛。

5. 心理护理　关心体贴病人，向病人及家属讲解疾病相关知识，消除紧张、恐惧心理。

【健康指导】

1. 教育儿童勿将小玩物塞入耳内；成人应改掉用棉签棒、火柴棍等物挖耳的习惯，以防异物残留耳内。

2. 卧室内消灭蟑螂，尽量不要放置土栽植物等。野外露宿时要加强防护，防止昆虫进入耳内。

3. 告知病人一旦异物入耳，应及时就医，切勿盲目自行取异物，以免将异物推入耳道深部，甚至损伤鼓膜。

（薛亚琼）

三、外耳道癌病人的护理

外耳道癌是发生于外耳道上皮系统的恶性肿瘤，主要包括鳞状细胞癌、腺样囊性癌、耵聍腺癌、基底细胞癌等。外耳道癌的发病率不高，约为头颈部肿瘤的0.2%。早期外耳道癌的临床症状和体征多无特异性表现，与外耳道炎和中耳炎的症状和体征相似，因此临床上外耳道癌易被漏诊和误诊。

【临床表现】

1. 鳞状细胞癌　是耳部最常见的恶性肿瘤，一般发生于60~70岁，主要发生于耳郭，其次发生于外耳道，本病起初多无自觉症状，可有瘙痒和疼痛，侵及软骨膜时疼痛较明显。早期常被诊为慢性外耳道炎或外耳道胆脂瘤，病人常有血性耳漏。检查可见外耳道局部皮肤糜烂，有肉芽样组织生长，取组织送检，常可明确诊断。

2. 腺样囊性癌　是来源于外耳道耵聍腺导管上皮或肌上皮的一种恶性肿瘤，生长非常缓慢，就诊前病史可长达数年，早期常有间歇性耳痛，晚期可转为持续性剧痛，并向颞部、颈部、枕部等放射。剧烈的耳痛是腺样囊性癌显著的临床特征。肿瘤堵塞外耳道可引起耳鸣、传导性听力减退，病程较长者，可伴有继发感染及耳漏，如伴发外耳道炎、中耳炎等。

3. 基底细胞癌　多发生于颜面部、鼻、颧、颞及眼睑附近，也可见于四肢、手背，通常单发。临床可分为结节型、色素型、纤维型、浅表型等。初起时为米粒大或扁豆大，黄红色有蜡样光泽，坚硬结节，表面有褐色或灰暗痂皮，下为癌性组织，病变扩大，倾向破溃，形成溃疡，周边皮肤无炎症，病程缓慢。

【评估要点】

1. 健康史　评估病人既往是否有慢性疾病如结核性狼疮和慢性化脓性中耳炎等病史，近期耳痛是否加重，是否出现耳流脓、流血等症状。

2. 临床表现　外耳道癌早期通常不易被发现，耳痛是其主要症状，起初表现为间歇性钝痛或刺痛，后转为持续性剧烈痛且向同侧颞、颈、肩放射。早期出现外耳道肿块，随着病情的进展可出现听力减退、耳漏等症状。

3. 辅助检查　术前行纯音测听、颞骨 CT 或 MRI 检查。

4. 心理－社会状况　因本病耳痛剧烈，且预后差，病人已出现烦躁、恐惧、甚至悲观情绪，注意评估病人性别、年龄、文化程度、性格特点、应对方式、家庭形态、功能和经济状况等。

5. 治疗要点　手术治疗是目前最有效的方法，强调早期诊断、首次手术的根治性切除，特别强调切缘阴性，切除不完全是造成局部复发的主要原因，术后应接受放射治疗。

【护理问题】

1. 疼痛　与术前病变破坏耳道组织有关，术后与机械性损伤有关。

2. 恐惧　与担心疾病预后有关。

3. 潜在并发症：术后出血、术后外耳道狭窄。

4. 知识缺乏：缺乏本病治疗与防护的相关知识。

【护理措施】

1. 心理护理　多关心、安慰病人，合理运用沟通技巧，与病人进行有效沟通，讲解本病相关知识，说明配合治疗的重要意义。向病人介绍手术名称及简单过程、术前准备，使病人有充分的心理准备，解除顾虑，消除紧张情绪，增强信心。同时鼓励病人坚持治疗，力争取得病人及家属的配合，增强其战胜疾病的信心。对于外貌有改变的病人，应配合医生向病人及家属讲明，使其有充分的心理准备。

2. 疼痛护理　耳痛剧烈者遵医嘱使用镇静、镇痛药物，并告知病人一些分散注意力的方法减轻病人疼痛，同时给予病人提供一个舒适的病房环境，减少噪声等。

3. 术前准备　同耳鼻喉科常规全麻术前准备，根据手术范围必要时给予备血。

4. 术后护理

（1）体位护理：病人安返病房后，病房护士与麻醉护士严格交班，了解病人的麻醉方式、术中病情变化、生命体征、出血量、意识恢复状态及皮肤完整性。

（2）病情观察：密切观察病人病情变化，如生命体征、意识、呼吸道通畅情况；观察伤口疼痛、渗血、渗液情况及渗出物的颜色、性质和量：如有渗血，应观察渗血的颜色、性质和量；少量陈旧性渗血，嘱病人勿紧张，同时观察渗血面积是否扩大；如持续扩大且为新鲜渗血应立即通知医生给予处理。了解病人术后疼痛情况，可让病人听音乐、聊天等转移注意力；疼痛不可耐受时，通知医生根据病情使用镇痛药物或镇痛泵。

（3）并发症的观察：根据病人手术切除范围大小评估病人可能出现的并发症。观察病人有无面瘫、眩晕、出血、感染、脑脊液漏等并发症的发生。

（4）饮食指导：术后给予病人软食，避免过酸、过硬及刺激性强的食物。病人需加强营养，保证维生素、蛋白质、纤维素、果汁及水果的摄入，以增强抵抗力，利于伤口愈合；保证病人的饮水量，保持大便通畅，注意饮食温度，以防烫伤。

【健康指导】

1. 耳部指导　保持外耳道清洁、干燥，术后避免上呼吸道感染，嘱病人注意保暖，避免挤压、碰撞耳部，改掉挖耳的不良习惯；告知病人耳道内填塞物不要自行取出，复查时手术医生根据情况取出。

2. 定期复查　鼓励病人及家属出院后坚持随访、按时复查（一般出院一周后到门诊复查，以后根据恢复情况由医生告知复查时间），以便医生了解术腔恢复情况，并及时对术腔进行处置。如出现耳部不适应及时就诊。

3. 饮食与活动　注意合理饮食、休息，生活有规律，提高生存质量。

4. 心理护理　保持良好的心理状态，避免情绪激动，有利于疾病的康复。并告知病人疼痛也是肿瘤复发的早期症状，应提高警惕，出现异常及时就诊。

（宋彩霞）

第四节　中耳疾病病人的护理

一、分泌性中耳炎病人的护理

分泌性中耳炎（secretory otitis media）是以传导性聋及鼓室积液为主要特征的中耳非化脓性炎性疾病。冬春季多发，是儿童和成人常见的听力下降原因之一。中耳积液可为浆液性分泌液或渗出性分泌液，亦可为黏液。本病的命名除分泌性中耳炎外，曾称非化脓性中耳炎、渗出性中耳炎、卡他性中耳炎、浆液性中耳炎、中耳积液、胶耳（glue ear）等。本病可分为急性和慢性两种。急性分泌性中耳炎病程延续8周，若8周后未愈者即可称为慢性分泌性中耳炎。慢性分泌性中耳炎多由急性分泌性中耳炎反复发作，迁延转化而来，亦可缓慢起病而没有急性中耳炎经历。

【临床表现】

1. 症状

（1）听力减退：听力下降、自听增强。头位前倾或偏向健侧时，因积液离开蜗窗，听力可暂时改善（变位性听力改善）。积液黏稠时，听力可不因头位变动而改变。小儿常因对声音反应迟钝，注意力不集中而就医。如一耳患病，另一耳听力正常，可长期不被察觉，而于体检时始被发现。

（2）耳痛：急性者可有轻微耳痛，常为病人的第一症状，可为持续性，亦可为抽痛。慢性者耳痛不明显。

（3）耳鸣：多为低调间歇性，如“噼啪”声、“嗡嗡”声及“流水”声等。当头部运动或打哈欠、捏鼻鼓气时，耳内可出现气过水声。

（4）耳闷：患耳周围皮肤可有阻塞感、耳内闭塞或闷胀感，反复按压耳屏后可暂时减轻。

2. 检查

（1）鼓膜：急性者松弛部或全鼓膜充血、内陷，表现为光锥缩短、变形或消失，锤骨柄向后上移位，锤骨短突明显外突。鼓室积液时鼓膜失去正常光泽，呈淡黄、橙红油亮或琥珀色。慢性者可呈灰蓝或乳白色，鼓膜紧张部有扩张的微血管，短突显白垩色，锤骨柄呈浮雕状。若液体未充满鼓室，可透过鼓膜见到液平面。此液面状如弧形发丝，称为发状线，凹面向上，头位变动时，其与地面平行的关系不变。透过鼓膜有时尚可见到气泡，咽鼓管吹张后气泡可增多。

（2）鼓气耳镜检查：鼓膜活动受限。

（3）听力检查：音叉试验及纯音听阈测试结果示传导性聋。听力损失程度不一，重者可达 40dB 左右。因积液量常有变化，故听阈可有一定波动。听力损失一般以低频为主，但由于中耳传声结构及两窗的阻抗变化，高频气导及骨导听力亦可下降，积液排出后听力即改善。声导抗图对诊断有重要价值，平坦型（B 型）为分泌性中耳炎的典型曲线；负压型（C 型）示咽鼓管功能不良，部分有鼓室积液。

（4）CT 扫描：可见中耳气腔有不同程度密度增高影，CT 值大多为 40Hz 以下。

【评估要点】

1. 健康史　询问病人发病前是否有感冒、腺样体肥大、鼻炎、鼻窦炎、中耳感染等情况。

2. 身体状况　评估病人是否存在听力减退、耳痛、耳鸣、耳内闭塞感等症状。

3. 心理 – 社会状况　小儿如一耳患病，另耳听力正常，可长期不被察觉，而于体检时被发现。或者小儿常因对声音反应迟钝，注意力不集中，学习成绩下降前来就医。症状明显者因耳痛、耳鸣与听力下降而产生焦虑心理。慢性病人因病程长、病情易反复而产生焦躁不安和失望情绪。

【护理问题】

1. 感知改变　与中耳负压及积液引起听力下降有关。

2. 舒适改变　与咽鼓管阻塞、鼓室积液引起的耳鸣、耳痛、耳闷塞感有关。

3. 知识缺乏：缺乏与本病有关的治疗和护理知识。

【护理措施】

1. 向病人及家属解释本病的原因和治疗原则，以积极配合治疗。

2. 鼓膜置管术后严密观察病人生命体征，伤口有无渗血、渗液及疼痛的改变，如有异常及时通知手术医生。

3. 遵医嘱给予抗生素类药物控制感染，并给予类固醇激素类药物，以减轻炎性渗出和机化。

4. 指导病人正确的滴鼻和擤鼻方法，保持鼻腔及咽鼓管通畅。

5. 根据医嘱行鼓膜穿刺抽液，严格按照操作规程。行鼓膜切开或中耳置管的病人，术前护士应向病人解释目的及注意事项，以利配合。

6. 鼓膜切开或置管的病人术后自由体位。术后 2d 偶有伤口疼痛或短暂抽痛，耳内有脉搏跳动感、水流声或耳鸣加剧，及轻微头晕、恶心属正常现象，护士做好必要的沟通与解释。

7. 术后给予清淡易消化饮食。

【健康指导】

1. 加强身体锻炼，增强体质，防止感冒。高空飞行上升或下降时，可做吞咽或张口伸舌动作，使咽鼓管两端压力平衡。

2. 嘱病人积极治疗引起分泌性中耳炎的原发疾病。

3. 可告知患儿家长定期带患儿行筛选性声导抗检测。婴幼儿喂奶时应注意头部不要太低。

4. 已行鼓膜切开或置中耳通气管的病人，暂停一切水上活动。洗头和沐浴时可用干棉球或耳塞塞住外耳道，避免耳内进水，以防中耳感染。

5. 避免进食辛辣刺激性食物，戒烟限酒，避免接触烟雾等不良气体刺激呼吸道，保护和增强上呼吸道黏膜的抵抗力。

6. 预防和治疗过敏性疾病，避免接触变应原。饮食上应避免引发个体过敏的食物，如海鲜食品等。

7. 擤鼻涕时勿双手同时捏紧前鼻孔用力擤鼻涕，应按压一侧鼻孔，轻轻清理分泌物。术后不可使用棉花棒挖耳，以免耳膜损坏。

（瞿颖华）

二、慢性化脓性中耳炎病人的护理

急性化脓性中耳炎症病程超过 6~8 周时，病变侵及中耳黏膜、骨膜或深达骨质，造成不可逆损伤，常合并存在慢性乳突炎，称为慢性化脓性中耳炎（chronic suppurative otitis media）。慢性化脓性中耳炎是耳科常见病之一，以反复耳流脓、鼓膜穿孔及听力下降为主要临床特点，严重者可引起颅内、外并发症。

【临床表现】

1. 耳部流脓　常为间歇性或持续性。急性感染时流脓发作或脓液增多，可伴有耳痛。脓液性质为黏液性或黏脓性，长期不清理可有臭味。炎症急性发作期或肉芽、息肉等受到外伤时可有血性分泌物。

2. 听力下降　患耳可有不同程度的传导性或混合性听力损失。听力下降的程度和性质与鼓膜穿孔的大小、位置、听骨链的连续程度、迷路破坏与否有关。

3. 耳鸣　部分病人有耳鸣，多与内耳受损有关。部分病人的耳鸣与鼓膜穿孔有关，行鼓膜修补后耳鸣可消失。

4. 眩晕　一般慢性中耳炎病人较少出现眩晕症状，当慢性中耳炎急性发作，出现迷路破坏时，病人可出现剧烈眩晕。

【评估要点】

1. 健康史　仔细评估病人是否曾患急性化脓性中耳炎，是否有鼻咽部慢性疾患，是否有免疫功能低下等情况。

2. 身体状况

根据临床表现本病分三型：单纯型、骨疡型、胆脂瘤型。

（1）单纯型：间歇性耳流脓，量多少不等。分泌物为黏液脓性，或稀薄或黏稠，一般不臭，鼓膜常呈中央性穿孔。听觉损伤为轻度传导性聋。

（2）骨疡型：耳持续性流黏稠脓性分泌物，常有臭味，可有血丝或耳内出血。鼓膜边缘性穿孔、紧张部大穿孔或完全缺失。病人多有较重的传导性聋。

（3）胆脂瘤型：长期耳流脓，量多少不等，有特殊恶臭。鼓膜松弛部穿孔或紧张部后上方有边缘性穿孔。听觉检查一般有不同程度的传导性聋。

（4）颅内并发症：病人可出现头痛、发热、恶心、呕吐等症状，表明炎症已由骨质破坏处向颅内扩散。胆脂瘤型慢性化脓性中耳炎最容易产生颅内并发症。

3. 辅助检查

（1）耳镜检查：鼓膜穿孔大小不等，可分为中央性和边缘性两种。如穿孔四周均有残余鼓膜环绕，无论其位于鼓膜的中央或周边，皆称中央性穿孔；如穿孔的边缘有部分或全部已达鼓沟，该处无残余鼓膜，则名为边缘性穿孔。从穿孔处可见鼓室内壁黏膜充血、肿胀，或增厚、高低不平，或有肉芽、息肉；大的肉芽或息肉可循穿孔伸展于外耳道，穿孔被遮盖而不可见。鼓室内或肉芽周围及外耳道内有脓性分泌物。

（2）听力检查：纯音听力测试显示传导性或混合性听力损失，程度轻重不一，少数可为重度感音性听力损失。

（3）乳突X线片、颞骨高分辨率CT扫描：有助于诊断。单纯性无骨质破坏症。骨疡型有骨质破坏征象。胆脂瘤型可见圆形或椭圆形透亮区。

4. 心理－社会状况　病人因不知其危险性，常不予重视。有些病人因为长期流脓或担心手术效果而焦躁不安。因此，应评估病人的性格特征、文化层次对疾病的认知程度等。

【护理问题】

1. 舒适改变：耳流脓　与中耳长期慢性炎症有关。
2. 感知改变：听力下降　与鼓膜穿孔、鼓室肉芽或胆脂瘤破坏听小骨有关。
3. 焦虑　与慢性化脓性中耳炎反复发作及对手术不了解有关。
4. 潜在并发症：颅内、外感染，面瘫等。
5. 知识缺乏：缺乏与本病有关的治疗和自我保健知识。

【护理措施】

1. 体位护理　术后取平卧或健侧卧位。进食后如无不适症状可起床适当活动。行人工听小骨植入或人工镫骨植入术者，应避免头部剧烈运动，防止植入物移位，影响术后听力恢复。

2. 术耳切口观察　出血及敷料包扎情况。若外层敷料被渗血污染面积大于3/4以上，则认为渗血较多，可通知医生更换外层敷料，重新加压包扎。如出现以下情况则认为有出血倾向，应及时通知医生进行相应处理：①若发现不仅外层敷料全部被渗血污染，还出现血迹不断滴下的现象。②在更换敷料后短时间内又出现外层敷料全部被渗血污染。

3. 术后并发症观察　密切观察有无眩晕、恶心、呕吐、面瘫、眼球震颤、头痛、意识障碍、昏迷等颅内并发症的症状出现。同时需鉴别是内耳刺激症状（有眩晕、恶心、呕吐），还是麻醉副作用（只有恶心、呕吐）。如术后病人立即出现面瘫时，可能为手术损伤面神经或麻醉药暂时阻滞，应立即报告医生。

4. 密切观察生命体征及意识改变，以防颅内并发症发生。疑有颅内并发症者，禁用镇痛、镇静类药物，以免掩盖症状，影响诊断和治疗。若病人出现颅内压升高等症状，应遵医嘱及时、准确使用降颅压药物，全身使用足量抗生素，保持大便通畅，防止脑疝的发生。

5. 预防感染　按医嘱给予适量敏感抗生素，预防感染发生。一旦发现切口红肿、溢脓、耳内剧痛，应及时报告医生。

6. 沐浴或洗头时，耳道用干棉球堵住，以免水进入耳内。

7. 安全护理　若病人术后因眩晕引起感知改变，要正确评估病人眩晕的程度。嘱病人眩晕发作期间闭目养神，避免头部活动，待症状好转后再坐起或下床活动，预防跌倒。

【健康指导】

1. 向病人和家属讲解慢性化脓性中耳炎对人体的危害，特别是引起颅内、外并发症的严重性。

2. 告知病人有鼓膜穿孔或鼓室成形术后短期内不宜游泳，在沐浴或洗头时可用干棉球堵塞外耳道口，以免诱发中耳感染。

3. 教会病人正确的滴耳和擤鼻方法。加强体育锻炼，提高机体抵抗力，预防感冒。

4. 行鼓膜修补的病人短期内不要乘飞机，防止气压突然变化不利手术效果的巩固。告知病人术后3个月内耳内会有少量渗出，为正常现象，注意保持外耳道清洁，防止感染。定期随访。

（瞿颖华）

三、胆脂瘤性中耳炎病人的护理

胆脂瘤性中耳炎（middle ear cholesteatoma）又称为中耳胆脂瘤，它是指一种能产生角蛋白的鳞状上皮在中耳、上鼓室、乳突、岩尖的聚集，可以进一步限定为：独立生长、代替中耳黏膜、吸收骨质的三维上皮结构。它不是一种肿瘤，由于破坏吸收颅底骨质，可侵入颅内，对病人有潜在的危险。

胆脂瘤性中耳炎病因可分为两大类：先天性和后天性。后天性中耳胆脂瘤又可进一步分为原发性和继发性。

【临床表现】

1. 不伴感染的胆脂瘤性中耳炎　早期可无症状。

2. 耳流脓　长期耳流脓，脓量多少不等，有时带血丝，有特殊恶臭。后天性原发性中耳胆脂瘤早期可无流脓史。

3. 听力下降　可能是不伴感染的中耳胆脂瘤的唯一主诉，早期多为传导性聋，程度轻重不等。上鼓室内小胆脂瘤，听力可基本正常。即使听骨部分遭到破坏，但因胆脂瘤可作为听骨间的传声桥梁，听力损失也可不甚严重。病变累及耳蜗时，耳聋呈混合性。严重者可为全聋。

4. 耳鸣　多因耳蜗受累之故。

【评估要点】

1. 健康史

（1）评估病人有无糖尿病、高血压等病史。

（2）评估近期有无过度疲劳、受凉、感冒等。

2. 身体状况　观察病人有无耳流脓。

3. 专科评估检查

（1）耳镜检查：主要为鼓膜松弛部内陷、穿孔，紧张部内陷、增厚；或鼓膜后上部边缘穿孔，鼓室内可见灰白色胆脂瘤痂皮或红色肉芽组织、息肉组织，常伴有脓性分泌物。

（2）听力学检查：听力可基本正常，或为传导性听力损失，也可混合性听力损失甚至感音神经性聋。

（3）咽鼓管功能检查：可为正常或不良。

4. 影像学表现　乳突X线片上较大的胆脂瘤可表现为典型的骨质破坏空腔，其边缘大多浓密、整齐。颞骨高分辨CT扫描为鼓室乳突密度增高影，可伴有骨质的吸收破坏，边缘整齐硬化，可有“鸡蛋壳”征。

5. 心理－社会状况　评估病人及家属心理状况，评估不同年龄、文化程度的病人对疾病的认知程度。

【护理问题】

1. 疼痛　与耳流脓和中耳慢性炎症有关。

2. 有跌倒的危险　与术后头晕及直立性低血压有关。

3. 自理能力下降　与头痛及术后眩晕有关。

4. 感知改变　与听力下降和中耳结构被破坏有关。

5. 知识缺乏：缺乏有关本疾病相关的预防和保健知识。

【护理措施】

1. 一般护理

（1）保持居家或病室环境安静，光线稍暗，有条件者可安置于单人房间，注意休息，放松紧张心情。

（2）保持健康生活习惯，戒烟酒。

（3）术前准备：指导备皮范围，术前清洗头发。全麻者术前成人最少禁饮2h，清淡饮食禁食6h，高脂食物禁食8h。婴儿禁食母乳2h，食用奶粉者禁食4h。

2. 体位护理　术后取平卧或健侧卧位。进食后如无不适症状可起床适当活动。行人工听小骨植入或人工镫骨植入术者，应避免头部剧烈运动，防止植入物移位，影响术后听力恢复。

3. 用药护理

（1）遵医嘱术前给予抗炎治疗，指导并教会病人正确的滴耳方法。

（2）术后病人给予抗炎、止血治疗，必要时给予镇痛治疗。

4. 病情观察

（1）术后切口加压包扎，观察切口敷料有无松脱，如渗血、渗液较多，应更换敷料，重新加压包扎。若出血过多，应及时通知医生，遵医嘱使用止血药物，并观察疗效。

（2）观察病人有无迷路炎、面瘫等症状，密切观察病人有无恶心、呕吐、高热、剧烈头痛、眩晕、平衡障碍、颅内感染等，及时报告医生进行处理。如有面瘫、眼睑闭合不全的病人可在入睡前遵医嘱涂用油性眼膏，避免暴露性角膜炎的发生。

5. 饮食指导　术后给予病人半流质饮食，3~5d 后视病情改为软食，以后逐步过渡为普食。健侧进食，并注意加强营养，保持大便通畅，促进伤口愈合。

6. 心理护理　关心体贴病人，做好解释工作，缓解其紧张、不安心理，使其配合治疗和护理。

7. 生活护理　保证充足的睡眠，注意保暖，保持病室空气的流通，预防感冒，洗脸、洗头时避免脏水进入术耳。

【健康指导】

1. 生活指导

（1）锻炼身体，提高机体抵抗力。合理安排日常生活、劳逸结合，戒烟酒，保持良好睡眠。

（2）预防感冒，注意保暖，及时增减衣物。

（3）避免噪声刺激，远离车辆喧嚣、人声喧哗的地方。

（4）避免过度使用手机和耳机。

（5）禁用各种耳毒性药物。

（6）保持良好心态，情绪稳定，忌大喜大悲。

2. 疾病知识指导

（1）洗头或洗澡时用干棉球堵塞外耳道口，以免进水；术后半年内不宜游泳，不宜乘飞机或到高海拔地区，不能潜水，避免气压变化影响中耳结构。

（2）进食营养丰富的饮食，保持口腔卫生。

（3）定期复查。术后三个月左右，耳道内会有渗液。若有异常应立即就医。

（周敏）

四、中耳癌病人的护理

中耳癌（cancer of the middle ear）是发生在中耳和乳突区的恶性肿瘤，病理多为鳞状细胞癌，其次为乳头状瘤癌变。中耳癌多为原发，亦可继发于外耳道、耳郭或鼻咽癌。多数病人有慢性化脓性中耳炎病史，好发年龄为 40~60 岁。

【临床表现】

常见主要症状为耳深部跳痛或刺痛、耳流脓或脓血性分泌物、耳闷、耳鸣、听力减退、眩晕和面瘫等，晚期可出现其他脑神经受累、颅内与远处转移症状。由于病程长短、病变部位及扩展方向不一，临床表现有所不同。早期症状多不明显，或被慢性化脓性中耳炎症状所掩盖。

1. 出血　最早的症状为耳道出血或有血性分泌物，是中耳癌的一个重要信号。晚期癌细胞侵袭骨质，破坏血管，可发生致命性大出血。

2. 耳痛　早期仅有耳内发胀感，稍晚出现疼痛，晚期疼痛剧烈。疼痛的特点是持续性耳道深部刺痛或跳痛，并向患侧颞额部、面部、耳后、枕部和颈侧部放射，在夜间和侧卧时加重。

3. 听力减退 / 耳聋　多数病人因原有中耳炎所致的耳聋，故不引起重视。早期为传导性耳聋，晚期迷路受侵犯后为混合性聋，多伴耳鸣。

4. 张口困难　早期可因炎症、疼痛而反射性引起颞下颌关节僵直，晚期则多因癌细胞侵犯下颌关节、翼肌、三叉神经所致。

5. 神经症状　癌细胞侵犯面神经可引起同侧面神经瘫痪，侵犯迷路则引起迷路炎及感音神经性耳聋，晚期可侵犯第Ⅴ、Ⅳ、Ⅹ、Ⅺ、Ⅻ对脑神经，引起相应症状，并可向颅内转移。

6. 转移　颈淋巴结肿大，颈淋巴结转移可发生于患侧或双侧。晚期内脏或骨骼也可能会发现转移性病灶。

【评估要点】

1. 健康史

（1）评估病人有无糖尿病、高血压、卒中等病史。

（2）评估日常生活自理能力评定量表（ADL）。

（3）评估病人的症状特性和时间特性。

（4）评估病人各阶段心理状态。

（5）评估病人是否疼痛，疼痛的性质、程度。

（6）评估病人是否有伴随症状或并发症。

2. 身体状况　观察病人有无耳深部跳痛或刺痛、耳流脓或脓血性分泌物、耳闷、耳鸣、听力减退、眩晕和面瘫等症状。评估病人是否存在眩晕、平衡障碍、定向功能障碍等情况。

3. 专科评估检查

（1）耳镜检查：可见外耳道或中耳腔有肉芽或息肉样组织，甚至可阻塞外耳道，触之较软，松脆易出血，并有血脓性分泌物，有时恶臭。肉芽组织去除后可很快复发。

（2）病理检查：对可疑病变组织进行病理活检，明确病理类型。

（3）全身检查除外继发性和转移性癌。

4. 影像学检查　CT、MRI可明确肿瘤侵犯范围，并可以协助制订治疗方案。

5. 心理－社会状况　评估病人及家属心理状况，评估不同年龄、文化程度的病人对疾病的认知程度。

【护理问题】

1. 有跌倒的危险　与伴随症状眩晕、平衡失调有关。

2. 沟通障碍　与听力损失有关。

3. 知识缺乏：缺乏有关本疾病相关的预防和保健知识。

4. 焦虑　与健康状况和感到死亡威胁有关。

5. 预感性悲哀　与疾病晚期，对疾病治疗丧失信心有关。

6. 疼痛　与肿瘤压迫及肿瘤的生物学因素有关。

7. 自我形象紊乱　与化疗药物副作用有关。

【护理措施】

1. 一般护理

（1）保持居家或病室环境安静，光线稍暗，有条件者可安置于单人房间，注意休息，放松紧张心情。

（2）给予低盐、低脂、清淡饮食，戒烟酒。

2. 用药护理

（1）术前预防性应用抗生素抗感染。

（2）术后应用消炎、止血、营养治疗，针对性应用抗眩晕、镇痛等药物。

3. 病情观察

（1）术后注意生命体征的监测。严密观察病人的神志，瞳孔大小，对光反射灵敏度，球结膜水肿与否，有无持续性烦躁或嗜睡、昏迷状态，有无剧烈头痛、喷射性呕吐、颈强直及肢体感觉、运动障碍等症状，防止颅内压升高。

（2）保持术腔引流管通畅，观察引流量、引流液颜色及性状。

（3）术后并发症：密切观察脑脊液的量和流速，加强抗感染治疗；观察病人术后反应，如恶心、呕吐等；观察手术切口愈合及肌皮瓣成活情况。

4. 饮食指导　术后病人完全清醒后给予少量流质或半流质饮食，健侧进食。对术后体质较差、张口疼痛或咀嚼困难、有胃病史者可进行鼻饲饮食，以补充身体所需热量，保护胃黏膜，防止应激性溃疡的发生。

5. 心理护理　治疗要尽早开始，鼓励病人参与康复训练，做好解释工作，缓解其紧张、不安心理，使病人对术后康复治疗更加有信心。

6. 生活护理　伴有眩晕、恶心、呕吐者，遵医嘱给予止吐、镇静等对症治疗，留专人陪护，谨防跌倒。

【健康指导】

1. 生活指导

（1）合理安排日常生活、劳逸结合，戒烟酒，保持良好睡眠。

（2）预防感冒，注意保暖，及时增减衣物。

（3）避免噪声刺激，远离车辆喧嚣、人声喧哗的地方。

（4）避免过度使用手机和耳机。

（5）保持良好心态，情绪稳定，忌大喜大悲。

2. 疾病知识指导

（1）遵医嘱按时服药，不可自行停药或改药。

（2）放化疗期间，注意保护皮肤和血管，定期复查，加强营养供给。

（3）加强身体锻炼，增强机体抵抗力。

（4）保证合理饮食，少食多餐，避免辛辣刺激食物。

（5）注意休息，尽量减少到人多的公共场合，预防感冒。

（6）定期复查，不适随诊。

（周敏）

第五节　内耳疾病病人的护理

一、耳硬化症病人的护理

耳硬化症（otosclerosis）是一种原因不明的原发于骨迷路的局灶性病变，在骨迷路包裹内形成一个或数个局限性的、富于血管的海绵状新骨而代替原有的正常骨质，故又称耳海绵化症，以后此新骨再骨化变硬，故一般称为耳硬化症。耳硬化症是以内耳骨迷路包囊的密质骨出现灶性疏松，呈海绵状变性为特征的颞骨岩部病变。20~40岁为高发年龄。耳硬化症的发病原因迄今不明，主要观点与内分泌、遗传、骨迷路成骨不全、病毒感染、结缔组织疾病、酶学说等有关。人工镫骨植入术是当今国内外治疗耳硬化症的主要方法，通过恢复声波振动的传导，提高病人听力。

【临床表现】

1. 全身症状　若病灶侵犯前庭神经或因病灶释放的蛋白水解酶等损伤前庭的神经上皮而发生眩晕。本病的眩晕可类似良性阵发性位置性眩晕，即在头部活动时出现短时眩晕，发生率为5%~25%，前庭功能可正常，多数病人手术后眩晕可消失。

2. 局部症状

（1）耳聋：缓慢进行性传导性或混合性耳聋。由于起病隐匿，一般是不知不觉逐渐出现听觉障碍，因而病人常不能说明确切的起病时间，常诉起于应用某种药物，或误认为因某种疾病或妊娠分娩等引起。听力减退多始于20岁，多为双侧性，可先后或同时起病，耳聋程度相同或不对称，呈缓慢进行性加重。

（2）耳鸣：常与耳聋同时存在，发生率25%~80%，两者同时发生者占多数。耳鸣一般以“轰轰”或“嗡嗡”低音调为主，高音调耳鸣常提示耳蜗受侵。耳鸣多为持续性或间歇性，轻者仅在安静环境下感到，重者可使人烦躁不安，比耳聋更为苦恼。

（3）威利斯听觉倒错（paracusis willisi）：耳硬化症主要是传导性聋，在一般环境中听辨言语困难，在嘈杂环境中，病人的听觉反较在安静环境中为佳，此现象称为威利斯听觉倒错。这是由于正常人在噪声环境说话需提高声音并超过噪声，而病人由于听力减退，噪声对其干扰不明显，在所听到的语言远高于安静病人的语言时，可有听力提高的感觉。此现象出现率为20%~80%。一旦耳蜗受累即行消失。

3. 耳部检查　可见外耳道宽大，皮肤菲薄，耵聍甚少，鼓膜完整，标记清楚，可稍显菲薄。

4. 听力检查

（1）音叉试验：呈Bezold三联征，即低频听阈提高，Rinne试验强阴性（骨导可比气导长4~5倍），骨导延长。

（2）纯音测听检查：不同的病变程度和病变部位可表现为不同的听力曲线，一般可利用气、骨导差来了解镫骨活动的情况，如差距小于40dB，可作为镫骨部分固定的指征，差距在60dB左右，则可作为镫骨完全固定的指征。

（3）声导抗测试：鼓室导抗图早期为A型，随着镫骨固定程度加重，鼓膜活动受到一定的限制，可出现低峰曲线（As型），镫骨肌声反射消失。

（4）耳声发射试验：DPOAE幅值降低或引不出反射。

（5）听性脑干反应测听：Ⅰ波、Ⅴ波潜伏期延长或阈值提高。

5. 影像学检查　颞骨X线断层拍片无中耳乳突病变，CT扫描及MRI可较清晰地显示骨迷路包囊、两窗区或内耳道骨壁上出现界限分明的局灶性硬化改变。特别有助于耳蜗性耳硬化症的诊断。

【评估要点】

1. 健康史

（1）评估病人有无听力下降，有无耳鸣症状，影像学检查和听力检查是否符合耳硬化症临床表现。

（2）评估病人最近有无免疫力下降、病毒感染、上呼吸道感染等症状。

（3）评估病人是否有妊娠或内分泌失调。

（4）评估病人有无高血压、糖尿病等基础疾病。

2. 身体状况　观察病人有无眩晕症状，是否伴恶心、呕吐。

3. 心理－社会状况　耳硬化症一般病程较长，且起病隐匿，刚开始时不易发现，住院前可能已经行过各种治疗，但效果欠佳，要评估病人焦虑程度，以及对手术的期望值。

【护理问题】

1. 有感染的危险　与中耳手术有关。

2. 体温过高　与外科手术吸收热有关。

3. 定向力障碍　与眩晕有关。

4. 活动无耐力　与术后卧床有关。

5. 焦虑　与担心疾病预后有关。

6. 知识缺乏：缺乏耳硬化术术后相关护理知识。

【护理措施】

1. 卧位护理　术后给予平卧位或健侧卧位，如病人无明显眩晕可适当下床活动，但避免头部晃动及碰撞耳部。

2. 用药护理　遵医嘱采用止血药、抗生素治疗，如病人出现耳鸣、眩晕、恶心、呕吐等症状应对症处理。

3. 病情观察

（1）注意观察耳部敷料有无渗血渗液，敷料包扎是否松动，切口有无红肿。局部加压包扎可预防和减少切口出血，向病人及家属说明加压包扎的重要性及必要性，嘱其不可自行松动。换药时严格遵循无菌操作原则，防止感染。如发现敷料全部被血液渗透或血液沿耳垂流出，立即报告医生，及时进行止血。

（2）嘱病人注意保暖，预防感冒，避免剧烈咳嗽、打喷嚏，切忌用力擤鼻，如有必要可适当使用收缩血管的鼻喷剂，以改善咽鼓管通气，以免增加中耳腔压力而移动人工镫骨，从而影响听骨链重建的疗效。

（3）观察有无恶心、呕吐及眩晕症状，出现上述症状时协助病人取健侧头高卧位，以防呕吐时引起窒息或呛咳，限制头部活动，床边加床挡，预防坠床及摔倒。

（4）观察病人有无口角歪斜、闭眼不全、流口水等面瘫症状，一旦发现立即报告医生。注意眼部卫生，如入睡前戴眼罩或使用油性眼膏。治疗效果不佳时可行面神经减压术。

（5）观察病人有无耳鸣，告知病人术后 48h 内如感觉有耳内脉搏跳动感、水流声，是正常现象，可自行缓解。术后出现低调性耳鸣，系外耳道明胶海绵填塞、局部包扎所致；若有高调性耳鸣可能与术中耳蜗损伤有关。重视病人主诉，了解耳鸣的性质、音调、持续时间，观察有无头晕、恶心等症状。遵医嘱予扩血管、营养神经等治疗，禁止使用耳毒性药物；保持环境安静，避免噪声刺激；告知病人注意休息，保证充分睡眠，保持心情舒畅，指导采用放松疗法，缓解病人心理压力；注意沟通方式，采用非语言沟通技巧。

4. 饮食指导　全麻后经护士判断病人意识清醒后可给予半流质饮食，如稀饭、面条等，3~5d 后改为软食，以后视病人的情况逐渐改为正常饮食。但要忌大块硬性食物，减少咀嚼运动，特别是减少患侧牙的咀嚼，避免听骨链的脱落。还应避免进食辛辣的刺激性食物，以免引起呛咳，影响手术的效果。

5. 心理护理　根据病人心理问题，予以针对性的心理疏导，介绍手术治疗的机制、疗效、优点及可能发生并发症的应对措施，帮助病人摆脱心理阴影，消除紧张情绪，积极配合。

【健康指导】

1. 生活指导

（1）注意保暖，预防感冒。

（2）洗头时用棉球塞住外耳道，避免污水流入引起感染。

（3）饮食宜清淡、易消化及含钙质，忌食生硬或辛辣刺激性食物。

（4）半年内避免游泳、跳水、乘坐飞机等。

2. 疾病知识指导

（1）勿用力咳嗽、打喷嚏、用力捏鼻、鼓气，指导病人正确的擤鼻方法。

（2）避免头部的过度晃动或震动，如出现高热、耳内流脓、流血等症状，应立即就诊。

（3）注意保护听力，避免高噪声环境，不使用耳机，1 个月后复查听力。

（4）糖尿病病人要注意控制血糖。

（宁菲）

二、梅尼埃病病人的护理

梅尼埃病（Meniere disease）是一种以膜迷路积水为主要病理特征，以发作性眩晕、波动性耳聋和耳鸣为主要症状的内耳疾病。一般为单耳发病，青壮年多见。本病病因不明，可能与先天性内耳异常、自主神经功能紊乱、病毒感染、变应性、内分泌紊乱、盐和水代谢失调等有关。

【临床表现】

1. 典型症状　发作性眩晕，波动性、渐进性耳聋，耳鸣以及耳胀满感或压迫感。

（1）眩晕：多呈现为突发性、旋转性。病人感到自身或周围物体沿一定的方向与平面旋转，或有摇晃、升降或漂浮感，可伴有恶心、呕吐、面色苍白、出冷汗、脉搏迟缓、血压下降等自主神经反射症状。上述症状在睁眼转头时加重，闭目静卧时减轻。病人一般均神志清醒，眩晕持续短暂，多数为十分钟或数小时，通常 2~3h 即可转入缓解状态，持续超过 24h 眩晕者少见。但在缓解期，病人会有平衡失调感，可持续数天。此类眩晕常反复发作，复发次数越多，持续时间越长，间歇期则越短。

（2）耳聋：一般为单侧。初期发病可无耳聋，多次发作后始明显，发作期加重，间歇期减缓，呈现出明显的波动性听力下降。听力丧失轻微或极度严重时可无波动性。耳聋的程度随着发作次数的增加而每况愈下，但极少出现全聋。有些病人听高频音时会出现刺耳难耐感。有时还会出现健、患侧耳能将同一声音听成音调和音色截然不同的两个声音，临床上称此现象为“复听”。

（3）耳鸣：多出现在眩晕发作之前。初为持续性低音调吹风声或流水声，后转为高调蝉鸣音、哨音或汽笛音。耳鸣可在眩晕发作时加剧，间歇期自然缓解，但通常不会消失。

（4）耳胀满感：发作期患侧耳内或头部有胀满、沉重或压迫感，有时感耳内灼热或钝痛。

2. 特殊临床表现

（1）Tumarkin 耳石危象：又称为发作性倾倒，是指病人突然倾倒但神志清楚，偶伴有眩晕。发生率为 2%~6%。

（2）Lermoyez 发作：又称 Lermoyez 综合征，发生率极低。病人先表现为耳鸣及听力下降，而在一次眩晕发作后，耳鸣和眩晕症状又自行缓解消失。

3. 辅助检查

（1）耳镜检查：鼓膜多正常。

（2）前庭功能检查：发作期可观察到或用眼震图描记到强度不同但节律整齐、初向患侧继而转向健侧的水平或旋转水平的自发性眼震和位置性眼震。在恢复期眼震复又转向患侧。动、静平衡功能检查异常。间歇期自发性眼震和各种诱发试验结果可能正常，多次发作者，6%~11% 病人的患耳前庭功能可减退或丧失。冷热试验常显示患耳反应减弱。镫骨足板与膨胀的球囊粘连时，增减外耳道气压可诱发眩晕与眼震，称 Hennebert 征阳性。

（3）听力检查：呈感音性耳聋。多年长期发作者可能呈现为感音神经聋。纯音听力测试图早期为上升型或峰型，晚期可为平坦型或下降型。声导抗测试为正常，咽鼓管功能良好。

（4）脱水剂试验：目的是通过减少异常增加的内淋巴而检测听觉功能的变化，协助诊断。临床常用 50% 甘油 2.4~3.0ml/kg 空腹喝下，每隔 1h 测听力 1 次。若患耳在服用甘油后平均听阈提高 15dB 或以上或言语识别率提高 16% 以上为阳性，提示耳聋系膜迷路积水引起，处于波动性、部分可逆性阶段。

（5）前庭诱发肌源性电位（VEMP）：可用于评价球囊功能及其对称性。若本病内淋巴严重积水会导致球囊与镫骨足板内侧接触面增大，从而提高球囊对声音刺激的敏感性，可出现 VEMP 幅值异常升高，这种异常在服用甘油后可恢复。长期罹患本病者球囊病变严重且不可逆，VEMP 多缺失。

（6）影像学检查：颞骨 CT、膜迷路 MRI 有时会呈现出前庭导水管周围气化差，导水管短、直、细的影像。

【评估要点】

1. 健康史

（1）评估病人眩晕及耳鸣发作的特点。严密观察眩晕的性质，是否合并眼震、恶心、呕吐等症状。发作时有无听力下降及其下降的程度。

（2）详细询问病情，了解病人首次发病的年龄、既往有无耳部疾病史、家族史及有无劳累、紧张等诱因。

2. 身体状况　评估病人既往身体状况、类似情况的发病史。

3. 心理 - 社会状况　评估病人的年龄、受教育程度、工作性质等。通过与病人的交谈，了解其心理状态、对本病的认知水平以及疾病对病人的工作、生活所造成的影响。病人可能因眩晕反复发作而焦虑，甚至恐惧；或因疾病影响正常生活和工作而产生悲观情绪。

【护理问题】

1. 感知紊乱 听力损失和耳鸣，与膜迷路积水有关。

2. 舒适度的改变 与眩晕、恶心、呕吐有关。

3. 焦虑 与眩晕反复发作、听力下降影响生活和工作有关。

4. 知识缺乏：缺乏有关本病相关的预防和保健知识。

5. 有意外伤害的危险 与眩晕发作、平衡失调有关。

【护理措施】

1. 安全防护 病人发作期间应卧床休息，专人陪护，照顾好病人的任何起床活动，防止跌倒受伤。嘱病人尽可能不做转体活动，以免诱发眩晕导致跌倒受伤。病情缓解期下床活动时应扶持把手或床沿等，行动要缓慢。

2. 病情观察

（1）严密观察神志、面色、有无眩晕、眼震及恶心、呕吐等症状，做好记录。

（2）眩晕发作前，耳鸣多为前驱症状，故每遇耳鸣声调突然加大时，应陪护在病人身边，以防眩晕突然发作而摔倒。

（3）观察眩晕发作的次数、程度、持续时间、发作时的自我感觉以及有无其他神经系统症状。

（4）如病人恶心、呕吐严重导致脱水或反应剧烈、血压下降时，应立即联系医生，配合急救。

3. 用药护理 目前大部分梅尼埃病病人需依靠药物治疗以控制急性眩晕发作及处理慢性眩晕和头晕。常用于治疗梅尼埃病的药物有苯二氮䓬类、止吐剂、血管舒张药、利尿剂、钙拮抗剂、糖皮质激素等，护士应掌握所用药物的作用、副作用及禁忌证，在使用过程中注意观察药物是否出现副作用，及时发现药物不良反应，及时处理。

（1）苯二氮䓬类药物有轻度嗜睡、头痛、乏力等，过量可致急性中毒，出现昏睡、动作失调，甚至呼吸抑制。

（2）甲氧氯普胺可有锥体外系反应以及便秘、腹泻、困倦等，注射给药可引起直立性低血压。

（3）青光眼病人禁用山莨菪碱。

（4）噻嗪类利尿剂的副作用主要有低钾血症、肾外性氮质血症、皮疹、中性粒细胞减少症、血小板减少及高血糖、高尿酸血症和肝功能异常等。

（5）钙拮抗剂氟桂利嗪短期使用有镇静作用并会引起体重增加，长期使用会诱发抑郁和帕金森综合征等。

4. 饮食护理 病人发作期往往伴有眩晕、恶心、呕吐等自主神经功能紊乱症状，导致消化吸收功能减弱、食欲减退。加强饮食护理，嘱病人进食营养丰富、易消化的低盐流质或半流质，注意少量多餐。忌烟、酒、浓茶，限制入水量，防止水钠潴留，以减轻迷路水肿。保持大小便通畅，便秘者适当予以缓泻剂。

5. 心理护理 本病常突然发作，出现严重的眩晕、恶心、呕吐、耳鸣及听力减退等，病人感到天旋地转，因此不敢睁眼，双目紧闭。故病人心理负担较重，以为患了极为严重的疾病，感到恐慌、焦虑，急于求救。此时应耐心疏导，向病人讲解病情特点和注意事项，消除急躁和恐惧情绪，使其主动配合治疗，争取早日康复。

6. 避免诱发因素　发作期病人应卧床休息，尽量不要变换体位，安静修养。待症状缓解后可鼓励病人逐渐下床活动。护理操作要轻柔，避免晃动床铺。室内光线宜暗淡，避免环境嘈杂吵闹，以免不良刺激加重眩晕、耳鸣。

【健康指导】

1. 生活指导

（1）预防为主。日常生活中要劳逸结合，按时作息，避免急躁、激动、生气等诱发因素，学会自我开导，保持心情开朗，精神放松，做到心平气和。

（2）如发作频繁、症状较重、病情较长，对工作、生活有明显影响者，可考虑手术治疗。

（3）饮食以高蛋白、低盐、富含维生素为主，适当限制水分摄入，禁烟酒、咖啡，禁用耳毒性药物。

（4）嘱病人行动要轻缓，且不宜从事高空或运输工作，忌登高、下水、驾驶车辆，以免发生意外。

2. 疾病指导

（1）病人除发作期住院治疗，间歇期多数在家进行药物治疗，因此应指导病人建立良好的健康意识，利于疾病的康复，避免复发。间歇期应加强锻炼，提高身体抗病能力。

（2）指导病人进行头部、颈部及躯体运动等前庭康复训练，旨在提高前庭位觉、视觉和本体感觉对平衡的协调控制能力，调动中枢神经系统的代偿功能，以增强凝视的稳定性，提高姿势的稳定度，改善眩晕。前庭康复训练可以增强病人的平衡功能并提高其对眩晕的耐受能力。

（3）疾病缓解期时，应鼓励病人日间多活动，即使病人还有轻度眩晕，也应鼓励其下床走动和做前庭康复操，以加快前庭代偿，早日解除眩晕。夜间入睡时指导病人选择最佳体位，避免诱发眩晕，以利于充分休息。

（林晨珏）

三、听神经瘤病人的护理

听神经瘤（acoustic neuroma）是从第Ⅷ对脑神经神经膜上发生的肿瘤，因多起源于内听道前庭神经鞘膜的施万细胞，又称前庭神经鞘瘤，为耳神经外科最常见的良性肿瘤，占桥小脑肿瘤的80%~90%，占颅内肿瘤的8%~10%，其发病率仅次于神经胶质瘤、脑膜瘤和垂体瘤。最近的流行病学调查显示，听神经瘤的年发病率为（1.9~2.3）/10万。临床统计资料表明，听神经瘤男女发病之比约为2∶3~1∶2，好发年龄为30~50岁。单侧听神经瘤居绝大多数，双侧仅占总数的4%~5%，为神经纤维瘤病Ⅱ型的常见临床表现。

【临床表现】

1. 临床症状　临床特点为双耳不明原因的，以低频听力下降为主的单侧感音神经性听力障碍，言语辨别率呈不成比例的下降，部分病人表现为突发性耳聋。早期和体积小的听神经瘤可无明显症状。随着肿瘤的增大，向前发展，可引起第Ⅴ、Ⅵ对脑神经受侵的症状；向后发展，则可出现第Ⅸ、Ⅹ、Ⅺ对脑神经受累的症状。上述两组症状加上前庭、耳蜗及包括中间神经的面神经受累症状，则可称为脑桥小脑综合征。

（1）位听神经症状：为早期症状，最常见，此症状者占全部病例的94%以上。因肿瘤位于内听道内，多首先压迫位听神经的耳蜗支和前庭支，故其初期症状为耳鸣、听力减退和眩晕。①耳鸣：单侧持续性耳鸣，进行性加重，常伴随进行性听力下降，多呈高频单音。顽固者在耳全聋后仍继续存在。因此，对单侧耳鸣或耳聋，特别是中年以后，应注意详查有无听神经瘤存在。②听力减退：单侧进行性感音神经性听力减退，起病隐匿，特别听不清对方的言语内容，即只闻其声，不辩其意，该现象在嘈杂的环境中尤为突出。言语识别率下降与纯音听力减退不成比例，前者较后者差。当病情逐渐发展时可致全聋。③眩晕：随着肿瘤增大，若肿瘤压迫内耳道的血管时，则眩晕可成为突出症状，多数病人表现为持续性不稳定感，在个别病例中眩晕呈阵发性，类似梅尼埃病，很少伴有恶心及呕吐。由于肿瘤生长缓慢，当前庭功能消失，逐渐被中枢神经系统完全代偿后，眩晕不复出现。

（2）三叉神经损害：约有75%的病人有三叉神经症状，以面部麻木最常见，通常首先出现在上颌区。少数病人有面部隐痛、感觉异常、咀嚼肌肌力减弱等。早期可仅有第一支或第二支受累，可查出患侧的角膜反射减弱或消失，面部及舌的痛觉、触觉减退等。

（3）面瘫：面神经受听神经瘤压迫较早，但由于其耐受性强，即被挤压变细或被拉长数倍，甚至只剩细小的根丝时，功能仍可保留良好。因此，面瘫症状出现反而较晚，且全瘫者少见。

（4）颅内高压症状：肿瘤增大压迫大脑导水管、第四脑室及静脉窦时，可造成脑脊液循环梗阻和静脉回流障碍，加上肿瘤本身占体积、基底池不同程度的粘连闭塞等，颅内压可迅速增高，出现持续性头痛，多位于额部或枕部，其程度不一，晨间较剧，可伴恶心、呕吐，严重时可因脑疝而死亡。如肿瘤压迫小脑幕或颅内高压牵张三叉神经小脑幕支，则产生“小脑幕综合征”，即额部剧痛伴眼球酸胀、畏光甚至流泪。单侧枕部疼痛或叩击痛，有定位意义。常有视盘水肿，久之可出现视盘继发性萎缩，使视力减退甚至失明。

（5）小脑功能障碍：肿瘤压迫小脑，特别是压及小脑中央核团与小脑脚时，将出现小脑功能障碍症状。早期表现为患侧手足协调运动障碍，精细手动作困难，步态不稳，向患侧倾倒。晚期病人卧床不起，失去活动能力，言语断续，小脑体征明显，并有明显的小脑性眼震（持续性粗大水平眼震），向患侧注视时眼震振幅更大而明显。

（6）脑干受压症状：因肿瘤增大，脑干移位被挤压在小脑幕切迹缘及岩骨尖，患侧肢体出现力弱、麻木、感觉减退以及出现病理性反射等。健侧出现角膜反射和咽反射减弱及前庭功能减退，亦可能是脑干受压的征象。

（7）其他脑神经损害：肿瘤向后、下、外方发展压迫颈静脉孔区，则出现第Ⅸ、Ⅹ、Ⅺ对脑神经损害症状；向颅中窝发展则可压迫展神经及动眼神经；向下发展则可累及舌下神经，但极少见。

2. 辅助检查

（1）听力学检查：①纯音测试：不同程度的感音神经性聋，听力曲线多呈高频陡降型，少数为平坦型或上升型。②脑干听觉诱发电位：患侧Ⅴ波波峰幅度变小，潜伏期显著延长或消失，如Ⅰ波存在而Ⅴ波消失，提示听神经瘤可能。③声导抗测试：镫骨肌反射阈升高或反射消失，潜伏期延长，常见病理性衰退。

（2）前庭功能检查：①变温试验：可显示患侧水平半规管部分或完全性麻痹，并可有向患侧的优势偏向。②前庭诱发肌源性电位（VEMP）：可用于检查前庭下神经 – 丘脑通路。听神经瘤病人会出现患侧潜伏期延长，患侧 VEMP 未引出反应、振幅降低的特点。目前 VEMP 检查主要用于评估听神经瘤起源的参考。③眼震检查：早期多无自发性眼震，随着肿瘤逐渐长大，压迫脑干和小脑后则出现向健侧的水平型自发性眼震，继而向患侧，最后发展成两侧。晚期压迫脑干则出现垂直或斜型眼震；若出现视动性麻痹，提示脑干视动传导路径受累。

（3）神经系统检查：出现角膜反射迟钝或消失、面部感觉减退和消失以及咀嚼肌、颞肌无力或萎缩等三叉神经体征时，提示肿瘤直径已达 2cm；出现小脑体征时，说明肿瘤直径大于 5cm。较大的肿瘤可能刺激面神经引起面肌痉挛，并可能导致对侧中枢性面瘫。

（4）影像学检查：CT、MRI 是诊断听神经瘤的主要依据。CT 内听道扫描能显示 1cm 以上的肿瘤和位置。MRI 增强扫描为目前公认的早期诊断小听神经瘤的敏感而可靠的方法，可显示直径 2mm 的小听神经瘤，并有助于与桥小脑其他肿瘤的鉴别诊断。

【评估要点】

1. 健康史　评估病人年龄、性别等，详细询问其疾病史、用药史、有无家族遗传史。

2. 身体状况　早期可无明显症状，随着肿瘤的生长，症状与体征从无到有，由轻渐重，由隐匿转为明显。

（1）耳鸣：为单侧，高调音。

（2）渐进性听力减退：部分病人可有突发性耳聋。

（3）眩晕及步态不稳等耳蜗与前庭功能障碍的症状。

（4）中、后期症状：累及三叉神经，可出现患侧面部感觉迟钝或三叉神经痛，中后期可出现面部麻木、手足精细运动障碍、肢体麻痹、面瘫和头痛、呕吐、神情淡漠等高颅压症状。

3. 心理 – 社会状况　评估病人的年龄、性别、教育水平、家庭及经济状况等，了解病人对本病的认知水平。病人早期可因耳鸣、听力下降而产生焦虑；中晚期也可因继发症状加重出现悲观情绪。通过与病人沟通交流，了解其心理状态。

【护理问题】

1. 感知紊乱　与耳鸣及听力下降有关。
2. 焦虑　与病情加重，担心疾病预后或经济负担加重有关。
3. 知识缺乏：缺乏有关本病相关知识。
4. 有受伤的危险　与眩晕、小脑共济失调、步态不稳有关。
5. 有颅内并发症的危险　与进颅手术有关。
6. 有误吸的危险　与吞咽反射减弱有关。
7. 有感染的危险　与术后出血、脑脊液漏等有关。
8. 自我形象紊乱　与术后出现面瘫有关。

【护理措施】

1. 术前护理

（1）病情观察：观察有无颅内压增高症状，如病人头痛剧烈，出现喷射性呕吐、复视等情况及时报告医生处理。

（2）安全防护：部分病人出现小脑共济失调，容易发生跌倒等意外，必须加强病人的生活照顾、安全防护，保持病房地面干燥，防止滑倒。对有神经麻痹症状病人，应注意饮食、饮水的温度适宜，且进食宜慢，防止烫伤和误吸。

（3）心理护理：因本病病程较长，手术危险性高，病人均有不同程度的紧张、焦虑心理。护理中应给予耐心的心理疏导，介绍疾病的相关知识及手术的方式方法，强调积极配合的重要性，鼓励病人树立战胜疾病的信心，同时加强病人之间的沟通指导，互相了解疾病治愈的信息，使病人配合治疗及护理，帮助病人克服恐惧和焦虑心理。

（4）皮肤准备：剃除患侧耳郭距发际 12cm 的头发。术中需取腹壁脂肪者，做好相应部位的皮肤准备。

（5）全身准备：①按手术要求备齐各项常规检查报告，发现病人如有上呼吸道感染、发热、血压升高等异常情况，及时与医生联系并处理。遵医嘱予以备血。②注意保暖并做好个人卫生。③吸烟者戒烟，以免诱发咳嗽。教会病人控制咳嗽和打喷嚏的方法：如深呼吸、将舌尖顶住上腭，手指按人中。

2. 术后护理

（1）体位护理：病人全麻清醒，生命体征平稳时，可抬高床头 30°~45°，以促进颅内静脉回流，减轻脑水肿，预防颅内压增高。有腹部切口者也可减轻腹部张力，缓解腹部切口疼痛。听神经瘤摘除后，颅脑局部形成空腔，脑组织不能迅速复位，过度搬动头部有脑干移位的危险，应在病人术后 24h 内采取健侧卧位。搬动病人时应轻稳，轴式翻身，扶托头部，防止头颈部扭曲或震动。翻身后注意观察病人的呼吸、脉搏、血压及瞳孔的变化。

（2）病情观察：①密切观察病人的神志、瞳孔和生命体征及肢体活动的情况。注意观察呼吸的频率、节律、深浅，可反映呼吸中枢有无受损。术后病人如出现意识不能恢复或恢复后又逐渐意识障碍、呼吸困难、高热、血压升高、双侧瞳孔不等大、对侧肢体偏瘫及颅内高压时，应怀疑颅内出血；注意有无面瘫、眩晕、剧烈头痛、呕吐、嗜睡、体温异常升高等颅内并发症症状的出现，发现异常及时通知医生处理。②观察头部、腹部等伤口敷料渗血、渗液情况。保持负压引流管的通畅和固定，防止手术创口积血、积液，利于切口愈合。观察记录引流液的色、质、量，发现异常及时报告处理。若引流液为清澈无色液体，应考虑脑脊液漏的可能。有腹部伤口者，一般给予腹带加压包扎，沙袋压迫 5~7d，以防术后血肿发生。③注意观察病人体温变化，调节室内温度和湿度，保持空气流通。及时发现和处理高热，多饮水，增加液体摄入，维持体液平衡，必要时采用物理降温或根据医嘱使用药物降温。

（3）用药护理：按医嘱及时、准确使用降颅内压药物和足量抗生素。注意降压药物的滴注速度和补液量，准确记录出入水量，保持水电解质平衡。

（4）饮食指导：病人清醒可鼓励进水、进食，给予清淡、易消化、多纤维素、富含营养的流质或半流质饮食。恶心、呕吐的病人鼓励少量多餐，按医嘱使用止吐药物。进食量不足者，遵医嘱予以肠外营养。保持大便通畅，3d 未解大便且有便意者，可予以缓泻剂，避免用力大便致颅内压升高。

（5）生活护理：为病人做好基础护理，包括皮肤护理、口腔护理、导尿管护理、饮食护理及大小便护理等，协助病人放置舒适体位，在病人恢复自理能力之前，协助其实现各项生活需求。

(6) 术后并发症的预防与护理：①面瘫的观察与护理：与术中损伤或牵拉面神经有关。病人表现为面部感觉减退或消失、鼻唇沟变浅、口角歪向健侧、眼睑闭合不全等。由于自身形象因素，病人心理会特别敏感，护理过程中应注意态度、语气一定要诚恳。对于眼睑闭合不全的病人，每日进行眼部护理，保持眼部清洁，可遵医嘱给予人工泪液或油膏来保护眼睛。由于面神经损伤，食物易残留于口腔内，进食后要注意保持口腔清洁，防止细菌生长繁殖而发生口腔炎。②颅内血肿或脑水肿的观察预防：术后颅内血肿可发生于术后即刻至术后一周内。麻醉苏醒后病人仍不能恢复知觉，或知觉恢复一定时间后，出现血压升高，脉率减慢及反应迟钝，呼吸深慢或不规则，一侧瞳孔逐渐增大，对光反射迟钝或消失，或出现辨距不良、共济失调、意识丧失等应考虑可能有颅内血肿或脑水肿的发生，应立即通知医生，急救处理。③颅内感染的预防：各项操作严格执行无菌原则。密切观察伤口情况，若切口敷料渗血、渗液异常及时报告医生，根据医嘱合理使用抗生素。发生脑脊液鼻、耳漏时嘱病人不可擤鼻涕，不可用异物堵塞耳、鼻腔，不可抠鼻挖耳，避免一切可能增加颅内压的动作如用力咳嗽、排便、打喷嚏等。④后组脑神经功能障碍的护理：术中牵拉可导致后组脑神经损伤，出现相应的呛咳和吞咽困难、声音嘶哑乃至误吸、误咽。故病人全麻清醒后应进行饮水试验，有严重呛咳者可留置胃管进行鼻饲饮食。同时要注意食物的温度，防止烫伤。进食前应抬高床头，取半卧位，食物应由健侧进入。

【健康指导】

1. 生活指导

(1) 向病人讲解疾病相关知识，均衡营养，忌烟酒和刺激性食物。可适当进行身体锻炼，劳逸结合，提高机体抵抗力，预防感冒。

(2) 术后半年内注意休息，避免屏气动作、剧烈运动和重体力劳动。

2. 疾病指导

(1) 对于术后仍有眼睑闭合不全者，按时滴眼药水或涂金霉素眼膏，加用眼罩或纱布覆盖；有行走不稳、吞咽困难等症状的病人，需加强功能锻炼。户外活动必须有人陪护，防止发生意外，并注意保暖，以防感冒而引起并发症。

(2) 定期随访，每年复查 CT 或 MRI 一次。

（林晨珏）

第六节　面神经疾病病人的护理

一、周围性面瘫病人的护理

周围性面瘫（peripheral facial paralysis），是临床上最为常见的面肌麻木，其年患病率约为 258/10 万。通常由于面神经受损，受损部位位于面神经核以上称为中枢性面瘫，位于面神经核或面神经核以下称为周围性面瘫。多见于急、慢性化脓性中耳炎，带状疱疹病毒等感染，也可因颞骨骨折、面部外伤导致。先天性见于面神经先天畸形、面神经或面神经核发育不全等导致。原发性如贝尔面瘫，占周围性面瘫的 60%~75%。医源性见于中耳乳突手术、腮腺手术及听神经瘤手术等。压迫性如听神经瘤、原发性胆脂瘤等。代谢性较为罕见，如甲亢、糖尿病等。中毒性多因某些药物或化学因素中毒引起，比较少见。周围性面瘫依据面神经受损的不同程度由重到轻分为 4 种病理改变：即神经断伤、轴索断伤、神经失用及神经外膜损伤。

【临床表现】

1. 单侧面瘫　病人患侧面部表情运动消失，表现为额纹消失，不可皱眉、闭眼，鼻唇沟变浅，口角下垂并且向健侧歪斜，尤其在讲话、露齿或哭笑动作时更为明显，发爆破音如“波”“坡”时困难，并且伴有鼓腮漏气等症状。

2. 双侧面瘫　病人面部呆板无表情。

3. 面瘫分级　目前较常用 6 级判断法（House–Brackmann，1985），见表 1–6–1。

表 1–6–1　面瘫分级

面瘫程度	分级	定义
无面瘫	Ⅰ	功能正常
轻度面瘫（不易察觉）	Ⅱ	注意观察才能发现的轻度面瘫，轻闭眼即可使眼睑完全闭合，用力抬额时可见轻度额纹不对称，轻微连带运动，无面肌痉挛
中度面瘫（容易察觉）	Ⅲ	明显但不觉难看的面部不对称，可有皱额不能，眼睑可全闭合，口周肌肉运动有力但用力时不对称。连带运动、痉挛均可见，但不影响面容
中重度面瘫	Ⅳ	面容难看，皱额不能。眼睑不能完全闭合，用力时口周运动不对称。明显连带运动、痉挛
重度面瘫	Ⅴ	轻微的面肌运动。眼睑不能闭合，口周轻度运动，连带运动、痉挛消失
完全面瘫	Ⅵ	无面肌运动，缺乏张力，无连带运动、无痉挛

【评估要点】

1. 健康史　详细了解病人近期有无上呼吸道感染、受凉及头面部手术等病史。

（1）起病急，数小时或 1~3d 症状达到高峰，起病初期病人可伴耳后乳突区、耳内或下颌角疼痛。

（2）病人可伴有唾液减少、味觉丧失、患侧乳突部疼痛、听觉过敏、耳郭和外耳道感觉减退、外耳道或鼓膜疱疹等。

（3）查体可见病人患侧额纹消失、睑裂变大、鼻唇沟变浅变平、患侧口角低垂歪向健侧、鼓腮或吹气时患侧漏气。病人不能抬额、皱眉，眼睑闭合无力或闭合不全。闭目时眼球向上外方转动，显露白色巩膜，称为 Bell 征。

2. 辅助检查

（1）影像学：部分病人需做头部 MRI 或 CT 检查，可排除颅底占位病变、外桥小脑角肿瘤等后颅窝病变。

（2）神经电生理：包括兴奋阈值测定、面神经传导速度测定及复合肌肉动作电位波幅测定等，对面神经病变预后的判断有意义。

3. 心理 – 社会状况　病情多是在无意中发现的，并且病人及家属担心预后不好会导致外形受到影响，往往会出现急躁及焦虑等不良情绪。

【护理问题】

1. 焦虑　与起病急及担心预后不良导致外形受到影响有关。

2. 自我形象紊乱　与面瘫有关。

3. 知识缺乏：缺乏周围性面瘫发生、发展、预后及如何预防此病的相关知识。

4. 潜在并发症：溃疡性角膜炎。

【护理措施】

1. 心理护理　热情接待并主动关心病人，主动倾听病人想法，及时解答病人提出的问题，帮助病人释放压力。全面了解面瘫发生的原因以及家庭支持情况，与家属沟通，加强心理－社会支持。向病人讲解该疾病可能导致的症状或不适，并介绍同种疾病病人的康复情况，以增强病人战胜疾病的信心。同时在治疗过程中护士可以经常给予病人良性语言暗示，达到稳定病人情绪，使病人积极主动配合治疗。

2. 面瘫的护理

（1）观察：每日观察并记录病人的面部情况，包括有无面肌痉挛、能否皱眉或抬额、眼睑能否完全闭合、能否鼓腮、鼻唇沟有无变浅、示齿时有无口角歪斜等。

（2）饮食指导：急性期的病人咀嚼功能减退，部分病人味觉消失影响食欲，同时应避免进食过热的食物，以免造成口腔黏膜的烫伤。鼓励病人细嚼慢咽，以清淡、营养丰富、易吸收的软食为主，忌食辛辣刺激性食物。口角歪斜的病人，应指导健侧咀嚼，同时加强口腔护理，防止口腔溃疡或口腔黏膜感染。

（3）面部护理：指导病人温水洗脸，注意面部保暖，避免冷风吹袭，外出时可佩戴口罩及帽子。每日可用温毛巾敷患侧面部 2~3 次，每次 15~20min，面部麻木者，应注意避免烫伤。

（4）眼部护理：眼睑闭合不全者，由于角膜长期外露，易发生感染损害角膜。日间可给予氯霉素眼药水滴眼，夜间给予盐水纱布覆盖或佩戴护眼罩保护眼睛，也可给予眼部涂抹红霉素眼膏以防止角膜干燥导致溃疡或结膜炎的发生。应用红外线照射时，需用毛巾遮盖病人眼睛，防止损伤眼角膜。

（5）用药护理：遵医嘱使用糖皮质激素、抗生素、营养神经药物等，并注意观察药物的效果及不良反应。

（6）功能锻炼：为预防面部肌肉萎缩，应指导病人对着镜子进行患侧面部肌肉运动，包括皱眉、闭眼、鼓气、努嘴、吹口哨、示齿等动作，也可适当咀嚼口香糖，达到锻炼咀嚼运动的效果。

3. 面神经减压术的护理

（1）饮食：全麻病人清醒即可进食温凉的半流质或软食，如无不适反应，术后 3d 即可逐步过渡到普食。

（2）卧位：术后取平卧或健侧卧位。进食后如无不适症状可起床适当活动。

（3）病情观察：观察耳部伤口有无渗血，渗出液的颜色、量及性质，如有活动性出血，应立即通知医生处理。观察病人有无眼震及其性质，及时通知医生并遵医嘱对症治疗。

（4）心理护理：由于手术后组织肿胀，有可能加重原有面瘫的症状，应耐心向病人及家属解释，以缓解其焦虑情绪。

（5）安全护理：术后注意倾听病人的主诉，询问病人有无眩晕，如有眩晕应嘱病人卧床休息，加床挡，留陪护，防止跌倒发生。

【健康指导】

1. 生活指导

（1）注意保暖，进食高蛋白、高热量、丰富维生素及易消化的食物，保持口腔清洁，避免口腔内的食物残留。

（2）房间定时通风，同时注意病人面部保暖，避免吹冷风及冷水洗脸，外出时戴口罩或帽子。

2. 疾病知识指导

（1）向病人讲解面瘫康复需要一个较长的过程，嘱其应坚持治疗、规范用药、按时进行按摩及理疗。

（2）注意保护眼睛，正确用药，预防角膜干燥损伤，外出时可佩戴护眼罩。

（3）嘱病人定期复查，积极治疗邻近器官疾病。

（4）如有复发随诊。

（郑岩）

二、面神经肿瘤病人的护理

原发于面神经的肿瘤主要为面神经鞘瘤（facial nerve neurinoma，facial neurilemmoma）和面神经纤维瘤（facial neurofibroma），其他尚有血管瘤、纤维瘤、血管纤维瘤和神经肉瘤等。面神经鞘瘤较纤维瘤多见（约为10∶1）。面神经鞘瘤属上皮源性良性肿瘤，从神经鞘瘤的施万细胞发生，有完整包膜，生长缓慢，很少恶变。面神经纤维瘤来源于神经内膜、神经束膜或神经外膜，无包膜，可为多发性，可恶变。

【临床表现】

本病常见于中年人，女性略多。临床表现与肿瘤所在部位、肿瘤大小及侵犯范围有关。起病一般隐匿，早期可无症状，常见症状如下。

1. 面瘫　进行性面瘫是本病的主要症状，个别可突然发生或反复发作。面瘫前可出现面肌痉挛。

2. 听力减退　因肿瘤所在部位不同而异，侵犯中耳时，耳聋可为传导性；侵犯内耳道时则为神经性。常伴耳鸣。

3. 眩晕　平衡失调。

4. 其他　如面部、耳部疼痛，肿瘤位于鼓室段或乳突段并侵及中耳、乳突合并感染时，耳内可出现流脓。

5. 感觉异常　岩浅大神经被侵犯时可出现溢泪异常；听觉过敏者提示镫骨肌支受累；而鼓索神经受肿瘤侵犯时，还可能出现一侧舌部味觉异常。

【评估要点】

1. 既往史

（1）评估病人有无进行性面瘫，有无原因不明的完全性面瘫。

（2）评估病人面瘫程度，有无行保守治疗。

（3）评估病人有无眩晕、听力下降等症状。

2. 身体状况 观察病人营养状况，电解质情况。

3. 心理－社会状况 评估病人及家属的心理状况、对疾病的认识及对手术的期望值。

【护理问题】

1. 有感染的危险 与外科手术有关。

2. 自我形象紊乱 与面瘫有关。

3. 焦虑 与担心手术预后有关。

4. 有外伤的危险 与术后眩晕有关。

5. 感知改变 与肿瘤解剖位置有关。

【护理措施】

1. 面瘫的护理

（1）观察病人眼睑闭合不全、口角歪斜、伸舌歪斜等症状的程度及进展情况。指导病人言语训练及锻炼面部肌肉群运动功能，给予眼周皮肤、肌肉按摩、热敷，增强血液循环，必要时可行理疗。

（2）必要时应用护眼罩及润眼药物以减少眼部刺激，保护眼球。角膜感光丧失和眼睑闭合不全者，每日定时涂抹抗生素眼膏。

（3）面瘫侧面颊部温痛觉消失者应注意饮食温度，以防烫伤。进食后清洁口腔，以免食物残留发生口腔炎。

2. 脑脊液漏的观察与护理

（1）观察病人伤口敷料是否清洁、干燥，有无经耳、鼻流出清亮液体；观察有无头痛、体温升高等症状。经检查确诊是否为脑脊液。

（2）如发生脑脊液漏应保持绝对卧床休息，床头抬高，借助重力作用减轻对切口的张力。

（3）保持鼻腔和外耳道的清洁、干燥，保持口腔卫生。

（4）监测血压变化。

3. 眩晕及呕吐的护理 保持环境安静、整洁，避免强光刺激，避免剧烈活动头部，必要时给予药物治疗，防止电解质紊乱。

4. 用药指导 遵医嘱给予抗生素、止血药、激素类药物治疗，必要时应用止吐药物。

5. 心理护理 面瘫可改变病人形象，多数病人对面部肌肉恢复情况及生理功能改变情况过度担心，使得其心理压力过大，加之病人存在不同程度的认知障碍，使得其康复效果、生活能力等均受影响。护理人员应当以诚恳礼貌、友好热情的态度与病人进行交流，消除或缓解其消极情绪，提升病人的信任度与安全感。针对面瘫的发生、发展以及治疗等相关知识向病人及家属适当介绍，纠正其对疾病的认知。主动关心病人，实施规范化与个性化护理。

6. 饮食护理 给予病人高蛋白、高热量、高维生素和消化饮食，避免过烫、过硬及过辣饮食，如发生面瘫鼓励病人健侧缓慢进食，加强静脉营养支持，防止营养失调。

【健康指导】

1. 生活指导

（1）注意劳逸结合，避免剧烈活动，保持大便通畅，对疾病有正确认识，保持良好的心理状态及心情愉悦。

（2）增强营养，注意保暖，预防感冒。

2. 疾病知识指导

（1）如发生脑脊液漏应卧床休息，避免抠耳、挖鼻等，监测血压及体温改变。

（2）出院后继续锻炼面部肌肉群运动功能，避免冷刺激，进行按摩、热敷、鼓腮、咀嚼等动作，必要时可行理疗或针灸。如眼睑闭合不全可涂金霉素眼膏保护角膜。

（3）积极控制原发病，控制血糖，防止伤口感染。

（郭蕾）

第七节　其他耳科疾病病人的护理

一、搏动性耳鸣病人的护理

搏动性耳鸣（pulsatile tinnitus）主要有血管性和非血管性两类。血管性搏动性耳鸣又分动脉性和静脉性搏动性耳鸣，动脉性耳鸣节律与心跳同步，静脉性耳鸣节律与呼吸同步。其病因一类是血管病变畸形，如颅底静脉系统异常、头颈部动脉或静脉畸形等，临床上最常见的病因有高位颈静脉球体瘤、乳突导静脉畸形；另一类是血流动力学异常如严重贫血、高血压、甲亢及动脉粥样硬化。非血管性是由于肌痉挛引起。

【临床表现】

1. 动脉性搏动性耳鸣　颈内动脉狭窄是最常见的动脉搏动性耳鸣的原因，如动脉粥样硬化。客观性搏动性耳鸣可以是其首发症状，此类病人大多存在重度动脉狭窄，经彩色多普勒超声检查发现颈动脉粥样硬化发病率为 11.76%。一般在压迫同侧颈内或颈总动脉时耳鸣消失。

2. 静脉性搏动性耳鸣　良性颅内高压综合征是其常见的病因之一，多表现为头痛、视盘水肿、视觉紊乱、低频听力损失、耳胀满感、眩晕等，也可自发性的脑脊液鼻漏和耳漏。

3. 非血管性搏动性耳鸣　此类耳鸣声音为“咔哒”声，与心跳节律无关，张口等动作可使耳鸣消失。

【评估要点】

1. 健康史

（1）评估病人耳鸣发生前有无诱因，如外伤、疾病等；有无其他耳部疾病，如耳聋、眩晕等。

（2）评估病人耳鸣持续时间，节律与心跳或呼吸节律一致。

（3）评估病人耳鸣声音的特点（动脉性常呈粗糙、尖锐的声音，静脉性常呈节律明显的嗡嗡样机器声），耳鸣的程度是否随着体位改变而有不同。

2. 身体状况　观察病人有无头痛、视力障碍、眩晕，有无耳鸣伴自声增强现象。

3. 心理 - 社会状况　评估病人和家属心理状况、睡眠情况，评估不同年龄、文化程度的病人对疾病的认知程度；评估病人家庭支持情况。

【护理问题】

1. 知识缺乏：缺乏疾病相关知识。

2. 睡眠型态紊乱　与耳鸣、头痛等有关。

3. 焦虑　与担心疾病预后有关。

【护理措施】

1. 积极与病人和家属沟通，讲解疾病的病因、治疗方法、治疗效果以解除病人及家属的心理负担，缓解其焦虑情绪。

2. 指导病人饮食宜低盐、低脂。

3. 手术、介入治疗病人做好相应术前、术后护理。

4. 对甲状腺功能亢进症、严重贫血等病人指导其积极内科原发病治疗。

5. 原因不明者或治疗效果不佳者可选择专业机构进行咨询、习服疗法、肌肉放松等康复治疗。

【健康指导】

1. 生活指导

（1）指导病人分散注意力，保持情绪稳定，保证充足的睡眠，利于疾病恢复。

（2）养成良好生活习惯，避免噪声、浓茶、尼古丁等刺激；慎用耳毒性药物以减少发病因素，病因明确者积极治疗相关疾病。

2. 疾病指导　指导病人进行一些日常保健以预防或减少疾病的发生。①摩耳轮：双手拇指、示指沿耳轮上下推摩，直至耳轮发热。②拔双耳：两手示指插入外耳道，先旋转3次，然后突然松手拔出。③摩全耳：用双手掌心摩擦发热后，分别摩擦耳正面与背面各6次。

（晋云花）

二、突发性耳聋病人的护理

突发性耳聋（sudden deafness）是指突然发生的感音神经性听力损失，又称突发性感音神经性聋（sudden sensorineural hearing loss，SSNHL）。病人常常在数分钟、数小时或1d（一般在12h左右）内出现听力下降，在相连的频率下降大于30dB。迄今为止90%的突发性耳聋病因不明（常见的有病毒感染、肿瘤、药物中毒、内耳供血障碍、自身免疫性疾病等）。

【临床表现】

本病的临床特征为突然发生的听力下降，常为中度或重度，可伴发眩晕、恶心、呕吐、耳鸣等，以单耳发病较多见。部分病人可出现焦虑、睡眠障碍等精神心理症状。其他还可有耳闷塞感、耳周麻木或沉重感。一般外耳道无病变，纯音测听提示感音神经性聋，CT、MRI可排除其他颅脑疾病。

【评估要点】

1. 健康史

（1）评估病人近期有无病毒感染史：病毒性神经炎、脑膜炎、梅毒等；有无先天发育不全及自身免疫性疾病等。

（2）有无颅脑外伤史。

（3）有无耳毒性药物用药史；有无高血压、糖尿病病史等。

2. 身体状况　观察病人有无恶心、呕吐、眩晕、耳鸣等，了解病人听力损失程度，有无既往史。

3. 心理－社会状况　评估病人和家属心理状况、睡眠情况，评估不同年龄、文化程度的病人对疾病的认知程度。

【护理问题】

1. 焦虑　与担忧疾病预后有关。

2. 沟通障碍　与听力损失有关。

3. 知识缺乏：缺乏疾病相关知识。

4. 跌倒 / 坠床的危险　与眩晕、使用扩血管药物等有关。

【护理措施】

1. 向病人讲解疾病的发生与情绪、劳累、病毒感染、高血脂、高血糖等因素有关，指导病人利用听舒缓音乐、聊天等分散注意力以解除焦虑情绪，保持情绪稳定，保证充足睡眠。

2. 耐心讲解本病的治疗方法、治疗效果及注意事项以取得积极配合，保证病人安全。

3. 眩晕病人饮食应低盐或无盐。恶心、呕吐病人取半卧位或侧卧位，及时清除呕吐物。床栏保护，预防病人出现跌倒 / 坠床、碰伤等意外。

4. 对于糖皮质激素及改善微循环等药物治疗的病人，观察血压变化、有无面色潮红、皮下出血等症状。

【健康指导】

1. 生活指导

（1）指导病人保持情绪稳定、充足睡眠，避免突然改变体位，以防发生直立性低血压、引起或加重眩晕等。

（2）告知双耳全聋病人采取其他沟通方式，如书写、手势、肢体语言，还可佩戴助听器等以提高交流沟通能力。

2. 疾病知识指导

（1）讲解高压氧治疗注意事项：①着纯棉或纯毛服装、不能带易燃易爆及各种电子产品，也不能使用油脂类化妆品、头油、发胶等，以免遇氧气自燃。②入舱前排空大小便，少进食易产气的食物。③在氧舱内自然放松，出现耳部胀痛、耳鸣等现象时可做吞咽动作或讲话，使咽鼓管开放，仍不缓解及时通知医生。④治疗结束减压时可感到耳部有气体逸出，切勿屏气，宜正常呼吸，以防肺气压伤。⑤有感冒、发热、腹痛、女性生理期等应暂停高压氧治疗。

（2）积极治疗高血压、糖尿病等基础性疾病。

（晋云花）

三、感音神经性聋病人的护理

感音神经性聋（sensorineural deafness）是指耳蜗螺旋器病变，不能将声波变为神经兴奋，或神经及其中枢途径发生障碍不能将神经兴奋传入，或大脑皮质中枢病变不能分辨语言。由于初步的听力学检查不能将感应性聋、神经性聋和中枢性聋区分开来，因此统称感音神经性聋，如老年性聋、梅尼埃病、耳药物中毒聋、迷路炎、噪声损伤、听神经瘤等。

随着临床听力学技术的发展，进一步的听力学检查配合CT、MRI等影像学检查可以帮助区分感音性聋、神经性聋和中枢性聋，例如耳声发射、耳蜗电图、听性脑干反应、中潜伏电位、40Hz事件相关电位等。目前人工耳蜗植入术是帮助重度、极重度感音神经性耳聋病人获得听力的有价值方法之一。

【临床表现】

1. 眩晕　特点是突然发作，剧烈眩晕，呈旋转性，即感到自身或周围物体旋转，头稍动即觉眩晕加重。同时伴有恶心、呕吐、面色苍白等自主神经功能紊乱症状。数小时或数天后眩晕减轻而渐消失。间歇期可数周、数月或数年，一般在间歇期内症状完全消失。

2. 耳鸣　绝大多数病例在眩晕前已有耳鸣，但往往未被注意。耳鸣多为低频音，轻重不一。一般在眩晕发作时耳鸣加剧。

3. 耳聋　早期常不自觉，一般在发作期可感听力减退，多为一侧性。病人虽有耳聋但对高频音又觉刺耳，甚至听到巨大声音即感十分刺耳，此现象称重振。在间歇期内听力常恢复，但当再次发作听力又下降，即出现一种特有的听力波动现象。晚期，听力可呈感音神经性聋。

4. 其他　眩晕发作时或有患侧耳胀满感或头部沉重、压迫感。

5. 听力检查及影像学检查有助于诊断。

【评估要点】

1. 健康史

（1）评估病人是否为先天性聋，有无家族史。

（2）评估病人是否有内耳畸形，是否为大前庭导水管综合征。

（3）评估病人有无应用过耳毒性药物。

（4）评估病人是否有外伤史，是否有肿瘤、迷路炎等其他相关疾病。

2. 身体状况　观察病人有无眩晕、耳鸣等症状。

3. 心理－社会状况　评估病人和家属心理状况，能否正常交流，有无焦虑、烦躁等心理状态，评估其对疾病的认知程度。

【护理问题】

1. 有感染的危险　与植入人工耳蜗电极有关。

2. 体温过高　与外科手术吸收热有关。

3. 体液不足的危险　与术后眩晕、恶心不能进食有关。

4. 焦虑　与术后不良反应有关。

【护理措施】

1. 一般护理　术后给予平卧位或健侧卧位。避免头部过度活动，勿用力打喷嚏，以免压力过大，造成鼓膜内陷穿孔。保证呼吸通畅，注意保暖，预防坠床。

2. 用药护理　遵医嘱采用激素、抗生素治疗。

3. 病情观察

（1）观察病人瞳孔、意识及生命体征变化。

（2）观察病人有无面瘫症状，如发现异常及时报告医生及时用药，鼓励病人面部按摩及表情肌锻炼，行理疗、针灸等，必要时行面神经减压术。

（3）保持伤口敷料清洁、干燥，观察有无渗血、渗液及皮下血肿，如伤口敷料有松动、污染应及时更换。

（4）耳蜗植入术后，由于耳蜗内压力高，耳蜗或前庭其他部位可能出现脑脊液耳漏。如鼻腔或耳部有清亮液体流出，应及时通知医生对症处理。

（5）观察病人有无眩晕、恶心等症状，如症状严重应及时报告医生，遵医嘱给予止晕、止吐、营养支持治疗，防止因眩晕呕吐影响进食，导致水、电解质紊乱。

（6）监测生命体征变化，体温升高时应及时给予物理降温，观察有无颅内感染症状。

4. 饮食指导　给予病人高蛋白、高维生素饮食，由半流食过渡到普食。

5. 心理护理　部分病人及家属对人工耳蜗植入这种神奇而又奇妙的高科技产品有怀疑心理，并对术后效果较担心，表现出紧张、焦虑情绪，护士应积极配合好医师讲解人工耳蜗的相关知识，及时发放康复指导手册，同时结合成功的病例进行讲解，使其了解人工耳蜗的功能植入方法及术后言语康复效果，树立战胜疾病的信心，消除负面心理，促进术后康复。

6. 生活护理　做好基础护理，尤其是口腔护理，预防感染。

【健康指导】

1. 生活指导

（1）合理安排生活作息，注意休息，预防感冒。

（2）避免接触磁场，禁做 MRI 检查。

2. 疾病知识指导

（1）出院后定期随访，保持外部语言处理器的洁净，定期更换电池。

（2）遵医嘱进行开机调试和言语训练，克服因忽然听到失真或畸变的声音带来的恐慌及排斥。

（3）注意保护耳蜗装置，避免磕碰。如出现伤口感染、排异反应等应及时就诊。

（宁菲）

第二章　鼻科病人护理指南

第一节　慢性鼻 – 鼻窦炎病人的护理

慢性鼻 – 鼻窦炎（chronicrhino sinusitis，CRS）也称慢性鼻窦炎，是指鼻腔和鼻窦黏膜的慢性炎症，鼻部症状持续超过 12 周，症状未完全缓解甚至加重，多因急性鼻窦炎反复发作未彻底治愈迁延所致，双侧或多窦发病常见。

【临床表现】

1. 全身症状　多表现为精神不振、倦怠、头晕、记忆力减退、注意力不集中等。

2. 局部症状　黏性、脓性鼻涕和持续性鼻塞，可有嗅觉减退或消失，少数病人可伴视力障碍。检查可见鼻黏膜充血、肥厚，中鼻甲肥大或息肉样变以及鼻息肉、中鼻道或嗅裂积脓。

3. 专科检查

（1）前鼻镜检查：鼻黏膜慢性充血、肿胀或肥厚，中鼻甲肥大或发生息肉样变，中鼻道变狭窄、黏膜水肿或有息肉。

（2）鼻内镜检查：可准确判断上述各种病变及其部位，并可发现前鼻镜不能窥视到的其他病变。

（3）口腔和咽部检查：牙源性上颌窦炎可见牙病变，后组鼻窦炎咽后壁可见脓液或者干痂附着。

（4）影像学检查：鼻窦 CT 扫描可显示窦腔大小、形态及窦内黏膜不同程度增厚等，鼻窦 CT 冠状位对于精确判断各窦病变范围，鉴别鼻窦占位性或者破坏性病变有重要价值。鼻窦 X 线片和断层片对本病诊断亦有参考价值。

（5）鼻窦 A 型超声波检查：适用于上颌窦和额窦检查，可发现窦内积液、息肉和肿瘤。

【评估要点】

1. 健康史

（1）评估病人有无急性鼻窦炎反复发作史或牙源性上颌窦炎史，有无特应性体质等。

（2）评估病人有无呼吸道变态反应和免疫性疾病、变应性鼻炎、鼻息肉等。

（3）评估病人有无鼻腔鼻窦解剖异常如鼻中隔偏曲、鼻甲肥大等。

（4）评估病人有无其他因素，如鼻腔纤毛系统损伤、鼻腔填塞物过久、长期留置胃管、胃食管反流、放射性损伤等。

2. 身体状况

（1）评估病人有无抵抗力下降、营养不良、维生素缺乏、过度疲劳以及生活环境不良等。

（2）评估病人有无鼻塞、流鼻涕、头痛、嗅觉减退、记忆力减退等症状，鼻前镜可见鼻甲肿胀、鼻道脓性分泌物等表现。

（3）评估病人有无鼻部解剖畸形。

3. 心理－社会状况　评估病人和家属心理状况，评估不同年龄、文化程度的病人对疾病的认知程度。

【护理问题】

1. 清理呼吸道无效　与鼻塞、鼻黏膜水肿、分泌物增多有关。

2. 疼痛　与疾病所致的头痛有关。

3. 体温过高　与炎症反应有关。

4. 知识缺乏：缺乏慢性鼻－鼻窦炎的自我护理及预防知识。

【护理措施】

1. 一般护理

（1）保持环境安静，室内光线柔和。

（2）注意休息，保持良好的心境，减少躁怒情绪。

（3）保持病房室温适宜，环境安静，空气流通。

（4）保持皮肤清洁，及时更换衣服、床单，防止压疮等。

2. 用药护理　遵医嘱使用糖皮质激素、抗生素、血管收缩滴鼻剂，观察药物作用及副作用。

3. 饮食护理　避免辛辣刺激性食物，以免鼻腔分泌物增多。补充：流质或半流质（高热量、高蛋白、高维生素、易消化），多饮水。

4. 鼻塞护理

（1）严重鼻塞影响鼻腔通气功能时，可张口呼吸，睡眠时在嘴唇上盖一湿润的纱布，湿化吸入的空气，以减轻口腔黏膜干燥引起的不适。

（2）每次进食后用清水或漱口液漱口，每天2~3次，以清除口腔内食物残渣及致病微生物，去除口臭，预防口腔感染。

（3）遵医嘱局部鼻腔用药。对婴幼儿鼻塞，只能使用3%~3.5%的高渗盐水，不可用其他滴鼻药。

（4）如果是因鼻孔中有异物堵塞，千万不要将异物往里推，应去医院请医生取出鼻内异物。

（5）如鼻腔分泌物干结则应先向鼻孔内滴入一滴温开水或生理盐水，等干结软化后用五官科专用棉签伸入鼻腔，顺时针方向旋转取出鼻腔干结的分泌物。

（6）掌握正确的滴鼻方法：常采用仰卧头低位，肩下垫一软枕，滴入药液2~3滴，并轻轻捏鼻翼，使药液与鼻腔黏膜广泛接触，5min后恢复正常体位。另外，也可使用喷雾器将药液喷入鼻腔。

5. 流涕的护理

（1）婴幼儿流鼻涕时可以用柔软的手绢将鼻涕擦干净，不要过于用力，以免损伤皮肤。

（2）不要将鼻涕吞到肚中，以免引起恶心、呕吐。

（3）正确擤鼻子的方法：告知病人手指按压一侧鼻翼，轻轻用力擤对侧鼻腔，擦除鼻腔分泌物后，再擤另一鼻腔。同时要在鼻腔通畅的情况下进行，否则鼻腔内脓涕可进入鼻窦内或咽鼓管造成中耳炎。

（4）遵医嘱鼻腔点药，每天 3 次，每次 2~3 滴。

6. 疼痛护理

（1）头痛时可分散注意力，如听音乐、看电视等。

（2）观察头痛的部位、持续时间的长短、与体位是否有关系。

（3）可按头痛的部位给予按摩治疗，前额痛可取印堂、合谷、阳白穴，两侧痛可取百会，后顶痛可取风池、外关等穴位。

（4）头痛厉害时可按医嘱口服镇痛药物，但不宜长期服用，避免镇痛药随便服用。

7. 体温监测

（1）监测病人体温及生命体征变化，加强病情观察。

（2）可通过物理降温或药物降温。降温后 30min 复测体温。

【健康指导】

1. 生活指导

（1）饮食指导：避免辛辣刺激性食物，进富含维生素、蛋白质的饮食；戒烟酒。

（2）避免挤压、碰撞鼻部，避免挖鼻，正确擤鼻。

（3）避免受凉，预防感冒及上呼吸道感染。

2. 疾病知识指导

（1）自我监测：若出现头痛、发热、鼻塞、流脓涕、涕中带血等应及时就诊。

（2）告知病人正确的滴鼻方法和鼻腔冲洗方法，正确掌握观察鼻腔分泌物的方法。

（3）遵医嘱使用糖皮质激素鼻喷剂，掌握正确的喷鼻方法。

（4）定期复诊。

（钟竹青）

第二节　真菌性鼻 - 鼻窦炎病人的护理

真菌性鼻 - 鼻窦炎（fungnal rhino-sinusitis，FRS），是指鼻窦黏膜组织，甚至骨质的真菌感染性疾病，或鼻窦黏膜对真菌的反应性疾病，或真菌在鼻窦内呈团块状积聚的一类鼻窦常见的炎性疾病。主要发生于患有慢性鼻窦炎和鼻息肉的特异性免疫活性病人中。

真菌性鼻窦炎从病理学角度分为侵袭性及非侵袭性两类。侵袭性真菌性鼻窦炎分为：急性暴发型、肉芽肿型及慢性侵袭性真菌性鼻窦炎。非侵袭性真菌性鼻窦炎分为：真菌球型鼻窦炎及变态反应性真菌性鼻窦炎（AFS）两类。

【临床表现】

1. 全身症状　急性暴发型起病初期可缺少典型鼻部症状，容易被忽略，多数病人以神经症状为首发，如眶尖综合征、海绵窦综合征等，也有发热、眶周面颊肿胀及疼痛，若侵犯眼眶和颅内则出现剧烈头痛、视力下降、失眠等。病情进展迅速，可出现面瘫、偏身感觉减退、颅高压、意识障碍等。

2. 局部症状

（1）真菌球型鼻窦炎：表现为鼻塞、流脓涕、涕中带血或有干酪状物。如压迫骨质可出现眼球及面部突出等。

（2）变态反应性真菌性鼻窦炎：无特异性，主要常见症状是鼻塞、流涕，伴头痛或颌面部疼痛，以单侧多见，部分病人表现为鼻痒、打喷嚏、流清涕等变应性鼻炎症状。病变可向眶内发展，导致突眼、眼球运动受限及视力障碍，亦向颅内发展引起相应症状，无年龄和性别差异。长期 AFS 病人可有复视、眼球突出，甚至是发生颅内侵犯。

3. 专科检查　慢性侵袭性血性鼻涕或者较严重头痛，鼻窦黏膜严重肿胀、暗红色、质脆易出血，表面缺血样改变或黑色样改变。检查鼻窦 CT 示多鼻窦受累、周围组织浸润或者骨质破坏。

【评估要点】

1. 健康史

（1）评估病人有无邻近病灶感染，如扁桃体炎或腺样体肥大、上颌第二双尖牙及第一、第二磨牙的感染，拔牙时损伤上颌窦壁或者龋齿残根坠入上颌窦内等。

（2）评估近期有无鼻窦外伤致骨折、游泳时姿势不当（如取立式跳水），或者潜水与游泳后擤鼻不当。

2. 身体状况

（1）评估病人有无抵抗力下降、营养不良、维生素缺乏、过度疲劳以及生活环境不良等。

（2）评估近期有无过度劳累、受凉、外伤史、较长时间接触有毒气体及变应原等。

（3）评估病人有无鼻部解剖畸形。

3. 心理－社会状况　评估病人和家属心理状况，评估不同年龄、文化程度的病人对疾病的认知程度。

【护理问题】

1. 疼痛　与疾病所致的头痛有关。

2. 体温过高　与炎症反应有关。

3. 舒适改变　与鼻黏膜水肿、分泌物增多有关。

4. 睡眠型态紊乱　与疼痛、鼻塞、喷嚏等有关。

5. 知识缺乏：缺乏真菌性鼻－鼻窦炎的自我护理及预防知识。

【护理措施】

1. 一般护理

（1）保持病房室温适宜，环境安静，空气流通。

（2）皮肤护理：保持皮肤清洁，及时更换衣服、床单，防止压疮等。

2. 用药护理　遵医嘱指导病人正确用药，缓解症状，并做好用药副作用的监测。

（1）真菌性鼻窦炎术后不需配合抗真菌药物治疗。

（2）变应性真菌性鼻－鼻窦炎术后必须用糖皮质激素控制病情，目前多采用口服泼尼松或鼻内用人工合成长效糖皮质激素喷雾。

（3）侵袭型真菌性鼻 – 鼻窦炎术后必须用抗真菌药物，较常用的是伊曲康唑和两性霉素 B，其他如克霉唑、制霉菌素及 5- 氟胞嘧啶等。伊曲康唑对曲霉菌敏感，副作用小。

3. 疼痛护理

（1）观察病人局部症状、疼痛性质和程度，听取病人主诉，及时发现病人病情变化并向医生报告。

（2）指导病人采用放松的办法，如深呼吸、全身肌肉放松等。

（3）给病人提供良好的休养环境，保证病人充足的睡眠时间。

（4）向病人提供及时有效的镇痛药物，及时做好疼痛评估。

4. 体温监测

（1）监测病人体温及生命体征变化，加强病情观察。

（2）可通过物理降温或药物降温。降温后 30min 复测体温。

5. 饮食护理　补充高热量、高蛋白、高维生素、易消化流质或半流质食物，多饮水。

6. 睡眠护理

（1）安排有助于病人休息、睡眠的环境，减少对病人睡眠的干扰，在病人休息时间避免不必要的护理活动，保持病房环境整洁、安静，避免大声喧哗。

（2）建立与以前类似的比较规律的活动和作息时间，在病情允许下，适当增加白天的身体活动量，尽量减少白天的睡眠时间和次数。

（3）提供促进病人睡眠的措施，减少病人睡眠活动量，睡前喝一杯热牛奶，避免喝咖啡、浓茶。

（4）必要时给予镇静催眠药物，但须注意防止药物依赖性和抗药性，避免长期连续用药。对心理因素引起入睡困难，可采用安慰剂治疗。

【健康指导】

1. 生活指导

（1）嘱病人禁食辛辣刺激食物，避免刺激鼻咽部黏膜不适。3 个月内勿剧烈运动及过度兴奋，防止伤口出血。不用力擤鼻，以免诱发鼻出血。

（2）避免受凉，预防感冒及上呼吸道感染。

2. 疾病知识指导

（1）指导病人正确冲洗鼻腔，掌握冲洗鼻腔的方法及注意事项，鼻腔冲洗至少 1 个月，1 次 /d。继续鼻腔滴药 1~2 个月。

（2）出院后随诊。出院后长期内镜随访很重要，应在鼻内镜下检查换药 15d/ 次，或者复查清理鼻腔 1 次 / 周，连续 3~4 次。

（李顺丽）

第三节　变应性鼻炎病人的护理

变应性鼻炎（allergic rhinitis，AR）是发生在鼻黏膜的变态反应性疾病，普通人群患病率为 10%~25%，以鼻痒、喷嚏、鼻分泌亢进、鼻黏膜肿胀等为主要特点。分为常年性变应性鼻炎和季节性变应性鼻炎，后者又称花粉症。变应原是诱发本病的直接原因。季节性变应性鼻炎主要由树木、野草、农作物在花粉播散季节播散到空气中的植物花粉引起。常年性变应性鼻炎主要由屋尘螨、屋尘、真菌、动物皮屑、羽绒等引起。某些食物性变应原如牛乳、鱼虾、鸡蛋、水果等也可引起本病，应予注意。本病发病机制属Ⅰ型变态反应，但与细胞因子、细胞间黏附分子-1及部分神经肽的相互作用密切相关。

【临床表现】

1. 全身症状　在季节性变应性鼻炎中，上述症状较重。发病时可伴有胸闷、喉痒、咳嗽、哮喘发作。持续数周，季节一过，症状缓解，不治而愈，次年于相同季节再次发作。常年性变应性鼻炎者相对较轻，呈间歇性或持续性发作。发作时间不定，但常在打扫房间、整理被褥或衣物、嗅到霉味、接触宠物时发作。由于鼻黏膜水肿明显，鼻塞一般较重，加之鼻分泌物较多，严重者夜不能寐或发生阻塞性睡眠呼吸暂停低通气综合征。病人可有嗅觉减退，与鼻黏膜广泛水肿有关。

2. 局部症状

（1）鼻痒及鼻塞：多数病人有鼻痒，有时伴有软腭、眼和咽部发痒。

（2）多次阵发性喷嚏：每天常有数次阵发性喷嚏发作，每次少则3~5个，多则十几个，甚至更多。

（3）大量水样鼻涕：擤鼻数次或更多，常换洗数次手绢。鼻塞轻重程度不一，水样鼻涕。在花粉播散期，病人每天清涕涟涟，如水自流，眼部红肿。

3. 鼻镜检查　常年性者鼻黏膜为苍白、充血或浅蓝色。季节性者在花粉播散期鼻黏膜明显水肿。这些变化以下鼻甲最为明显。

4. 变应原检查　疑为常年性变态反应性鼻炎的病人可做特异性皮肤试验，鼻黏膜激发试验和体外特异性IgE检测。疑为花粉症者应以花粉浸液做特异性皮肤试验。

【评估要点】

1. 健康史

（1）评估病人是否长期处于空气污染较重的环境中。

（2）评估病人是否为过敏体质，既往有无接触某种变应原的病史。

2. 身体状况

（1）评估病人鼻痒、阵发性喷嚏、水样鼻涕和鼻塞的严重程度，有无嗅觉减退，季节性鼻炎可伴有眼痒和结膜充血。

（2）评估病人有无支气管哮喘和分泌性中耳炎等并发症的发生。

3. 心理-社会状况　了解疾病是否影响正常的工作、学习、生活及社交，有无焦虑，了解病人及家属对疾病的认知和期望。

【护理问题】

1. 舒适度改变　与鼻痒、鼻塞、喷嚏和大量清水样鼻涕有关。

2. 潜在并发症：变应性鼻窦炎、支气管哮喘和分泌性中耳炎等。

3. 知识缺乏：缺乏变应性鼻炎的自我护理及预防知识。

4. 清理呼吸道无效　与鼻黏膜水肿、分泌物增多有关。

【护理措施】

1. 用药护理　遵医嘱指导病人正确用药，缓解症状。

（1）糖皮质激素类：常用的有丙酸氟替卡松鼻喷剂（辅舒良）、丙酸倍氯米松等，注意用药后的反应。

（2）抗组胺药：常用氯雷他定片，见效快。第一代抗组胺药，如马来酸氯苯那敏片有中枢抑制作用，因此从事精密机械操作和司乘人员应慎用。

2. 特异性免疫治疗护理　目前，国际上常规使用的剂量递增方式为每周注射 1 次，逐渐增加剂量，一般在 3~4 个月达到维持剂量。行特异性免疫治疗者，护士要密切观察有无不良反应的发生，根据欧洲变态反应学与临床免疫学学会推荐的指南将全身反应分为 0~Ⅳ级，最严重的为变应性休克。向病人发放跟踪治疗卡，详细记载治疗间隔时间，告知病人必须连续、长期进行治疗，才能显效。

3. 其他护理　有研究可以通过热敏灸、穴位注射等中医疗法治疗变应性鼻炎；生理盐水鼻腔冲洗可以推荐作为治疗变应性鼻炎的辅助治疗方法，并且没有发现局部不良反应。护理人员应根据治疗方法采用相应的护理措施和指导，促进疾病的康复。

【健康指导】

1. 生活指导

（1）合理安排日常生活、劳逸结合，建议病人戒烟酒，保证良好睡眠，避免精神紧张或过度疲劳。加强锻炼，增强机体抵抗力。

（2）避免接触致敏物，常年性变应性鼻炎者积极查找致敏变应原并避免接触，例如动物皮革、羽毛制品、化妆品等。

（3）保持环境和家庭卫生，勤晒衣服、被褥，保持室内通风、清洁、干燥；若在空气污染较严重的环境中工作，应注意改善工作环境或调整工种。

（4）在花粉散播的季节，外出时应佩戴口罩。

2. 疾病知识指导

（1）指导病人正确滴鼻、喷鼻及擤鼻涕。

（2）特异性免疫治疗疗程较长，指导病人应坚持配合治疗。

（田梓蓉）

第四节　鼻疖病人的护理

鼻疖（furuncle of nose）是鼻前庭或鼻尖部的毛囊、皮脂腺或汗腺的局限性急性化脓性炎症，金黄色葡萄球菌是其主要致病菌，多由挖鼻、拔鼻毛使局部皮肤损伤所致。全身抵抗力低下者如糖尿病病人易患本病。治疗以抗感染和预防并发症为主。

【临床表现】

1. 全身症状　轻症病人局部红、肿、热、痛，部分病人可伴有畏寒、发热和全身不适等。重症病人炎症向深层扩散，侵及软骨膜致鼻翼或鼻尖部软骨膜炎。炎症向上方扩散，可引起颊部及上唇蜂窝织炎。鼻疖可导致的严重颅内并发症为海绵窦栓塞，多因挤压疖肿部位使得感染扩散，经内眦静脉、眼上下静脉进入海绵窦所致。病人可出现寒战、高热、头部剧痛、患侧眼睑及结膜水肿、眼球突出、固定或失明，以及眼底静脉扩张和视盘水肿等。

2. 局部症状　一般疖肿局限于一侧鼻前庭，可单发或多发。初期患部皮肤丘状隆起，周围充血、发硬、疼痛，局部压痛明显。疖肿成熟后，疖肿隆起顶部可见黄色脓点，一周左右疖肿自行破溃而愈。

【评估要点】

1. 健康史

（1）评估病人有无挖鼻或拔鼻毛等不良习惯。

（2）评估病人有无鼻前庭炎病史。

（3）评估病人有无糖尿病及其他致全身抵抗力低下的慢性疾病。

2. 身体状况

（1）评估病人局部皮肤情况，是否肿硬、充血，局部压痛明显，疖肿隆起顶部是否可见黄色脓点，有无自行破溃。

（2）评估病人有无伴有畏寒、发热和全身不适等症状。

（3）评估病人有无并发上唇及面颊部蜂窝织炎，甚至海绵窦血栓性静脉炎。

3. 心理－社会状况　病人多缺乏鼻疖的相关知识，认为是小问题，以致不能及时就医或自行挤压排脓，造成严重后果。

【护理问题】

1. 疼痛　与局部炎症有关。

2. 体温过高　与细菌感染有关。

3. 知识缺乏：缺乏保健知识和卫生常识。

4. 潜在并发症：上唇及面颊部蜂窝织炎、海绵窦血栓性静脉炎。

【护理措施】

1. 一般护理

（1）保持病房室温适宜，环境安静，空气流通。

（2）保持皮肤清洁，及时更换衣服、床单，防止压疮等。

2. 局部疖肿的处理

（1）疖肿未成熟时可予局部理疗或10%鱼石脂软膏外敷，促其炎症消退或早日成熟。

（2）成熟者则用15%硝酸银腐蚀脓头促其溃破，亦可用消毒的尖刀挑破脓头，用小镊子钳出脓栓，或用吸引器吸出脓液，严重者可切开排脓。

（3）已溃破者局部消毒，保持引流，并涂抗生素软膏促进愈合。

3. 体温护理

（1）监测病人体温及生命体征变化，加强病情观察。

（2）可通过物理降温或遵医嘱药物降温。降温后30min复测体温。

4. 饮食护理　进食高热量、高蛋白、高维生素、易消化流质或半流质食物，多饮水。

5. 用药护理

（1）患鼻疖时，如果没有全身症状，一般只需局部用药、理疗；合并有全身症状时，应在医师的指导下全身加用抗生素。严重者按医嘱用药，给予足量抗生素，剧痛者适当服用镇痛药物。

（2）局部用药时，不宜用于破损皮肤，避免接触眼睛和其他部位黏膜（如口腔）等。

（3）鱼石脂软膏、莫匹罗星软膏连续使用一般不超过7d，碘酊连续使用不超过3~4d，长期大量涂抹碘酊可引起皮肤“碘烧伤”导致脱皮。

（4）用药部位如有烧灼感、红肿等情况应停药，并将局部药物洗净。

（5）药物性状发生改变时禁止使用，发生皮疹等变态反应时应停药。

【健康指导】

1. 生活指导

（1）养成良好的生活习惯，起居有常，饮食有节，保持开朗乐观心态。

（2）保持皮肤清洁，特别是夏季，勤换衣裤，勤洗澡、洗头、理发，防治疖，防止感染，老年人及糖尿病病人尤为注意；保持皮肤完整，避免针尖、竹木、鱼骨刺伤皮肤。

（3）鼻子上长粉刺和痤疮时，不要用手搔抓，防止感染。避免外界各种刺激（如搔抓、热水烫洗、肥皂擦洗）和易过敏物。

（4）戒除挖鼻、拔鼻毛的不良习惯，积极治疗各种鼻病，保持鼻部清洁。

（5）加强锻炼，提高机体免疫力。

2. 疾病知识指导

（1）积极治疗鼻腔或全身原发性疾病。

（2）患本病时应避免撞击患部，切忌挤压；未成熟者忌行切开，否则将使感染扩散，导致上唇及面颊部蜂窝织炎、海绵窦血栓性静脉炎。

（3）一旦出现皮肤感染或破损及时就诊。

（4）未痊愈者按医嘱定期复查，坚持治疗。

（钟竹青）

第五节　鼻中隔偏曲病人的护理

鼻中隔偏曲（deviation of nasal septum）是指鼻中隔形态上向一侧或两侧偏曲或局部突起，并引起鼻腔功能障碍或产生症状者。偏曲的类型包括："C"形、"S"形若为尖锥样突起称骨棘或矩状突，若为由前向后的山嵴样突起称骨嵴。好发人群有鼻外伤史、儿童期患腺样体肥大、有家族史、鼻息肉及肿瘤病人。

【临床表现】

1. 鼻塞　因鼻中隔偏曲的程度、类型及部位不同而异。是最常见的症状，多呈持续性鼻塞。"C"形偏曲或嵴突引起同侧鼻塞，对侧鼻腔长期承担主要通气功能，鼻黏膜持续处于充血状态而出现下鼻甲代偿性肥大，进而出现双侧鼻塞。"S"形偏曲多为双侧鼻塞。鼻塞严重者还可出现嗅觉减退。

2. 反射性头痛　如偏曲部位压迫下鼻甲或中鼻甲，可引起同侧反射性头痛。鼻塞重，头痛加重。

3. 鼻出血　鼻出血部位多见于偏曲的凸面或棘、嵴处，因该处黏膜张力较大、且薄，常直接受气流及粉尘刺激，黏膜干燥结痂，易发生糜烂，加之鼻中隔软组织血供丰富，故较容易出血，擤鼻、挖鼻或低头用力常为诱因。

4. 邻近器官受累症状　如高位鼻中隔偏曲妨碍鼻窦引流，可诱发化脓性鼻窦炎或真菌感染。如影响咽鼓管通气引流，则可引起耳鸣、耳闭。长期鼻塞、张口呼吸，易发生感冒和上呼吸道感染，并可在睡眠时发生严重鼾声。

【评估要点】

1. 健康史

（1）评估病人有无鼻腔发育不均衡，如儿童时期腺样体肥大出现“腺样体面容”伴硬腭高拱的儿童也可发生本病。

（2）评估近期有无受过鼻外伤。

（3）评估病人有无或鼻腔鼻窦肿瘤、巨大鼻息肉压迫鼻中隔形成鼻中隔偏曲。

2. 身体状况　既往身体状况、有无遗传病史。

3. 心理－社会状况　评估病人和家属心理状况，评估不同年龄、文化程度的病人对疾病的认知程度。

【护理问题】

1. 焦虑　与对疾病和手术知识的缺乏有关。

2. 疼痛　与疾病所致的头痛和手术有关。

3. 舒适的改变　与鼻塞、头痛有关。

4. 体温过高　与会厌炎症反应有关。

5. 知识缺乏：缺乏有关鼻中隔偏曲治疗及自我保健知识。

6. 潜在并发症：伤口出血。

【护理措施】

1. 术前护理

（1）心理护理：向病人介绍手术的目的及意义，说明术中可能出现的情况，如何配合及术后注意事项，使病人有思想准备减轻焦虑。

（2）鼻部准备：术前一日减去鼻毛，剃净胡须，用肥皂清洁外鼻及周围皮肤，防止术后感染。检查确定病人无感冒，鼻黏膜肿胀后手术。

（3）术前检查：进行全身检查及局部专科检查，肝功能、乙型肝炎表面抗原、血尿常规及出凝血时间测定，鼻部 CT 和 X 线片确定手术部位。并了解病人全身疾病，排除手术禁忌证，确保手术安全。

2. 术后护理

（1）体位：全麻未清醒应平卧头偏向一侧，清醒后可取半卧位，有利于呼吸和分泌物流出，观察鼻部出血情况。

（2）疼痛护理：一般鼻腔需用纱条填塞 48~72h，在此期间会有鼻部疼痛及头痛，应主动向病人解释以上症状，随着术后鼻腔填塞物的取出，一般可逐渐消除，必要时给予镇静、镇痛药物，可减轻疼痛、减少出血以促进恢复。

（3）口腔护理：术后给予病人饭前饭后漱口液漱口，保持口腔清洁，鼻腔填塞会引起口唇干燥，所以嘱咐病人多饮水，或口唇涂抹凡士林，润滑口唇。

（4）预防出血：术后第三日取出纱条时一般会有术腔出血，不必惊恐，对流入咽部的血液尽量吐出，切勿咽下，以免刺激胃黏膜引起恶心。同时采用额部、颈部冷敷，使血管收缩，减少出血。并教会病人避免打喷嚏的方法，如用舌尖顶上腭进行呼吸；当要打喷嚏时立即张口深呼吸，用手挡住鼻腔，防止填塞物脱出导致出血。

（5）饮食护理：病人术后宜吃营养丰富、易消化的温凉流质食物，忌辛辣等刺激食物，多吃蔬菜水果，避免大便干燥。

3. 并发症观察

（1）感染：监测病人生命体征，若体温超过 38.5℃，或病人主诉伤口异常疼痛，且切口周围皮肤红、肿，应及时通知医生。

（2）出血：观察伤口敷料是否干净，口腔及鼻腔分泌物的性质、量及颜色。

【健康指导】

1. 合理安排日常生活、劳逸结合，建议病人戒烟酒，保证良好睡眠，避免精神紧张或过度疲劳。

2. 术后的一个月尽量减少剧烈的活动，勿洗桑拿、汗蒸，防止鼻腔出血。勿用力擤鼻涕，保持鼻腔的清洁，有利于鼻腔的恢复。

3. 避免接触危险物品，防止外伤的发生。

4. 改善居住环境，经常开窗通风。

5. 院后定期复查。

（李顺丽）

第六节　鼻出血病人的护理

鼻出血（epistaxis，nosebleed）又称鼻衄，是临床常见症状之一，即鼻腔单侧或双侧间歇性反复出血，亦可持续出血，出血量多少不一，出血部位多在鼻中隔前下方利特尔区（Little 区）。少数严重出血发生在鼻腔顶部、后部，鼻中隔后动脉及蝶腭动脉出血亦较多见。鼻出血多因鼻腔、鼻窦疾病引起，也可因鼻腔鼻窦邻近部位如鼻咽部病变、海绵窦病变、颈内动脉破裂及假性动脉瘤破裂出血经鼻腔流出，某些全身疾病也可导致鼻出血。

【临床表现】

1. 全身症状　鼻出血由于原因不同其表现各异，多数鼻出血为单侧，亦可为双侧；可间歇反复出血，亦可呈持续性出血。出血量多少不一，轻者涕中带血，重者可达几十毫升甚至数百毫升以上，导致失血性休克。反复出血可引发贫血。多数少量出血可自行自止或自行压迫后停止。

2. 局部症状　出血部位多数发生于鼻中隔前下部的易出血区（Little 区），有时可见喷射性或搏动性小动脉出血。少年儿童鼻出血几乎全部发生于易出血区；青年人也以此区出血多见。中老年人的鼻出血，常与高血压和动脉硬化有关，出血部位多见于鼻腔后部，位于下鼻甲后端附近的吴氏鼻 - 鼻咽静脉丛及鼻中隔后部的动脉出血为鼻后部出血的较为常见部位。此部位出血一般较为凶猛，不易止血，出血常迅速流入咽部，从口吐出。

3. 专科检查　用额镜或者头灯及鼻内镜检查能发现诸如鼻中隔前下部出血点、鼻中隔外伤（如手指挖伤）、血痂、鼻中隔穿孔以及扩张的静脉丛等。鼻内镜检查常常能发现影响和有效止血的责任血管。行鼻内镜检查前需要对鼻腔进行充分的麻醉和局部使用羟甲唑啉等血管收缩剂。多达 20% 的鼻出血发生于鼻腔后段，此时鼻内镜的利用就显得尤为重要。

4. 实验室检查　血常规、凝血功能。

【评估要点】

1. 健康史　评估病人有无鼻部外伤及肿瘤等相关病史。

2. 身体状况　评估病人出血部位及出血量，确认出血源于鼻腔或相邻组织，排除咯血或呕血；评估病人当前循环系统情况，有无出血性休克，必要时尚须与有关科室共同会诊；根据具体情况进行局部或全身检查（测量血压、血常规检查、凝血功能），必要时辅以多种影像学检查。

3. 心理－社会状况　评估病人及家属心理状态；评估不同年龄、文化程度病人对疾病的认知程度。

【护理问题】

1. 恐惧　与出血量大、反复出血有关。

2. 舒适的改变　与鼻腔纱条填塞有关。

3. 知识缺乏：缺乏疾病治疗及预防保健知识。

4. 潜在并发症：感染、贫血、失血性休克、低氧血症等。

【护理措施】

1. 术前护理

（1）建立静脉通路，补充血容量。

（2）病人准备：协助病人用手紧捏双侧鼻翼，予湿毛巾冷敷后颈部及鼻额部；向病人讲解纱条填塞时的感受和配合，缓解紧张情绪；陪护病人到治疗室，取半卧位或平卧头高位。

（3）用物准备：止血用物（鼻腔止血包、油纱条或碘仿纱条、纱布、手套等，有条件的备好鼻内镜及冷光源）；抢救物品（氧气、负压吸引器、心电监护仪、气管切开包）；急救药品（注射及外用止血药物，局部麻醉药、肾上腺素、多巴胺、麻黄碱等）；必要时按医嘱交叉配血备用。

2. 术后护理

（1）病情观察：严密监测生命体征，有高血压病史的病人要做好血压的监测；观察病人面色、精神状态，贫血的病人要卧床休息，防止跌伤；保持口腔清洁，做好口腔护理，及时清除口中分泌物，消除口腔异味，避免口腔炎症发生。

（2）鼻部观察及护理：观察鼻腔有无活动性出血，如填塞后鼻腔有少许渗血，量逐渐减少，颜色变淡，表示无继续出血；如鼻腔流出的鲜血增多，或口中吐出较多鲜血，表示鼻腔仍有出血，或出血位于鼻后孔，应行后鼻孔填塞。

（3）饮食护理：进食温凉的流质或半流质，少食多餐，增加液体摄入量；多食蔬菜、水果及粗纤维食物，保持大便通畅；为贫血的病人准备猪肝、菠菜等含铁食物，鼓励多食用；注意保持口腔清洁，餐前、餐后漱口，多饮水。

3. 心理护理　病人鼻腔突然出血或反复出血，导致情绪紧张和恐惧，应及时安慰病人，讲解不良情绪会导致血压升高，诱发或加重鼻腔出血，使病人镇静，减轻恐惧感；与病人家属沟通，了解病人性情、文化层次、压力应对能力、以往病史，掌握第一手资料，及时采取有效心理护理；主动介绍鼻出血的常见止血方法、止血时的配合、止血后的用药，使病人及家属了解治疗过程，缓解紧张情绪，积极配合治疗和护理。

4. 相关知识指导　鼻腔填塞的油纱条一般在 72h 内抽取，碘仿纱条可填塞 5~7d，告知病人切忌自行拔出填塞物；保持半卧位休息，减轻鼻额部胀痛，利于分泌物引流；因疼痛或鼻腔填塞影响休息时，可按医嘱使用镇静、镇痛药物；正确使用漱口液漱口，每日 3~4 次，预防口腔感染；避免用力排便、咳嗽和打喷嚏而诱发再次出血。

【健康指导】

1. 饮食指导

（1）养成良好的生活习惯，进食清淡、营养丰富、易消化的食物。

（2）忌烟酒、坚硬及辛辣刺激性食物。

（3）纠正挖鼻、用力擤鼻的不良习惯。

2. 疾病知识指导

（1）保持良好的心态，避免激动易怒的情绪，预防再次发生鼻出血。

（2）正确使用滴鼻剂。保持鼻腔湿润，滴用鼻润滑剂防止鼻腔干燥，冬季外出时可戴口罩保护，避免冷空气的刺激。

（3）积极治疗诱发鼻出血的原发性疾病，高血压的病人积极控制血压，避免情绪激动。

（4）掌握少量鼻出血的止血方法：用手紧捏两侧鼻翼15~30min，头轻轻后仰，勿低头用力，用湿毛巾冷敷后颈部及鼻额部，及时吐出口中分泌物。

（5）鼻腔反复出血或出血量增多，应及时到医院就诊。

（骆敏）

第七节　鼻骨骨折病人的护理

鼻骨位于中线两侧，突出于面部中央，易遭受外伤发生鼻骨骨折（fracture of nasal bone）。鼻骨由于上部窄厚，下部宽薄，下方为鼻中隔和鼻腔，支撑薄弱，因而鼻骨骨折多累及鼻骨下部，并向下方塌陷。由于左右鼻骨在中线融合紧密，骨折时多同时受累。鼻骨骨折多单独发生，亦可是颌面骨折的一部分。

儿童鼻骨骨折由于其外鼻或鼻骨细小，且常伴有血肿瘀斑和肿胀，诊断较成人困难。由于儿童鼻骨支架大部分由软骨构成，仅部分骨化，外伤多造成不完全骨折或青枝骨折（greenstick fracture），可不伴有移位。

【临床表现】

1. 全身症状　头痛、流泪为常见症状，观察有无恶心、呕吐、清水样涕，防止发生脑脊液鼻漏及合并颅脑外伤。

2. 局部症状　局部疼痛、肿胀、鼻出血、鼻及鼻骨周围畸形（鼻梁变宽、鞍鼻）等属常见的症状和体征。依照所受外力的方向、强度等不同，可有不同的表现。当鼻黏膜、骨膜和鼻泪器黏膜撕裂伤时，空气经此创口进入眼睑或颊部皮下，发生皮下气肿。因外伤所致的鼻中隔偏曲、脱位等将导致鼻塞等症状。

3. 专科检查　检查有无歪鼻、淤血，触诊鼻背区有无骨折线及骨擦感，鼻内镜检查有无鼻中隔偏曲、出血等。

4. 实验室检查　血常规，必要时查生化全套、免疫四项。

5. 辅助检查

（1）X线检查：鼻骨侧位片可显示鼻骨横行骨折线，上下有无移位，鼻颏显示鼻背有无塌陷。

（2）CT检查：可明确显示骨折部位，三维重建CT可显示鼻骨骨折移位，疑合并眶、筛窦骨折者亦可行CT检查，以明确骨折程度和范围、有无颅底骨折等。

【评估要点】

1. 健康史　评估病人外伤史及全身疾病史。

2. 身体状况　观察病人有无鼻腔出血、鼻部肿胀以及鼻及鼻骨周围畸形状况；观察鼻腔分泌物的性质、颜色及量；如口中吐出大量的鲜血，应及时通知医生处理；观察神志、意识改变，出现剧烈头痛、喷射性呕吐、颈项强直，应警惕颅内并发症的发生；观察眶内有无渗血、眼球活动情况、有无视物模糊及复视，有明显视力下降的病人注意卧床休息，防止跌伤。

3. 心理－社会状况　评估病人及家属心理状态；评估不同年龄、文化程度病人对疾病的认知程度。

【护理问题】

1. 急性疼痛　与外伤、骨折有关。

2. 潜在出血　与鼻部外伤有关。

3. 自我形象紊乱　与骨折引起鼻面部畸形有关。

4. 知识缺乏：缺乏鼻骨骨折治疗后的自我护理知识。

5. 潜在并发症：感染、失血性休克、脑脊液鼻漏、颅内感染等。

【护理措施】

1. 术前护理

（1）心理护理：外伤后致鼻骨骨折的病人，情绪紧张，易产生恐惧感，入院后及时给予心理护理，安慰病人，缓解病人的不良情绪；与病人家属沟通，鼓励家属给予病人经济和感情支持。向病人解释鼻骨骨折复位手术的重要性、手术方式及相关注意事项及如何配合。

（2）病情观察及护理：观察病人生命体征、神志、意识；观察口鼻分泌物的颜色、性质及量；观察病人鼻腔出血情况，准确记录出血量；如有病人大量鼻出血，应立即准备急救物品和药品，如心电监护仪、负压吸引器、床头灯、气管切开包、止血纱条或止血海绵等，配合医生进行止血和抢救；鼻腔流出的血性液体，痕迹的中心呈红色而周边清亮，或鼻腔流出无色液体、干燥后不结痂，为脑脊液鼻漏的表现，应按急性并发症进行护理；病人眼眶有青紫、淤血、眼球活动度差、有视力改变的按急性并发症进行护理。

（3）疼痛护理：解释疼痛的原因，评估疼痛的程度，告知病人疼痛可能持续的时间；嘱病人半卧位休息；注意保护鼻面部不受外力及物品碰撞；按医嘱给予镇静、镇痛药物。

2. 术后护理

（1）全麻术后护理常规：向手术医生了解病人的手术方式、鼻部创伤情况、术中复位及清创缝合情况；持续低流量吸氧；持续心电监护，严密监测生命体征；密切观察病人神志、意识、瞳孔变化；全麻未清醒前及烦躁的病人，应以床挡保护，防止坠床。

（2）疼痛护理：观察疼痛的部位、范围、性质，向病人解释疼痛的原因；给予鼻额部冷敷，避免鼻部受外力、物品碰撞；予半卧位休息，利于呼吸、减轻局部充血肿胀；评估疼痛及不舒适的程度，按医嘱使用镇痛药物。

（3）饮食护理：手术后当日进食温冷的流质饮食，次日予温冷的半流质饮食，术后2~3d为温冷的软食，3d后逐渐过渡到正常饮食；饮食宜清淡、易消化、少食多餐，忌过烫、坚硬、辛辣、刺激性食物；面部损伤严重、张口或吞咽困难的病人，按医嘱留置胃管，按鼻饲饮食护理。

（4）病情观察：观察鼻腔分泌物的性质、颜色及量；如口中吐出大量的鲜血，应及时通知医生处理；观察神志、意识改变，出现剧烈头痛、喷射性呕吐、颈项强直，应警惕颅内并发症的发生；观察眶内有无渗血、眼球活动情况、有无视物模糊及复视，有明显视力下降的病人，注意卧床休息，防止跌伤。

（5）伤口护理：保持鼻面部清洁，及时拭净鼻腔流出的分泌物；眶内有渗血者，应用0.9% 氯化钠溶液纱布或消毒湿巾纸轻轻拭净；眼睑肿胀明显至睁眼困难者，可行眼部冰袋冷敷；面部有伤口的病人，避免污染伤口，及时清除血痂，消毒后，局部涂红霉素软膏保护；按医嘱特定电磁波烤灯（TDP 灯）局部照射，以促进炎症吸收，减轻肿胀。

（6）并发症的处理及护理见表 2-7-1。

表 2-7-1　主要并发症临床表现、处理及护理

	临床表现	护理
失血性休克	面色苍白、表情淡漠、血压下降、脉搏细速、四肢厥冷、大汗、少尿	立即予以平卧位，建立静脉双通道，快速补液，保持气道通畅；持续心电监护及吸氧；急查电解质、交叉配血、输血休克纠正后，立即手术探查止血
脑脊液鼻漏	鼻腔流出血性液体，中心呈红色，而周边清亮	绝对卧床休息，取平卧位、床头抬高 20°~30°，勿低头用力，避免增加腹压的活动；抗感染治疗；根据脑膜受损的情况决定脑脊液鼻漏修补术
颅内感染	中度发热或高热；剧烈头痛、恶心、喷射性呕吐；意识障碍，甚至昏迷	严密监测生命体征、神志、意识变化，予以物理或药物降温，注意保暖；颅内高压者给予脱水治疗；抗感染治疗，积极使用能透过血－脑屏障的抗生素

【健康指导】

1. 生活指导

（1）进食清淡、温凉的软食，忌食坚硬食物，避免因咀嚼引起疼痛，多饮水、多食水果及粗纤维食物，保持排便通畅。

（2）1 个月内避免重体力劳动或体育运动，防止鼻面部受外力碰撞，洗脸时动作轻柔，勿触及鼻部，选择宽松开口上衣，避免穿脱套头衫碰撞鼻面部。

（3）勿用力擤鼻、挖鼻，避免剧烈咳嗽、打喷嚏；注意安全，避免再次外伤，防止感冒。

2. 疾病知识指导

（1）按医嘱继续用药，正确滴鼻。

（2）明确复诊时间，以便观察骨折复位效果；鼻面部畸形明显的病人，可行下一步整形美容治疗。

（骆敏）

第八节　脑脊液鼻漏病人的护理

脑脊液鼻漏（cerebrospinalfluidrhinorrhea，CFR）是脑脊液通过颅底（颅前、中或后窝）或其他部位骨质缺损、破裂处或变薄处流出，经过鼻腔，最终流出体外。主要表现为鼻腔间断或持续流出无色清亮水样液体（早期因与血液混合液体可为淡红色）、头痛、间

断发热等。根据病因可分为外伤性、医源性、非外伤性和自发性4类，以外伤性多见，可在伤后立即出现，亦可伤后延迟发生。伤后立即出现脑脊液鼻漏者，硬脑膜虽有撕裂，但没有硬脑膜缺损，常可自行愈合，应保守治疗至少2周，若仍未愈合再考虑手术治疗。筛顶、筛板和蝶窦的脑脊液鼻漏为最佳手术适应证，关于手术时机，应视漏液量、时间及是否有并发症等。

【临床表现】

1. 局部症状　一侧或双侧鼻孔持续或间歇性流出清亮、水样液体（早期因与血液混合，液体可为淡红色），向一侧倾斜、低头或压迫颈静脉时症状加重，或漏水较少，但晨起时发现枕边潮湿，也有仅表现为反复颅内细菌性感染，鼻漏并不明显。外伤性脑脊液鼻漏可同时有血性液体自鼻孔流出，其痕迹的中心呈红色而周边清澈，或鼻孔流出的无色液体干燥后不呈痂状。多在伤后即出现，迟发者可在数天、数周甚至数年后出现。

2. 专科检查　鼻内镜检查脑脊液持续外流时，内镜能直接发现脑脊液鼻漏的部位；脑脊液漏液量少或间断流出时，可以配合使用鞘内注射荧光素，以便发现漏口。检查时压迫双侧颈内静脉致颅压升高，有利于观察到漏口。

3. 实验室检查　葡萄糖氧化酶检测鼻腔漏出液中葡萄糖的浓度，并与血清中葡萄糖的浓度进行比较，若比值为0.50~0.67，在排除其他可引起脑脊液和血清中葡萄糖浓度变化的因素下，该漏出液很可能是脑脊液。如漏出液中葡萄糖浓度大于1.7mmol/L，亦可明确诊断。

【评估要点】

1. 健康史

（1）评估病人有无外伤史及肿瘤等病史。

（2）评估病人近期有无鼻内镜或颅底手术。

2. 身体状况　无色澄清液体自鼻腔流出，在低头用力、压迫颈静脉等情况下流量增加，可伴有嗅觉丧失、视力障碍等。长期不愈，可能导致细菌性脑膜炎发作。既往身体状况、类似情况的发病史。

3. 心理－社会状况　评估病人和家属心理状况，评估不同年龄、文化程度的病人对疾病的认知程度。

【护理问题】

1. 焦虑　与担心疾病预后有关。

2. 活动受限　与体位要求有关。

3. 潜在并发症：细菌性脑膜炎、脑积水、癫痫等。

【护理措施】

1. 术前护理

（1）心理护理：护理人员应以高度的责任心和同情心，热情耐心地做好心理疏导工作，详细解释病因及术前准备、术中配合、术后护理的要点，介绍科室的成功经验，以使其树立战胜疾病的信心，密切配合医疗护理工作。

（2）脑脊液漏的观察：观察病人鼻腔漏液时的体位及漏液速度，明确鼻漏发生与体位的关系、漏液量及漏液性状，以助于判断漏液性质及漏口位置。如漏口在蝶窦，鼻腔清水样涕早晨最多；如上颌窦积液，则头偏向对侧时流量最多。

（3）颅内感染症状观察：观察病人的生命体征、瞳孔、意识，有无头痛、呕吐、颈项强直以及四肢活动情况，以了解有无颅内感染或颅高压。

（4）肺部感染症状观察：观察病人有无高热、咳嗽、两肺湿性啰音等肺部感染症状。因部分病人（尤其儿童）脑脊液漏经鼻咽、气管流入肺部，可出现夜间刺激性咳嗽，并导致肺部组织炎症。

（5）并发耳漏的观察：检查病人有无耳闷、耳痛、听力下降等症状，检查鼓膜完整度及有无红肿积液。

（6）健康宣教：告知病人勿做低头、压颈动作，睡眠时保持头高位，避免用力咳嗽和擤鼻，勿捏鼻鼓气，勿自行填塞鼻孔，有分泌物时后吸，防止病原菌逆行感染。

2. 术后护理

（1）颅内高压的观察：术后严密观察脑部症状，观察瞳孔大小、对光反射、视物是否模糊、球结膜有无水肿，有无烦躁、嗜睡、昏迷症状，有无剧烈头痛、喷射状呕吐、颈项强直及四肢感觉运动障碍情况，若有异常立即报告医师，对症处理。

（2）脑脊液漏观察：①观察伤口血性渗出物是否伴有无色透明液体渗出，或血性渗出物痕迹的中心呈红色而周边清澈。②鼻腔是否流清水样涕，低头加压时流速是否加快，或鼻孔流出的无色液体干燥后不结痂。③睡眠时是否有咸味液体流经口咽部，伴异样反复呛咳。上述情况说明瘘口未补住，或修补物脱落致脑脊液再漏。

（3）卧位护理：若病人无创伤性休克，则卧床时应当将床头抬起15°~30°，取仰卧位或患侧卧位，从而保证上腔静脉回流，缓解颅内压，同时也可以在重力作用下保证脑组织贴附和堵塞于颅底脑膜缺损处，避免脑脊液漏，使局部粘连封闭漏口，有效避免漏出液回流而引发的颅内逆行感染。如病人脑脊液漏出过多、术中修复部位较大或有特殊病情变化的病人，遵医嘱给予绝对卧床3~7d。卧床病人在翻身时，注意避免头部过度扭曲或突然大幅度转动，以免影响修补部位的愈合。

（4）局部护理：局部护理可以有效预防脑脊液颅内逆行感染。应保证局部区域的清洁、干燥，当病人出现耳鼻漏时，不能包扎、堵塞、冲洗，避免被污染的脑脊液逆流而造成颅内感染。保证病人鼻腔与外耳道的清洁、通畅，枕上铺垫无菌巾，通过无菌生理盐水棉球或棉签对病人的外耳道以及鼻前庭血迹、污垢进行清理，局部皮肤采用生理盐水冲洗，并用碘伏进行消毒，再将无菌干棉球置于外耳道入口或鼻孔处，定时观察，一旦棉球浸湿，需立即更换。操作时要严格遵照相关标准，保证无菌。

（5）生活护理：①术前长期脑脊液外流，加上术后使用脱水药，导致体内电解质平衡失调。要及时抽血查电解质，准确记录24h出入量，保持出入量平衡。适当限制病人饮水，每日饮水量控制在1500ml以内。关注口腔护理，在疾病早期引导病人多食用清淡、易消化的流质、半流质食物，当病情好转后根据病人的实际情况，给予一定的高热量、高蛋白、高维生素食物；适当摄入高纤维性食物如玉米、荞麦、燕麦、番薯等，多吃蔬菜、水果，保持大便通畅，防止便秘，有便秘者给予大便软化剂。进食低盐饮食，每日摄入食盐小于3g。②保证病人生理代谢的平衡，必要时可给予一定的缓泻剂，避免便秘时用力过度导致漏液增多或颅内压升高。③禁止病人擤鼻、挖鼻等行为及放置鼻饲胃管。④辅助病人进行日常生活起居，预防感冒，尽量不要进行咳嗽、打喷嚏等行为，避免出现漏液增多或并发颅内感染等情况。

（6）其他护理：①观察病人尿量，尿量过多时，要及时通知医生进行处理，以避免电解质紊乱。②术后雾化吸入以减轻上呼吸道麻醉插管后黏膜反应。③术后口服抗过敏药物，以减轻术后鼻部症状，防止颅内压增高影响漏口愈合，同时观察病人嗅觉情况和额部有无红肿热痛等额骨骨髓炎症状。

【健康指导】

1. 生活指导

（1）指导病人术后半年内避免重体力劳动和过于激烈的体育活动。

（2）养成良好的生活习惯，增强机体抵抗力，预防感冒。

（3）避免情绪激动、剧烈咳嗽，保持大便通畅。

2. 疾病知识指导 发现下列情况说明瘘口未补住，或修补物脱落致脑脊液再漏，需立即就医。

（1）伤口血性渗出物伴有无色透明液体渗出，或血性渗出物痕迹的中心呈红色而周边清澈。

（2）鼻腔流清水样涕，低头加压时流速加快，或鼻孔流出的无色液体干燥后不结痂。

（3）睡眠时有咸味液体流经口咽部，伴异样反复呛咳。

（底瑞青）

第九节 鼻部脑膜脑膨出病人的护理

鼻部脑膜脑膨出（encephalomeningocele in nose）系一先天性疾病，临床少见，多发于新生儿及儿童。脑膜脑膨出是指一部分脑膜、脑组织及脑脊液通过颅内疝膨至颅外而形成的一种先天性畸形，多伴有脑发育不全、智力低下等。临床上根据膨出部位不同，可分为枕后型、囟门型和基底型。膨出部位的类型大致分成三大类：①额筛型。由筛骨鸡冠前方之盲孔处疝至鼻根部或眶内部，分为鼻额、鼻筛及鼻眶型。②基底型。经筛骨鸡冠之后疝出，分为蝶咽、蝶眶、蝶筛、筛骨（鼻内）及蝶颌5型。③枕后型。其中，额筛型占15%，基底型占10%。额筛型发病年龄小，基底型多以脑脊液鼻漏、反复发作性脑膜炎为首发症状，多有外伤史。水样鼻分泌物是重要体征。

【临床表现】

1. 鼻外型 新生儿鼻外上方近中线处或稍偏一侧有一圆形“肿块”，表面光滑，随年龄增长而增大。啼哭或压迫颈内静脉时，该“肿块”变大，但若骨缺损较小时，则此种表现不明显。

2. 鼻内型 新生儿鼻不通气，哺乳困难，鼻腔或鼻咽部可见表面光滑的“肿块”，其根蒂位于鼻顶部。

【评估要点】

1. 身体状况

（1）评估病人头部有无包块，哭闹时有无增大。

（2）评估病人头围大小、智力发育、视力等情况。

2. 心理－社会状况 评估病人和家属心理状况，评估不同年龄、文化程度的病人家属对疾病的认知程度。

【护理问题】

1. 照顾者角色紧张 与担心患儿疾病预后有关。

2. 活动受限　与体位要求有关。

3. 潜在并发症：细菌性脑膜炎。

【护理措施】

1. 术前护理

（1）保护膨出物表面皮肤：膨出物表面皮肤薄，易发生破溃，因此，要做好对膨出物表面皮肤的保护。膨出物表面覆盖一次性灭菌凡士林纱布，凡士林为油性基质，在皮肤上形成一层保护膜，可缓解局部垂直压力、减轻压迫、减少擦伤，从而防止表面损伤的发生。膨出物与床垫接触部位垫无菌纱布，无菌纱布需平整铺置、无皱褶，更换 1 次 /8h。如有污染及时更换，保持局部清洁、干燥。膨出物平坦安置，并保持顺位，勿使其受到牵拉、扭曲或挤压。修剪病人指甲，并戴好小手套，以防止其上肢活动时抓伤膨出物的囊壁而引发感染。

（2）提供舒适度照顾：将病人置于舒适卧位，其躯干四肢自然屈曲，室温适宜，婴幼儿室温应控制在 30℃以减少其耗氧量，给予病人安慰奶嘴，保持安静，为患儿提供抚触，2 次 /d，安排于更换卧姿时进行，尽量减少病人剧烈哭闹，以避免椎管内压力增高导致原有的裂口增大及膨出物增多，从而降低膨出物破裂的危险。同时，亦可防止膨出物的囊壁被病人蹭破或因反复摩擦床垫而引起囊壁破裂，发生感染。

（3）给予家长心理支持：本病发病率低，属先天畸形，病人家长会难以接受现实，出现恐惧心理，并对病人的治疗和预后产生忧虑和紧张。由责任护士与主治医生一起为病人家长讲解该病的相关知识，使其明白手术的必要性、可行性和可能的风险，以及术前、术后不同阶段治疗和护理的要点，并为其术后能参与到治疗护理工作中来做好准备，以改善家长的心理状态，积极配合治疗和护理。

（4）完善术前准备：血常规、肝功能、肾功能、凝血四项、超声心电图、电生理等各项辅助检查。手术前一天剃尽病人头部毛发以减少感染的机会，抽血交叉配血，排除手术禁忌证。术前 30min 依医嘱给予抗生素静脉滴注，以预防术后切口感染。

2. 术后护理

（1）预防颅内高压：术后严密观察病人有无头痛、呕吐、视盘水肿的症状，防止因脑水肿引起颅内高压。①全身麻醉清醒后给予 30° 卧位，绝对卧床休息。②持续低流量给氧，改善脑缺氧。③清淡、低盐、粗纤维饮食，同时保持大便通畅，防止颅内压升高。④遵医嘱使用甘露醇等脱水剂，严格控制时间，同时准确记录 24h 出入量。⑤嘱病人勿剧烈咳嗽，打喷嚏等。对于年龄小的病人应尽量让其家属陪伴，对病人起到安慰作用。⑥术后密切观察意识、瞳孔、生命体征、四肢活动、面色、吸吮、反应、哭声、口唇的情况，若病人有呕吐，立即头偏向一侧，防止呕吐物吸入，引起窒息或吸入性肺炎。⑦还应密切注意头部和前囟的变化，如头颅异常增大、前囟隆起、张力高、搏动消失，则可能发生了颅内压增高或颅内感染，应及时报告医生，及时处理。

（2）预防颅内感染：①密切监测意识、瞳孔及体温变化。②遵医嘱按量用抗生素抗感染。③嘱避免用力咳嗽、屏气，防止逆行感染。④伤口敷料及鼻腔填塞棉球及时更换，严格无菌操作。⑤病房采用紫外线消毒，有效氯擦拭桌面、地面，限制探视。

（3）预防脑脊液鼻漏：脑脊液鼻漏为颅内蛛网膜下腔与鼻腔鼻窦异常交通，脑脊液经此异常通道流至鼻腔，故应严密观察。严密观察病人有无单侧鼻腔流清水样液体，低头时加重。监测意识、瞳孔变化，有无头痛、头晕、视物模糊、尿量过多等低颅压症状。当出现鼻腔流出少量清亮液体，立即告知医师，并行血生化检查。

（4）用药护理：术后预防出血，必要时给予止血药物；静脉输注营养神经药物。术后第 1d 试喂葡萄糖，并给予肠外营养支持，待其肠道耐受后逐步过渡到全肠道内营养。期间保持病人大便通畅，必要时给予肛塞开塞露通便，以避免腹内压增高。

（5）心理护理：讲解病人目前的恢复情况，解答家长的疑问，指导日常护理的要点，帮助其树立信心。

【健康指导】

1. 生活指导　嘱病人出院后 3 个月内不可用力咳嗽、屏气，指导病人术后半年内避免过于激烈的体育活动。

2. 疾病知识指导

（1）教会病人避免颅内压骤升的方法，建立医患联系卡，定期电话随访，同时嘱病人定期门诊复诊。

（2）向病人及家属解释说明遵医嘱用药及术后随访的重要性，指导病人遵医嘱按时规律服药，根据医生意见停药，如出现呕吐、睡眠异常等症状立即返院治疗。

（3）定期复查 CT（每 3~6 个月 1 次），如出现脑积水情况，返院手术治疗。

（底瑞青）

第十节　鼻源性并发症病人的护理

鼻源性并发症（complication of nasal source，CNS）是鼻腔及鼻窦的炎性病变蔓延到邻近组织或器官，引起各种并发症，如眶内、颅内等处；还可沿着管道发展，如下行而影响呼吸与消化，可引起咽炎、扁桃体炎、儿童与成人的顽固性气管炎、支气管炎和支气管扩张，胃肠功能紊乱与类似溃疡病症状等。咽鼓管受累或感染传到中耳，可发生非化脓性或化脓性中耳炎。也可成为脓毒病灶。

一般认为，以额窦炎与筛窦引起者最多，蝶窦次之，上颌窦引起者最少。并多由革兰阳性菌（如链球菌、金黄色葡萄球菌、流感嗜血杆菌等）、真菌等感染所致。

一、鼻源性眶内并发症病人的护理

鼻和鼻窦感染可经解剖学途径侵入眶内。机体免疫力降低，鼻息肉、中鼻甲肥大和鼻中隔高位偏曲妨碍鼻窦引流，以及鼻窦外伤、手术操作相关眶壁，是鼻窦感染引发眶内并发症的重要原因。

鼻源性眶内并发症按疾病发生和演变过程，有五种类型：眶内炎性水肿、眶壁骨膜下脓肿、眶内蜂窝织炎、眶内脓肿、球后视神经炎，后两者是最严重的并发症。眶内并发症可由海绵窦血栓性静脉炎发展为颅内并发症。

【临床表现】

1. 全身症状　发热、全身不适等中毒症状。

2. 局部症状

（1）眶骨壁骨炎和骨膜炎：又称眶内炎性水肿。首起症状是眼睑水肿和轻压痛，筛窦炎引起者水肿始于内眦，上颌窦炎引起者始于下睑，额窦炎引起者则始于上睑。无眼球运动受限、眼球突出、移位和视力减退等症状。属鼻源性眶内并发症的最初阶段。

（2）眶壁骨膜下脓肿：发生在与鼻窦相隔之骨壁。前组鼻窦炎引起者可表现为眼睑充血、肿胀和压痛，筛窦炎引起者以内眦为重，上颌窦炎引起者以下睑为重，额窦炎引起者则以上睑为重。后组鼻窦炎引起者以视力减退、眼球突出和眼球运动障碍等为主。少数蝶窦炎引起者可出现眶尖综合征即眶周皮肤麻木、上睑下垂、眼裂缩小、眼肌麻痹、复视甚至失明等症状。眼球移位，其移位方向和程度视感染的来源、脓肿的部位和大小而定。

（3）眶内蜂窝织炎和眶内脓肿：局部表现为眼球明显突出、眼球运动受限、视力下降迅速、球结膜水肿和眶深部剧痛。全身症状较重，可出现高热和白细胞增多。炎症侵入眼球，则发生全眼球炎以致视力丧失；炎症如沿眶内静脉向后发展则可引起海绵窦血栓性静脉炎和脑膜炎。

（4）球后视神经炎：一般是源于蝶窦或后筛窦，表现为视盘水肿而致视力下降，眼底检查可见视盘充血或苍白。本并发症不出现眶内炎症所表现的眼球突出、移位和充血等症状。

3. 专科检查

（1）眼部检查：①瞳孔对光反射检查，患眼瞳孔直径比健眼大，对光反应比健眼迟钝。②眼底检查：可见视盘充血或苍白。③视野检查：可见中心暗点与视野向心性缩小。④视觉诱发电位（VEP）可现 P100 波潜伏期延长，波幅值下降等视神经受累表现等。

（2）CT 扫描或 MRI 检查：CT 扫描与 MRI 对选择治疗方案以及预后判断有参考意义。对疑有鼻源性眶内并发症者，应早期、及时行鼻窦、眼的影像学检查。

（3）实验室检查：示白细胞计数升高，中性粒细胞增多，培养阳性。

根据急性鼻窦炎病史、症状和体征（包括鼻窦 X 线检查）以及眼部症状和体征，不难做出诊断。

【评估要点】

1. 健康史

（1）评估病人有无急性或慢性鼻腔及鼻窦的感染史，有无鼻息肉、中鼻甲肥大和鼻中隔高位偏曲妨碍鼻窦引流的相关疾病，有无咽炎、扁桃体炎、中耳炎、气管与支气管炎等邻近器官炎症。

（2）评估近期有无机体免疫力降低，鼻窦外伤、异物存留，鼻窦镜手术操作相关眶壁史。

（3）评估病人有无胃炎、消化道功能紊乱或溃疡病、糖尿病病史。

2. 身体状况　观察病人有无鼻塞、流脓涕、嗅觉障碍、局部疼痛、压痛及头痛、高热、眼睑水肿、眼球运动受限、眼球突出、移位、复视、视力减退或失明、眶尖综合征等。既往身体状况、类似情况的发病史。

3. 心理－社会状况　病人和家属心理状况，评估不同年龄、文化程度的病人对疾病认知和期望程度。

【护理问题】

1. 感知觉紊乱　与视神经受累有关。

2. 身体意象紊乱　与局部肿胀、眼球移位有关。

3. 急性疼痛　与鼻腔及鼻窦、眶内感染、损伤有关。

4. 焦虑　与担心疾病预后有关。

5. 知识缺乏：缺乏本病的防治知识。

【护理措施】

1. 监测视力　每小时监测视力一次，若用药后 24h 不见好转，视力继续下降，则须手术引流。注意预防眼撞击与避光保护。

2. 用药护理　指导病人遵医嘱用药。使用足量抗生素，及加强鼻窦通气引流，手术前后全身抗生素和类固醇激素治疗，以控制感染和减轻视盘水肿并促进视力改善。用药期间注意观察药物的不良反应。

3. 病情观察　密切观察病情发展及生命体征变化。出现发热、眼痛、眼睑水肿时，应考虑鼻源性眶内并发症可能。鼻源性眶内并发症各期病变可在治疗期间互相转化。体温、白细胞计数升高，眼球突出度、视力和眼球活动度，为估计病情轻重的依据。

4. 饮食指导　指导病人选择清淡、易消化、富含维生素、无刺激的半流质或普通饮食。

5. 生活护理　做好生活护理，协助病人生活自理。

【健康指导】

1. 生活指导

（1）积极治疗原发病，注意锻炼身体，增强体质。

（2）对有视力损伤者，嘱家人协助其生活自理。防止跌倒或其他意外。

（3）适度卧床休息，勿疲劳，保证充足睡眠。

2. 疾病知识指导

（1）正确服药：出院后需持续服药 3~6 个月者，嘱病人须坚持按时服药，注意用药反应。

（2）定期复诊：出院后 1 个月内每周复诊 1 次，1 个月后每 1~2 个月复诊 1 次，坚持半年以上。

（钟玲）

二、鼻源性颅内并发症病人的护理

鼻和鼻窦在解剖学上与颅底密切相关是鼻源性颅内并发症发病的基础：鼻腔顶壁（筛板）、筛窦顶壁和额窦后壁均是前颅底结构，这些结构有时先天缺损，致鼻和鼻窦黏膜与硬脑膜相贴。额筛黏膜的静脉与硬脑膜和蛛网膜的静脉相通。额骨板静脉汇入上矢状窦，蝶骨板障静脉汇入海绵窦。嗅神经鞘膜是硬脑膜的延续。因此，鼻腔鼻窦感染可经上述解剖途径进入颅内。鼻源性颅内并发症为较严重的颅内病变，一旦发生后果严重，甚至可以导致死亡，因此应以预防为主。

按鼻源性感染途径和病情程度的不同，引起的颅内并发症包括：硬脑膜外脓肿、硬脑膜下脓肿、化脓性脑膜炎、脑脓肿、海绵窦血栓性静脉炎等。

【临床表现】

1. 全身症状　发热、全身不适等感染中毒症状。

2. 局部症状

（1）硬脑膜外脓肿：常继发于急性额窦炎和额骨骨髓炎。除原发病灶症状外，头痛加重，卧位尤剧；并有呕吐、脉缓等颅内压增高表现。由额骨骨髓炎引起者，前额部出现波特隆起。脑脊液检查一般无异常或仅有反应性蛋白增多。

（2）硬脑膜下脓肿：为硬脑膜下腔弥漫性或包裹性积脓。有头痛、发热和颅内压增高等症状，以及脑脊液细胞数和蛋白量增加。

（3）化脓性脑膜炎：因颅面外伤、手术损伤或在感冒时游泳引起者一般发病较急，由鼻窦炎引起者有时发病缓慢。症状和体征与其他原因所致的脑膜炎基本相似。

（4）脑脓肿：临床表现为头痛、呕吐、视盘水肿和视神经萎缩。有时首起症状为性格改变或后天获得性复杂动作障碍，如书写不能、失读症等。小脑受累时出现如眩晕、运动失调、轮替运动不能、自发性眼震和对侧迷路冷热试验反应增强等。前中央回受累时，则出现对侧肢体抽搐或瘫痪。

（5）海绵窦血栓性静脉炎：本病以鼻疖引起者多见，蝶窦炎和鼻源性眶内并发症亦可引起本病。先出现脓毒血症症状，进而出现眼静脉回流受阻症状和第Ⅰ～Ⅵ对脑神经麻痹症状，晚期可累及对侧。若最后引起化脓性脑膜炎者，死亡率较高。

3. 专科检查

（1）腰椎穿刺：可测定颅内压、脑脊液生化与微生物检查。

（2）影像检查：鼻窦、颅脑CT扫描、MRI检查、X线摄片等，可显示颅内病变征象，与判断病因和确定病变部位。对疑有鼻源性颅内并发症者，应及早行鼻窦、颅脑影像学检查。

【评估要点】

1. 健康史

（1）评估病人有无急性或慢性鼻腔及鼻窦的感染史。有无鼻息肉、中鼻甲肥大和鼻中隔高位偏曲妨碍鼻窦引流的相关疾病。有无咽炎、扁桃体炎、中耳炎、气管与支气管炎等邻近器官炎症。

（2）评估近期有无机体免疫力降低，鼻窦外伤、异物存留，鼻窦镜手术操作相关颅底史。

（3）评估病人有无胃炎、消化道功能紊乱或溃疡病、糖尿病病史。

2. 身体状况　观察病人有无鼻塞、流脓涕、一侧嗅觉丧失、局部疼痛、压痛、高热、颅内压增高症状，脑膜刺激征；局部脓肿症状：性格改变或后天获得性复杂动作障碍，如失语症、失读症、失写症等症状、体征。既往身体状况、类似情况的发病史。

3. 心理－社会状况评估　病人和家属心理状况，评估不同年龄、文化程度的病人对疾病的认知程度。

【护理问题】

1. 急性疼痛　与颅内压增高有关。

2. 体温调节无效　与颅内感染导致的全身感染中毒有关。

3. 清理呼吸道无效　与意识障碍有关。

4. 语言沟通障碍　与颅内感染及脓肿形成有关。

5. 有外伤的危险　与脑局灶性症状有关。

6. 有感染的危险　与手术切口、肺部、泌尿系感染有关。

【护理措施】

1. 一般护理　评估并保持气道通畅及保护呼吸和血液循环功能。遵医嘱给予：①持续或间断氧吸入。②确保呼吸道通畅，必要时协助医生行支气管镜吸痰或气管切开，并做好气管切开护理。③保证静脉通道通畅，但须限制液体的摄入量，防止脑水肿。④抬高头部 15°~30° 自由卧位，头、颈呈直线。意识障碍病人取侧卧位。⑤监测颅内压 ICP 增高、体温上升、休克、癫痫发作、呼吸困难等情况。⑥配合医生腰穿等。

2. 用药护理　遵医嘱用药，并观察不良反应。①全身支持疗法：降低颅内压，保持水、电解质平衡。②适当给予清蛋白、激素。③海绵窦血栓性静脉炎须使用抗凝剂。④抗生素治疗：使用足量、可透过血 – 脑屏障的抗生素。

3. 病情观察　密切观察病情变化。观察病人的意识状态、生命体征、瞳孔及对光反射、肢体活动与感觉、语言能力等。同时做好心电图、血压、血氧饱和度、颅内压监护；观察有无中枢性高热、顽固性呃逆等症状。注意有无上消化道出血、颅内感染加重或肺、泌尿系感染等表现。

4. 饮食指导　意识清醒、能进食且胃肠功能正常者手术后第一天可进食流质饮食，第二、三天给半流质饮食，逐步过渡到普食，但应限制钠盐摄入。否则，应实施管饲，管饲时应预防反流和误吸。

5. 症状护理

（1）高热者定时测量体温；如为中枢性高热，应采用冬眠疗法。

（2）呕吐者做好口腔护理，防止误吸。

（3）头痛者给予镇静、镇痛药物。若为颅内压升高引起的头痛应遵医嘱给予脱水药、糖皮质激素等降低颅内压。

（4）躁动者查明原因给予对因处理，不可强制约束，以免病人挣扎致颅内压升高。

（5）顽固性呃逆，必要时行胃肠减压；也可采用压迫眶上神经、刺激咳嗽等方法抑制呃逆。

6. 引流管护理　根据病情术中可能安放窦腔、硬脑膜外引流管、脓腔引流管等，各引流管均妥善固定、保持通畅，要观察引流液的性状、颜色和量，严格无菌操作。一般引流管需高于侧脑室 10~15cm，以维持颅内压。按鼻窦镜术后护理常规做好原发鼻窦病灶的引流或根治术后护理。

7. 生活护理　做好基础护理，预防压疮发生。

【健康指导】

1. 生活指导

（1）向病人说明预防本病的重要性。平时注意增强体质，避免过度疲劳，戒除烟酒，预防感冒，及时治疗鼻 – 鼻窦的各种疾病。

（2）注意改善生活和工作环境，养成良好的健康生活行为方式，防止意外伤害事件发生。

（3）上呼吸道感染时应切忌游泳和跳水。

2. 疾病知识指导

（1）身体各种严重感染要及时治疗，防止病变的再次发生。

（2）用药指导遵医嘱按时服药，告知病人正确的滴鼻与喷鼻方法。

（3）出院后进行病情跟踪观察，掌握正确的观察颅内高压的方法，如严重头痛、高热、呕吐、颈项强直，应引起高度重视，立即就近就诊。

（钟玲）

第三章 咽科病人护理指南

第一节 慢性咽炎病人的护理

慢性咽炎（chronic pharyngitis）为咽部黏膜、黏膜下及淋巴组织的慢性炎症，常为上呼吸道慢性炎症的一部分。发病率可占到咽喉病的15%~20%，其发病机制可分为局部因素及全身因素。局部因素包括急性咽炎的反复发作；咽部邻近的上呼吸道慢性炎症产生的炎性分泌物对咽部黏膜的持续刺激以及因长期张口呼吸引起黏膜过度干燥；长期烟酒过度，或受粉尘、有害气体的刺激；职业因素（教师、歌唱者等）及体质因素；胃食管反流刺激咽部；过敏因素等。全身因素包括多种慢性病，如贫血、消化不良、心血管疾病、慢性下呼吸道炎症、肝肾疾病等。本病多见于成年人，病程长，症状顽固，不易治愈。

【临床表现】

1. 全身症状　一般均不明显。

2. 局部症状

（1）咽部不适感：如异物感、灼热感、干燥感、痒感、刺激感和轻微的疼痛等。

（2）刺激性咳嗽：由于咽后壁常有较黏稠的分泌物刺激，以及由于鼻、鼻窦、鼻咽部病变造成夜间张口呼吸，常在晨起时出现较频繁的刺激性咳嗽，严重时可引起恶心，咳嗽时常无分泌物咳出。

（3）习惯性的干咳：咽部分泌物少且不易咳出者常表现为习惯性的干咳及清嗓子咳痰动作，若用力咳嗽或清嗓子可引起咽部黏膜出血，造成分泌物中带血。

3. 专科检查

（1）慢性单纯性咽炎：黏膜弥漫性充血，血管扩张，呈暗红色，咽后壁常有少许黏稠分泌物附着。悬雍垂可增粗，呈蚯蚓状下垂，有时与舌根接触。

（2）慢性肥厚性咽炎：黏膜肥厚，弥漫充血。咽后壁有较多颗粒状隆起的淋巴滤泡，可散在分布或融合成块。两侧咽侧索也有充血、肥厚。

【评估要点】

1. 健康史

（1）评估病人有无急性咽炎的反复发作史。

（2）评估病人有无咽部邻近的上呼吸道慢性炎症史。有无上呼吸道阻塞性疾病病史。

（3）评估病人近期有无烟酒过度，或较长时间接触粉尘、有害气体及变应原等。

（4）评估病人有无口腔炎症、胃食管反流病史。

2. 身体状况　观察病人有无咽部不适感、晨起时出现较频繁的刺激性咳嗽、习惯性的干咳。既往身体状况、类似情况的发病史。

3. 心理－社会状况　病人和家属心理状况，评估不同年龄、文化程度的病人对疾病的认知程度。

【护理问题】

1. 低效性呼吸型态　与夜间张口呼吸有关。

2. 疼痛　与咽部不适感导致习惯性咳嗽有关。

3. 知识缺乏：缺乏有关本疾病相关的预防和保健知识。

4. 焦虑　与担心疾病预后有关。

【护理措施】

1. 注意鼻腔及口腔卫生及保健　要注意清洁口腔，早起、睡前、饭后要刷牙、漱口，清洁口腔。如果病人由于职业原因需要大量讲话，要正确掌握发声的方法，不能大声叫喊，讲话后不能立马食用冷饮，同时要注意休息。注意鼻腔及口腔卫生，避免出现鼻、口腔疾病以及牙周疾病。

2. 饮食护理　指导病人食用易消化、清淡的食物，并辅助摄入多汁柔嫩、去火清爽的食物，如广柑、橘子、甘蔗、菠萝、橄榄、苹果、鸭梨等，多饮用清凉的饮料并多喝水，但不能饮用太浓的饮料。此外还要确保病人营养均衡，合理烹调，饮食多样化，多吃新鲜蔬菜、水果等富含维生素、纤维素及富含氨基酸、蛋白等营养素高的食物，禁忌暴饮暴食及煎炸油腻食物，不能吃过冷、刺激、过热、过咸的食物。忌烟酒，忌食椒、姜、蒜、芥末等辛辣的食物。

3. 一般护理　做到定时通风，保持适宜的温湿度，改善工作和生活的环境，保持室内空气清新。能有效地预防慢性咽炎，如果室内空气过热、干燥、过冷都会对咽部黏膜的功能产生影响，引发慢性咽炎。

4. 心理护理　护理人员要依据病人的社会背景、年龄、文化及性格，采取有针对性的心理护理措施，积极耐心地与病人进行有效的交流沟通，了解病人的具体情况及心理问题，积极鼓励安慰病人，减轻病人心理压力，帮助病人建立信心对抗疾病，从而建立良好的护患关系。

5. 宣教和指导要点

（1）用药宣教：告知病人及家属用药名称、目的、使用方法，观察用药后反应，遵医嘱给予抗炎、化痰治疗。

（2）雾化吸入：告知病人及家属应用雾化吸入治疗的目的、使用方法及注意事项。雾化吸入治疗是利用超声或压缩将药物制成雾粒或微粒状，通过吸入直接进入咽部从而达到治疗的目的，有效提高了药物利用率。雾化吸入治疗的目的是抗炎、抗水肿、湿润呼吸道、减轻伤口疼痛，促进呼吸道内分泌物排出。指导病人雾化治疗后温水漱口、擦脸。观察用药后反应及效果。

【健康指导】

1. 生活指导

（1）进行适当的体育锻炼，保持健康规律的作息，保持良好的心态从而提高自身整体免疫力。

（2）加强口腔管理，减少张口呼吸，保持口腔清洁，清淡饮食，避免烟酒刺激。

（3）避免接触粉尘、有害气体、刺激性食物、空气质量差的环境等对咽黏膜不利的刺激因素。

（4）避免大声喊叫及长期过度用声。

（5）尽量避免接触导致慢性变应性咽炎的变应原。

2. 疾病知识指导

（1）避免急性咽炎反复发作。

（2）积极治疗可能引发慢性咽炎的局部相关疾病：如鼻腔、鼻窦、鼻咽部的慢性炎症，慢性鼻炎、鼻中隔偏曲、慢性鼻窦炎、腺样体肥大、鼾症等阻塞性疾病，慢性扁桃体炎，口腔炎症，胃食管反流。

（3）积极治疗可能引发慢性咽炎的全身相关疾病：如贫血、消化不良、胃食管反流、心脏病、慢性支气管炎、支气管哮喘、风湿病、肝肾疾病等。

（姜华）

第二节 慢性扁桃体炎病人的护理

慢性扁桃体炎（chronic tonsillitis）为扁桃体的持续感染性炎症，通常发生在大龄儿童和年轻人，多由于急性扁桃体炎反复发作或因腭扁桃体隐窝引流不畅，隐窝内细菌、病毒滋生感染而演变为慢性炎症，是临床上最常见的疾病之一。本病的发病机制尚不清楚，多数学者认为，由于急性扁桃体炎反复发作，实质性结构的增生或纤维蛋白样变性，瘢痕形成并伴扁桃体隐窝口阻塞，引流不畅，细菌与炎性渗出物积聚其内，反复刺激可导致扁桃体增大。可继发于某些急性传染病，如猩红热、白喉、流感、麻疹等，也可继发于鼻腔及鼻窦等邻近器官组织的感染。

【临床表现】

1. 全身症状　由于扁桃体隐窝内脓栓排出被咽下，刺激胃肠道，或由于隐窝内细菌毒素等被吸收，可导致消化不良或头痛、乏力、低热等全身症状。

2. 局部症状

（1）咽痛：发作时咽痛明显，发作间隙期可有咽干、发痒、异物感、刺激性咳嗽等轻微症状。

（2）口臭：若扁桃体隐窝内潴留干酪样腐败物或有厌氧菌感染，则可出现口臭。

（3）呼吸不畅：由于扁桃体过度肥大，可出现睡眠打鼾、呼吸不畅、吞咽或言语共鸣障碍。

3. 体格检查　可见扁桃体大小不定，成人扁桃体多已缩小，表面可见瘢痕收缩、凹凸不平，与腭弓可有粘连，隐窝口常有碎屑或化脓性物质，腭舌弓呈暗红色，挤压腭舌弓时，隐窝口可见黄白色干酪样点状物溢出。常可出现下颌角淋巴结肿大。

4. 实验室检查　测定血沉、抗链球菌溶血素“O”、血清黏蛋白、心电图等，在“病灶”扁桃体病例中将得到异常的结果。

【评估要点】

1. 全身状况评估，有无风湿性关节炎、风湿性心脏病、肾炎、高血压等病史。肺结核、风湿热及肾炎等全身疾病尚未稳定时不宜手术；未经控制的高血压病人，不宜手术，以免出血。

2. 评估病人有无家族性出血性疾病及凝血障碍史，造血系统疾病及有凝血机制障碍者，不宜手术。

3. 女病人询问月经史，妇女月经期间及月经前期不宜手术。

4. 检查病人咽部黏膜及扁桃体肿大情况，排除扁桃体炎急性发作。急性扁桃体炎发作时，一般不施行手术，需炎症消退后2~3周方可手术。

5. 检查实验室报告　心肺X线检查、尿常规、心电图等是否正常，尤其要注意出凝血时间和血常规是否在正常范围。白细胞计数特别低者，病人家属中免疫球蛋白缺乏或自身免疫疾病的发病率高者不宜手术。

【护理问题】

1. 有出血的危险　与手术操作、创伤、咳嗽、术后进食硬质食物有关。

2. 体温过高　与手术时组织损伤和伤口处渗出物吸收以及切口感染有关。

3. 急性疼痛　与手术创伤、继发感染有关。

4. 有感染的危险　与手术创伤、术后不注意口腔卫生有关。

5. 焦虑　与不了解相关疾病知识、担心手术效果有关。

6. 知识缺乏：缺乏此类疾病预防、治疗、康复知识。

【护理措施】

1. 术前护理

（1）对病灶性扁桃体炎病人（如肾炎、风湿热等），术前3d酌情应用抗生素。

（2）注意观察体温变化，预防上呼吸道感染。

（3）术前8h禁饮食，术前一日晚给予适量镇静安眠药，保证良好睡眠。

（4）术前给予心理指导，向病人及其家属解释手术的必要性和安全性，术后口腔分泌物有少许血丝是正常现象，防止病人术后精神紧张，引起出血等并发症。

2. 术后护理

（1）卧位：局麻病人小儿取侧卧位，成人取平卧位或半卧位，全麻术后取平卧位，头偏向一侧。

（2）饮食：麻醉清醒后，进冷流质饮食，术后1~3d进流质饮食，3~7d进半流质饮食，7~14d进软食，两周后方可进正常饮食。勿食辛辣、生硬、过热食品，以免损伤切口引起出血。

（3）口腔护理：术后24h始用漱口液漱口（三餐后及早晚），保持口腔清洁，但要避免大力冲洗，防止因其痂皮脱落出血。

（4）疼痛护理：应安抚病人及家属，告知切口疼痛为术后正常现象，可通过分散病人注意力的方式缓解疼痛，尤其是患儿可采取讲故事、看图书等方式。切口剧痛时可给予颈部冷敷或给予疼痛评估，根据分值及时告知医生遵医嘱使用镇痛药物、镇痛泵等。

（5）术后第二天鼓励病人多讲话，多进饮食，以增强体质，促进切口愈合，防止瘢痕挛缩。

3. 病情观察

（1）注意观察病人生命体征变化，尤其是血压和脉搏情况；注意观察体温变化，体温超过38.5℃或持续不降，应及时告知医师处理。

（2）注意观察切口出血情况，观察病人口腔中有无鲜血吐出，嘱病人将口腔中分泌物及时吐出，勿咽下，以免引起胃部不适，同时利于观察出血情况，分泌物黏稠不易吐出者，可用纱布轻轻擦拭掉；全麻病人应注意观察有无频繁吞咽动作，或用手电筒检查有无血液流入喉腔；检查呕吐物，如为咖啡色，则有血液误咽现象发生；如果病人出现面色苍白、烦躁不安、脉搏细速，则说明误咽血量较多，应详细记录出血的征象，及时告知医师处理，同时备好扁桃体止血包及其抢救物品，协助止血，预防休克。

【健康指导】

1. 生活指导

（1）加强身体锻炼，增强体质，预防感冒，勿与上呼吸道感染病人接触。

（2）保持良好的心态，术后1个月内避免做剧烈运动。

（3）保持口腔卫生，经常用漱口液漱口，预防口臭及感染。

（4）两周内尽量避免大声说话或剧烈咳嗽，以免引起切口出血。

2. 疾病知识指导

（1）由于术中误咽入一些血液，术后解出黑色大便是正常现象，在4~5d内将会恢复正常。

（2）术后24h扁桃体窝即有白膜生成，对切口有保护作用，请勿用力擦拭。术后7~10d白膜脱落时，口腔内分泌物带有少量血丝属正常现象，无须担心。

（3）术后一周需要抗炎治疗，口服消炎药或静脉输液皆可。若出现体温持续不降或体温高于38.5℃及切口出血，请及时来院就诊。

（姜华）

第三节 腺样体肥大病人的护理

腺样体又称咽扁桃体，腺样体因反复炎症刺激而发生病理性增生肥大且引起相应症状者，称之为腺样体肥大（adenoidal hypertrophy），多见于3~5岁儿童。

【临床表现】

1. 全身症状 表现为慢性中毒、营养发育障碍、反射性神经症状，患儿全身发育和营养状况较差，存在磨牙、反应迟钝、注意力不集中等。

2. 局部症状

（1）耳部症状：分泌性中耳炎，出现耳闷、耳痛、听力下降，严重者可致化脓性中耳炎。

（2）鼻部症状：肥大腺样体及其脓性分泌物可堵塞后鼻孔、或者聚于鼻腔内不易擤出，常合并鼻窦炎的鼻塞、流鼻涕症状，张口呼吸，讲话有闭塞性鼻音。

（3）咽喉部症状：分泌物向下流刺激呼吸道黏膜，可出现阵咳、容易并发支气管炎。

（4）与阻塞性睡眠呼吸暂停低通气综合征相关症状：睡眠鼾声过大，睡眠时憋气为主，可有睡眠时张口呼吸、汗多、白天嗜睡、学习困难等表现。

3. 间接喉镜检查　腺样体呈不同程度的肥大，口咽后壁有来自鼻咽部分泌物附着，常伴有腭扁桃体肥大。

4. 鼻咽 X 线侧位片或 CT 扫描　鼻咽部软组织增厚。

5. 体格检查　部分病人有典型的“腺样体面容”，表现为上颌骨变长、腭骨高拱、牙列不齐、上切牙突出、唇厚等。

【评估要点】

1. 健康史　评估病人有无急慢性鼻咽炎反复发作史，是否存在慢性扁桃体肥大和炎症反应。

2. 身体状况　观察病人有无呼吸困难、张口呼吸、说话含糊不清。既往患儿有喂养困难表现。

3. 心理－社会状况　评估病人的年龄、情绪、性格，评估家长的文化层次及对疾病的认知程度。

【护理问题】

1. 照顾者角色紧张　与缺乏照顾患儿相关健康知识有关。

2. 有出血的危险　与手术创伤有关。

【护理措施】

1. 心理护理　向病人及家属讲解有关疾病的知识，说明手术目的、术中可能出现的情况、术后注意事项，以减轻病人和家属的顾虑，解除思想负担。术后及时向病人或家属讲解术后的康复过程、各种注意事项及应对措施。

2. 对于能沟通和配合的患儿，教会其抑制咳嗽、打喷嚏的三种方法：深呼吸、按人中、舌尖顶上腭，以防止术后剧烈咳嗽或打喷嚏等引起伤口出血。

3. 术后病情观察

（1）观察口腔血性分泌物情况，如为少量淡血色或带血丝的分泌物，此为术后正常现象。若出现大量血性分泌物，应立即通知医生，及时处理。

（2）指导病人将口鼻腔分泌物轻轻吐出，勿咽下。若无法沟通的患儿及夜间，告知家属观察有无持续的吞咽动作，以防术后出血。

（3）意识清醒后给予半卧位，保持呼吸道通畅，术后当天起遵医嘱使用缓解鼻塞症状的滴鼻剂。

4. 饮食指导　全麻术后经护士判断意识清醒者可进食温凉半流质饮食。若同时切除扁桃体者病人给予冷流质饮食。

【健康指导】

1. 生活指导　术后锻炼身体，增强体质，注意保暖，预防上呼吸道感染。

2. 疾病指导　保持鼻腔通畅，必要时可遵医嘱使用缓解鼻塞症状的滴鼻剂。掌握正确擤鼻涕的方法：按住单侧鼻孔轻轻擤鼻或者将鼻涕吸入口中吐出。

3. 定期随访。

（彭峥嵘）

第四节 阻塞性睡眠呼吸暂停低通气综合征病人的护理

阻塞性睡眠呼吸暂停低通气综合征（obstructive sleep apnea–hypopnea syndrome，OSAHS）是指每夜7h睡眠过程中呼吸暂停及低通气反复发作30次以上，或呼吸暂停低通气指数（apnea hypopnea index，AHI）≥5次/h，如有条件以呼吸紊乱指数（respiratory disturbance index，RDI）为准。呼吸暂停事件以阻塞性为主，伴打鼾、睡眠呼吸暂停、白天嗜睡等症状。OSAHS的特点是在睡眠期间上气道阻塞，造成反复呼吸暂停伴有血氧饱和度下降，从而导致病人白天嗜睡、认知功能障碍、心血管疾病，并对病人的情绪及生活质量产生影响。临床上需要结合病人临床症状和多导睡眠图（polysomnogragran，PSG）监测结果来确诊该病。

【临床表现】

1. 全身症状

（1）晨起头痛、口干：由于夜间反复发生低氧血症和脑灌注量降低，造成病人的血压和血流动力学改变、高碳酸血症，引起脑水肿，影响血液循环，进而出现颅内压增高，更甚至可以加剧脑细胞损害。所以，多数病人在晨起的时候反而会感觉头痛，自觉睡眠质量很差，需要休息片刻才能恢复正常。并且病人整夜张口呼气的状态，口腔水分流失，起床时口干舌燥。

（2）认知功能减退：白天嗜睡夜间反复发生低氧血症导致睡眠中断，作为保护性措施的频繁觉醒和微觉醒，会让病人的睡眠片段化，这种夜间低氧血症和睡眠剥夺导致OSAHS病人出现日间嗜睡、情绪异常和认知功能损害。病人表现为记忆力下降、注意力不集中、脾气变得暴躁、白天经常乏力犯困、工作效率下降，严重者驾车时也嗜睡。

2. 局部症状

（1）睡眠期间憋气：睡眠时OSAHS病人由于反复发生上气道狭窄或上气道顺应性下降，从而表现为鼻和口腔气流微弱或无气流通过的现象，病人出现憋气，憋气时间长短不等，短则数秒，长则超过1min。

（2）鼾声：睡眠期间上气道呼吸气流通过时冲击黏膜边缘和黏膜表面分泌物引起震动发出的声音就是鼾声，其部位始自鼻咽，直至会厌，包括软腭、悬雍垂、扁桃体及其舌腭弓和咽腭弓、舌根、咽肌及咽黏膜。响度在60dB以下的鼾声往往属于正常现象。若上呼吸道气流通过不畅，且鼾声响度超过60dB，影响同室人休息、导致他人烦恼时称为鼾症（snoring disease）。

3. 相关并发症　由于OSAHS夜间慢性间歇反复缺氧的特点，它可以导致病人全身多系统损伤，如脑卒中、高血压、冠状动脉粥样硬化性心脏病、心律失常、心力衰竭、肺动脉高压、支气管哮喘、胃食管反流、蛋白尿、糖尿病及胰岛素抵抗等。

【PSG监测的护理】

见附。

【评估要点】

1. 健康史　评估病人身高、体重、颈围、每天晚上是否有憋醒、夜尿频率、脾气有无改变、记忆力是否下降等。

2. 身体状况　例如是否伴有高血压、糖尿病、心脏病、高脂血症等。

3. 心理－社会状况　评估病人和家属心理状况，评估不同年龄、文化程度的病人对疾病的认知程度。

4. 白天嗜睡感　用日间嗜睡量表（epworth sleepiness scale，ESS）评估病人的嗜睡程度。

【护理问题】

1. 有窒息的危险　与上气道塌陷有关。

2. 知识缺乏：缺乏本疾病相关知识。

3. 焦虑　与担心术后预后有关。

4. 疼痛　与手术伤口有关。

5. 有出血的可能　与手术切口愈合不良有关。

【护理措施】

1. 心理护理　向病人或家属讲解术后各种注意事项及应对措施、康复过程，取得病人配合。指导病人采用听音乐、深呼吸等方法放松自己，消除疼痛与焦虑情绪。

2. 病情观察

（1）呼吸情况：由于OSAHS病人长期缺氧，对低氧刺激反应不明显，要注意观察病人呼吸是否通畅，有无主诉胸闷、咽喉部阻塞感、呼吸困难、SPO_2下降等症状；观察有无口唇及面色发绀、喉鸣音等症状。

（2）观察出血情况：嘱病人轻轻吐出口腔中分泌物，切勿咽下，以便观察有无出血；全麻者应观察有无频繁的吞咽动作。

（3）睡眠情况：观察病人夜间打鼾症状是否减轻，睡眠质量是否提高，可询问病人主观感受和观察病人精神状态。

3. 疼痛护理　手术当日疼痛较剧，可给予冰袋冷敷颈部。嘱病人咳嗽、打喷嚏时用舌尖抵住上腭，以减轻伤口缝合处的张力，减轻疼痛。室内可放置加湿器，避免因睡眠时张口呼吸，引起咽干而加重疼痛。

4. 体位护理　术后取半卧位，头稍向后倾，以减少头颈部充血肿胀，降低咽部肌肉张力而减轻疼痛。指导病人睡眠时采取半坐卧位或侧卧位，以防止舌根后坠，阻塞呼吸道。

5. 饮食护理　经临床判断病人完全清醒后可给予冷流质饮食，由少至多，观察进食有无呛咳或食物反流现象（即从鼻腔流出食物），给予安慰、解释，必要时通知医生处理。以后逐渐过渡为半流质饮食。

6. 口腔清洁　术后第1d开始，每次进餐后用漱口水漱口，保持口腔清洁。

【健康指导】

1. 生活指导

（1）戒除烟酒；控制饮食，参加体育活动，减轻体重，避免咽腔脂肪组织堆积，鼾声再起。

（2）预防感冒，增强抵抗力。

2. 疾病知识指导

（1）半年后复查（行多导睡眠监测）。

（2）出院后出现高热、伤口出血，及时来院就诊。

附　多导睡眠监测（PSG）护理

【监测前护理】

1. 监测前的注意事项

（1）嘱病人勿午睡，检查当天忌饮咖啡、浓茶、酒，不服用兴奋类药物，长期进行某种药物治疗者可事先向医师咨询是否停用，如长期服用安眠药者。

（2）患有严重肺部疾病、心脑血管疾病、精神疾病、高血压或传染病等疾病者需事先向医师咨询，可暂缓PSG检查，待病情稳定后再行监测。

（3）嘱病人洗净头发和面部、修剪指甲，去除指甲油，不使用化妆品，摘取所佩戴的首饰、手表，男性还应剔净胡须和腿毛，女性束起长发。

2. 环境设置

（1）为保证正常睡眠，监测室设为单人间，并注意遮光隔音处理。

（2）保持空气流通及适宜的温湿度。

（3）保持床单位整洁并设床头灯，必要时可加床挡，防止坠床。

（4）睡前关闭移动电话，远离各类强电磁干扰源。

（5）监测室内需备好急救器材和药品，以备抢救所需。

3. 心理护理　热情接待监测者，让其提前熟悉监测室的环境和相关设备，强调监测过程无痛、无风险。解释安装电极后不影响睡觉时左右翻身，但可能会影响睡眠质量。做好答疑工作，缓解其紧张情绪。

4. 监测前评估　协助病人填写各项评估单，若当日血压过高，与病人做好解释工作，暂缓本次监测。耐心解释监测当晚需注意的事项，使病人充分理解以配合之后导联线的安置。

【监测中护理】

1. 仪器安装　按操作标准，安置头面部电极、胸腹带、鼻气流导管及热敏感应器、血氧饱和度仪、双下肢导联。

2. 监测观察　在监测过程中，应严密观察并处理可能出现的各种情况，如电极脱落、仪器故障以及多导睡眠仪灵敏度、滤波及电极的变化。严密观察各项监测指标的变化，特别注意呼吸节律、深浅度、打鼾情况，尤其是SPO_2和心率的变化，如有抽搐、SPO_2过低、严重的心律失常等，应立即汇报医生进行相应处理。

【监测后护理】

1. 电极和导联的拆除　次日晨起病人睡醒后，关闭多导睡眠仪。拆除各种电极和导联，动作要轻柔，避免擦伤皮肤。协助病人做好脸部的清洗，协助病人用温水清除头面部的导电膏。

2. PSG报告　晨起测血压，了解病人的睡眠情况并记录；按国际标准分析PSG报告；提醒病人取得PSG报告后应尽早就医。

3. 健康教育　指导告知病人该病极少自愈，但可治疗，需及时就医。改变生活方式，戒烟酒，避免疲劳，预防感冒，避免服用镇静催眠药，治疗鼻腔及喉腔阻塞性疾病，保持上呼吸道通畅；肥胖病人适当运动减轻体重；调整睡眠姿势，尽可能保持侧卧。多学科综合治疗模式包括：长期行为干预，持续正压通气，口腔矫治器和外科治疗等。合并严重心脑血管等疾病者，宜首先推荐CPAP治疗。

4. 随访　确诊为OSAHS的病人，如未接受积极的治疗方法（如CPAP、口腔矫治器及外科手术等），一般六个月至一年随访1次。应注意病情的变化，特别是家属需观察病人鼾声的变化，是否存在憋气及日间嗜睡的情况。鼾声时断时续或日间嗜睡加重，均提示病人病情可能加重，应及时就诊，复查PSG，必要时采取积极的治疗。

（虞晓洁）

第五节　咽部脓肿病人的护理

咽部脓肿是咽部的化脓性炎症，继发脓肿。临床上常见的有三种：扁桃体周脓肿（peritonsillar abscess，PTA）、咽后脓肿（retropharyngeal abscess，RPA）、咽旁脓肿（parapharyngeal abscess，PPA）。

扁桃体周脓肿是发生在扁桃体周间隙内的化脓性炎症。常继发于急性扁桃体炎，尤其是慢性扁桃体炎急性发作者。早期表现为扁桃体周炎，病情进展形成脓肿。多见于青壮年，单侧发病。因扁桃体隐窝口阻塞，炎症向深部侵犯，进入扁桃体周间隙。常见致病菌有金黄色葡萄球菌、乙型溶血性链球菌、甲型草绿色链球菌和厌氧菌属等。

咽后脓肿为咽后隙的化脓性炎症。急性多见于≤3岁婴幼儿，或咽部异物及外伤后感染，致病菌与扁桃体周脓肿相似。慢性多由结核（咽后隙淋巴结或颈椎）形成的寒性脓肿所致。

咽旁脓肿为咽旁间隙的化脓性炎症，早期为蜂窝织炎，继而形成脓肿。

【临床表现】

常见咽部脓肿的临床表现、专科及辅助检查、诊断及治疗，详见表3-5-1。

表3-5-1　常见咽部脓肿的病因、临床表现及检查、诊断及治疗

项目	扁周脓肿	咽后脓肿	咽旁脓肿
部位	扁桃体周围间隙	咽后间隙	咽旁间隙
继发	急性扁桃体炎或慢性扁桃体炎急性发作	急性型——咽部异物、外伤史，慢性型——咽后淋巴或颈椎TB史	邻近组织或器官的化脓性炎症（扁桃体、咽炎、颈椎、乳突等），亦可继发于扁周及咽后脓肿；咽部异物及外伤（包括医源性的操作损伤）；血流和淋巴系感染
好发年龄	青壮年	≤3岁婴幼儿	无
常见致病菌	金黄色葡萄球菌、乙型溶血性链球菌、甲型草绿色链球菌和厌氧菌	金黄色葡萄球菌、乙型溶血性链球菌、甲型草绿色链球菌和厌氧菌；结核菌	溶血性链球菌，其次为金黄色葡萄球菌、肺炎链球菌等

续表

项目	扁周脓肿	咽后脓肿	咽旁脓肿
临床表现	发热、单侧咽痛（吞咽加剧）、向患侧耳或牙放射	急性型——畏寒、高热、咳嗽、吞咽困难、拒食、吸奶时啼哭和呛逆，烦躁不安，说话含糊不清，似口中含物； 慢性型——无痛性脓肿增大	畏寒、高热、咽痛、头痛、乏力、食欲减退及颈侧剧烈疼痛
病程	3~4d 发热，在 2~3d 脓肿形成，疼痛加剧	急性型——起病急； 慢性型——起病慢，病程长	不定
伴随症状	唾液潴留、流涎、口齿不清、患侧假性颈项僵直，饮水鼻腔反流	急性型——呼吸困难，其程度视脓肿大小而定，入睡时加重，可有鼾声。 慢性型——逐渐出现咽部梗阻感	吞咽障碍，言语不清。累及茎突前隙及翼内肌时，出现张口困难
重症及全身症状	张口受限、患侧颌下淋巴结肿大、食欲减退、肌肉酸痛、便秘等	急性型——脓肿压迫喉入口或并发喉部炎症，则表现为明显吸入性呼吸困难	危重时呈衰竭状态
查体	急病面容、扁桃体被下推 前上型——患侧舌腭弓红肿隆起 后上型——患侧咽腭弓红肿呈圆柱状	急病面容、单或双侧颈淋巴结肿大，伴压痛 咽后壁黏膜充血隆起，脓肿将软腭和咽腭弓向前推，咽喉部脓肿借助直接和间接喉镜可见 颈椎结核性脓肿，咽后壁中央，黏膜色淡	急病面容、颈部僵直 咽侧至患侧颈外下颌角处可有压痛，脓肿形成后，局部可变软并有波动感。严重时肿胀范围可上达腮腺，下沿胸锁乳突肌延伸，前达颈前中线，后至项部 扁桃体可突向咽中线，本身（-）
并发症	咽旁脓肿，甚至向下蔓延，发生喉炎及喉水肿	咽旁脓肿；侵蚀颈部大血管致大出血；脓肿压迫喉腔或并发喉水肿，脓肿破裂致吸入性肺炎或窒息	向周围扩展——咽后脓肿、喉水肿、纵隔炎等 颈动脉鞘感染——颈内动脉壁糜烂，引发致命性大出血；若侵犯颈内静脉，可发生血栓性静脉炎或脓毒败血症
辅助检查	超声检查确定脓肿形成，扁桃体周围穿刺抽出脓液，血常规显示白细胞、中性粒细胞显著增高	颈侧 X 线片检查，可见颈椎前的软组织隆起，多伴有骨质破坏征象 CT 检查更有诊断价值，可清晰显示大血管 慢性型——结核菌素试验（+）血常规显示白细胞、中性粒细胞显著增高	颈部 B 超或 CT 可发现脓肿形成。必要时可在病侧肿胀处穿刺抽脓以明确诊断。 血常规显示白细胞、中性粒细胞显著增高

【评估要点】

1. 健康史

（1）评估病人有无咽炎、慢性扁桃体炎、乳突炎等邻近器官炎症。

（2）评估近期有无咽部异物、外伤、慢性扁桃体炎急性发作史；以及医源性操作损伤史，如牙科治疗史、扁桃体切除手术史、内镜下咽部检查史等情况。

（3）评估病人有无颈椎结核等结核相关病史。

（4）评估病人的年龄情况，是否属于易感人群。

（5）评估疼痛的部位、程度、性质；以及是否有相应的伴随症状，是否存在减轻和加重的趋势。

（6）评估病程的长短、有无前驱疾病基础，是否存在扁桃体周围脓肿、咽后脓肿并发咽旁脓肿的可能。

（7）评估病人有无胃炎、胃溃疡病、糖尿病病史。

2. 身体状况

（1）局部表现：观察病人有无存在咽喉部剧烈疼痛、流涎、说话含糊不清。颌下淋巴结肿大，单或双侧颈淋巴结肿大，伴压痛，质硬或软，是否存在波动感。

（2）全身表现：既往身体状况，是否急病面容、寒战、高热，是否出现吞咽困难、张口困难、呼吸困难、食欲减退、肌肉酸痛。婴幼儿是否存在拒食、吸奶时啼哭和呛逆等情况。血液检测指标中白细胞、淋巴细胞、中性粒细胞的情况。

3. 心理－社会状况　评估病人和家属心理状况，评估不同年龄、文化程度的病人对疾病的认知程度。

【护理问题】

1. 体温过高　与化脓性感染致脓肿形成有关。

2. 急性疼痛　与咽部脓肿形成、穿刺抽脓及手术切开排脓有关。

3. 焦虑　与疼痛、发热以及担心疾病预后有关。

4. 营养失调：低于机体需要量　与咽痛所致食欲减退、进食困难及高热有关。

5. 活动无耐力　与高热、进食不足致身体虚弱、呼吸困难限制活动有关。

6. 有窒息的危险　与脓肿压迫喉腔、并发喉水肿、脓肿破裂致吸入性肺炎或窒息有关。

7. 有体液不足的危险　与吞咽疼痛、食欲减退、张口受限造成液体入量减少有关。

8. 知识缺乏：缺乏疾病相关知识。

9. 潜在并发症：有出血、血栓性静脉炎或脓毒败血症的可能。

【护理措施】

1. 用药护理

（1）遵医嘱全身给予足量的抗生素及激素药物，并观察用药后的疗效和不良反应，观察病人胃部不适、发热、疼痛、吞咽困难症状有无缓解。必要时根据细菌培养及药敏结果，选择敏感的抗生素。监测血检指标，评估疗效。

（2）支持治疗：注意评估病人的摄入量，保持水、电解质的平衡，若明显不足，可遵医嘱监测血电解质给予针对性的静脉支持。对于重症病人，遵医嘱监测出入液量，并定期监测电解质结果。

2. 穿刺抽脓和切开排脓

（1）切口护理：注意观察口腔内和颈外切口，有无渗血、渗液、流脓性分泌物。颈外切口保持敷料清洁、干燥。若伤口敷料渗血较多应及时联系医生给予处理，必要时可遵医嘱给予止血药物治疗。

（2）引流护理：保持皮片引流和负压引流的通畅。引流管应妥善固定，定时挤压，避免引流管折叠、扭曲、受压，保持引流通畅；位置不可过高或过低，避免引流管移位、脱出，防止逆行感染。观察并记录引流液的色、质、量，如有异常及时与医生联系。

（3）体位指导：对于从口咽部入路、需多次排脓的病人，建议使用侧卧或俯卧位引流脓液，避免误吸，引起吸入性肺炎及窒息发生。

3. 保持呼吸道通畅

（1）对脓腔形成者，谨防脓肿破溃。密切观察呼吸，谨慎窒息发生，严密观察病人的呼吸型态，有无呼吸困难、吸气性软组织凹陷、喉喘鸣等阻塞症状。

（2）监测血氧饱和度的变化，必要时吸氧。

（3）床旁备好氧气、吸引器、气管切开包、鹅颈灯、简易呼吸器等用物，以备急救之用。

（4）气管切开者按气管切开术后护理。并发会厌脓肿的高危人群包括合并高血压、糖尿病、认知障碍以及曾接受过头颈部放疗者。因此，对于这类病人需特别警惕，密切监护。

4. 观察体温变化　调节室内温度和湿度，保持空气流通，必要时采用物理降温或根据医嘱使用药物降温。及时发现和处理高热，多饮水，增加液体摄入，维持体液平衡。

5. 口腔清洁和观察　保持口咽部清洁，教会病人正确使用漱口液的方法、使用频次和时机；尤其对于口咽部切开排脓和穿刺抽脓的病人，指导其吐出口中脓液等分泌物，勿将其咽下，必要时做好口腔护理。

6. 饮食指导

（1）指导病人进清淡、无刺激、高营养的流质和软食，忌辛辣，食物温度以温凉为宜，多饮水。

（2）观察病人吞咽困难的程度和变化。及时改变饮食种类，促进食欲，增加营养摄入。

（3）遵医嘱监测血糖，急性感染和糖皮质激素的使用影响血糖。对于合并有糖尿病者，尤应加强饮食宣教。

7. 心理护理　护理人员帮助病人了解发病的原因，治疗的目的、方法及预后，以消除紧张、焦虑等负面心理，保持情绪稳定，树立信心，积极配合治疗与护理，以取得最佳的治疗效果。

【健康指导】

1. 生活指导

（1）合理安排日常生活、劳逸结合，建议病人戒烟酒，保证良好睡眠，避免精神紧张或过度疲劳。平时应加强锻炼，增强机体抵抗力。

（2）培养良好的进食习惯，进食专心、不讲话。

（3）对于精神异常、酒醉、昏迷者，加强看护。

（4）忌吃辛辣、刺激性食物，避免进食硬的、带刺食物，以免刺激咽部引起不适。

2. 疾病知识指导

（1）如有咽部异物，须及时就医、及时取出。如出现咽喉疼痛加剧、高热、呼吸困难、吞咽困难等症状时应立即求医。出现呼吸和吞咽困难，提示病情危重，需争分夺秒尽早就医。

（2）糖尿病病人尤其注意规范治疗，控制血糖，以免感染难以控制。

（3）扁桃体炎急性发作致其周围脓肿者，待病情稳定，需视情况行扁桃体切除手术。

（4）积极防治咽、颈部外伤及异物残留，如有鼻部、咽部、耳部感染，应及时进行正规治疗。

（5）对于近期有牙科治疗、扁桃体切除手术、内镜下咽部检查者，做好相关随访。避免医源性感染的发生。

（6）有颈椎结核者，随访就医，正规抗结核病治疗。

（黄晶梦）

第六节　咽部异物病人的护理

咽部异物（foreign body in pharynx）是耳鼻喉科常见急症之一。常见于：①匆忙进食，误将鱼刺、肉骨、果核等咽下。②儿童将玩物含入口中，哭闹、嬉笑或跌倒时，异物易坠入喉咽部。③精神异常、昏迷、酒醉或麻醉未醒时发生误咽。④老年人义齿松脱，或齿科物件坠入喉咽。⑤企图自杀者，有意吞入异物。

根据异物的大小、性质不同，可穿透咽部黏膜，继发感染，更甚者形成脓肿，发生严重并发症。异物常停留在扁桃体、咽侧壁、舌根或会厌谷等处，较大异物多处于梨状窝，易于发现和取出，但处理不当，会延误病情。

【临床表现】

1. 全身症状　较大异物存留下咽或刺破咽壁，可引起咽旁间隙气肿甚至纵隔气肿。可导致吞咽困难和呼吸困难。

2. 局部症状

（1）咽部有异物刺痛感，吞咽时症状明显或加重，位置大多比较固定。如刺破黏膜，可吐出少量血液或血性分泌物。

（2）鼻咽异物可发生鼻塞、存留过久常有腥臭味。

3. 专科检查

（1）口咽视诊、鼻咽镜检查、间接喉镜检查及纤维喉镜检查，结合问诊病史，检查扁桃体、咽侧壁、舌根、会厌谷、梨状窝处。一般能做出咽部异物诊断。

（2）异物穿入咽壁，可并发咽后或咽旁脓肿者，口咽部可见黏膜红肿隆起，穿刺可抽出脓液；更甚者同侧颈部隆起，触痛明显，或有波动感。

4. 影像学检查

（1）X 线摄片：X 线正侧位片能发现不透 X 线的异物及其形态、大小和位置。

（2）CT 或 MRI 检查：对于可疑穿透咽部黏膜的异物，可结合影像，判断异物位置、形态、大小，以及是否有脓腔形成。

5. 实验室检查　对于异物存留时间长、患糖尿病等全身性基础疾病的病人，常伴白细胞升高、中性粒细胞增多等感染征象。

【评估要点】

1. 健康史

（1）询问病史，评估病人有无异物史，老年人有无义齿脱落。有无刺痛感，是否存在吞咽时症状明显或加重，且位置固定的情况。

（2）评估病人精神状态，有无意识不清、醉酒等情况的发生。

（3）评估儿童是否存在玩物含入口中，哭闹、嬉笑或跌倒时，异物入口的发生。

（4）评估异物可能存留的时间。

（5）评估病人有无糖尿病等基础疾病的病史。

2. 身体状况　观察病人有无咽部刺痛感，且存在吞咽时症状明显或加重，位置多固定。是否存在口中吐出少量血液或血性分泌物的情况。是否存在高热、呼吸困难、吞咽困难、口水增多、说话含糊不清。

3. 心理－社会状况　评估病人和家属心理状况，评估不同年龄、文化程度的病人对疾病的认知程度。

【护理问题】

1. 急性疼痛　与咽部异物有关。

2. 体温过高　与异物存留引发感染和（或）脓肿有关。

3. 有窒息的危险　与异物过大阻塞气道或脓腔破溃阻塞呼吸道有关。

4. 知识缺乏：缺乏安全意识及与本病相关的预防和保健知识。

5. 焦虑　与担心疾病预后有关。

【护理措施】

1. 咽部异物取出

（1）简单咽部异物经口腔进入取出。口咽部异物如鱼刺、竹签等，可用镊子夹出；舌根、会厌谷、梨状窝等处异物，可在间接喉镜或纤维喉镜下用异物钳取出。

（2）对已继发感染者，应用抗生素控制炎症后，再取异物。

（3）异物穿入咽壁而并发咽后或咽旁脓肿者，酌情选择经口或颈侧切开排脓，同时取出异物（参见第五节“咽部脓肿病人的护理”）。

2. 保持呼吸道通畅

（1）咽部异物史一旦明确，应尽早就诊。如出现呼吸困难或脓肿形成，应密切观察呼吸型态，必要时吸氧、监测血氧饱和度。

（2）床旁备置气管切开包，做好气管切开术前准备。

3. 用药护理　遵医嘱全身给予足量的抗生素及激素药物，并观察用药后的疗效和不良反应。观察病人胃部不适、发热、疼痛、吞咽困难症状有无缓解。

4. 病情观察

（1）会厌脓肿形成者可以导致突然猝死；并发会厌脓肿的高危人群包括合并高血压、糖尿病、认知障碍以及曾接受过头颈部放疗者。因此，对于这类病人需特别警惕，密切监护。

（2）注意观察病人体温变化，调节室内温度和湿度，保持空气流通，必要时采用物理降温或根据医嘱使用药物降温。及时发现和处理高热，多饮水，增加液体摄入，维持体液平衡。

（3）对脓腔形成者，谨防脓肿破溃，密切观察呼吸，引起窒息。

5. 饮食指导　指导病人进清淡、无刺激、高营养的流质和软食，忌辛辣，食物温度以温凉为宜，多饮水。并注意评估病人的摄入量，若明显不足，可遵医嘱监测血电解质给予液体补充。合并有糖尿病的病人加强饮食宣教。

6. 心理护理　护理人员帮助病人了解发病的原因，治疗的目的、方法及预后，以消除紧张、焦虑等负面心理，保持情绪稳定，树立信心，积极配合治疗与护理，以取得最佳的治疗效果。

7. 口腔清洁　保持口咽部清洁，教会病人正确使用漱口液的方法、使用频次和时机；必要时做好口腔护理。

【健康指导】

1. 生活指导

（1）合理安排日常生活、劳逸结合，建议病人戒烟酒，保证良好睡眠，避免精神紧张或过度疲劳。平时应加强锻炼，增强机体抵抗力。

（2）加强安全教育，指导儿童禁止哭闹玩笑时进食。

（3）定期齿科随访，保证义齿的固定和齿科植入物的在位。

（4）培养良好的进食习惯，进食专心、不讲话。

（5）对于精神异常、酒醉、昏迷者，加强看护。

（6）忌吃辛辣、刺激性食物，避免进食硬的、带刺食物，以免刺激咽部引起不适。

2. 疾病知识指导

（1）如有咽部异物，须及时就医、及时取出。如出现咽喉疼痛加剧、高热、呼吸困难、吞咽困难等症状时应立即求医。出现呼吸和吞咽困难，提示病情危重，需争分夺秒尽早就医。

（2）糖尿病病人尤其注意规范治疗，控制血糖，以免感染难以控制。

（黄晶梦）

第七节　咽异感症病人的护理

咽异感症（paraesthesia pharyngis）泛指除咽喉部位疼痛感之外的咽部异样感觉，如异物阻塞感、压迫感、干燥感、痰液附着感等，病程时间长短不一，长的可达数年，短则数天，发病多为成年女性。该症又被称为“咽部癔球症”，祖国医学称此症为“梅核气”。产生咽异感症的病因极为复杂，其发病机制还有待进一步探讨，目前认为咽异感症既可由器质性病变所引起，也可由非器质性病变引发，精神因素和器质性病变可同时存在。

【临床表现】

1. 全身症状

（1）器质性病变引起的咽喉症状：①咽部疾病，如咽喉部的炎症、肿块、肿瘤等均可引起咽异感症。②邻近器官疾病，如胃食管反流性疾病、甲状腺肿瘤、亚急性甲状腺炎、茎突过长、鼻窦炎等。③远离器官的病变如胃十二指肠溃疡、幽门痉挛等。④其他全身因素如重症肌无力、严重的缺铁性贫血、自主神经功能紊乱、更年期综合征等。病人除有咽部局部异常感觉外，还具有这些疾病的相关临床表现，如颈部酸胀感、头晕、耳鸣、眩晕、心慌、胸闷、自汗、潮热、月经不规则、失眠、多梦、倦怠感、烧心、反酸、胸骨后疼痛等症状。

（2）躯体化障碍常伴有焦虑和抑郁：咽异感症在临床上会产生多种情绪障碍，其中有半数以上病人呈抑郁状态，几乎全部病人均有强迫的特征。同时，咽部异常感觉又可增加病人的情绪紧张，疑虑重重而加重病情，形成身心反应的恶性循环。病程较长的病人还常伴有周身疲乏无力、入睡困难、多梦、胸闷、气短等症状。

2. 局部症状

（1）无形异常感觉：病人感到咽部或颈部中线有团块阻塞感、烧灼感、痒感、紧迫感、粘着感等。

（2）有形异常感觉：病人感到咽部或颈部中线有异物感，如片状、条索状、颗粒状、球状异物感等。

（3）上述感觉常位于咽中线或偏于一侧，多在环状软骨或甲状软骨水平，其次在胸骨上区，较少在舌骨水平，少数位置不明确或有移动性。或感觉团块组织堵塞咽部，不能随吞咽而下，同时也不能随黏痰吐出，在空口做吞咽动作时症状加重，但无吞咽困难，进食不受影响。

3. 专科检查　有咽部器质性病变病人，经纤维喉镜检查可见局部有炎性病变、囊肿形成或局部肿物等；有咽喉反流性疾病病人，纤维喉镜检查可见局部水肿、黏膜肥厚、溃疡等病变存在；茎突过长病人可通过 X 线检查或 CT 扫描证实发现；鼻窦炎病人鼻内镜检查，可见鼻黏膜肿胀、黏液性分泌物增多等表现。

4. 实验室检查　缺铁性贫血病人血常规检查可显示血红蛋白下降、血细胞比容下降等，甲状腺病变病人可见甲状腺功能检查异常，更年期综合征病人可见血清卵泡刺激素、黄体生成素异常等内分泌功能异常等，单纯精神因素引起的咽异感症实验室相关检查也可能正常。

【评估要点】

1. 健康史

（1）评估病人有无咽部器质性疾病史，如咽炎、扁桃体炎、咽部憩室等疾病。

（2）评估病人有无咽部邻近器官器质性疾病史，如胃食管反流性疾病、食管痉挛、甲状腺疾病、颈椎病史等。

（3）评估病人有无远离咽部的胸腔疾病或上腹部疾病病史，如肺部肿瘤、胃炎、胃十二指肠溃疡等。

（4）评估病人有无重症肌无力、严重的缺铁性贫血、自主神经功能紊乱、更年期综合征等。

2. 身体状况　评估病人咽部异样感觉的性质、程度、部位、病程时间等。

3. 心理－社会评估　评估病人及家属的心理状况，评估病人有无抑郁症等病史，关注病人情绪变化与咽部异样感觉的关系；评估病人家属心理状况及对病人的支持状况；评估不同年龄、文化程度的病人对疾病的认知程度。

【护理问题】

1. 焦虑 与咽部异样感觉有关。

2. 知识缺乏：缺乏有关本疾病的预防保健知识。

【护理措施】

1. 饮食护理 指导病人进食清淡易消化饮食，少食多餐。忌辛、辣、煎炒等刺激性食物，适当增加富含蛋白质的食物。对于存在咽喉反流性疾病的病人，还应强调避免食用以下食物：①降低食管括约肌肌力的食物，如巧克力、咖啡、酒精、薄荷糖等。②直接刺激咽喉黏膜层的食物，如浓茶、柑橘类水果、大蒜等。③可能将酸性胃内容物带到咽喉部刺激黏膜的食物，如碳酸饮料、啤酒等。

2. 用药护理 中医则常从疏肝解郁、降逆化痰等方面入手，常用方是半夏厚朴汤、逍遥散、五花饮等。对局部症状可应用清咽利嗓中成药如金嗓利咽丸、健民咽喉片等对症治疗。对有咽喉反流性疾病病人可应用 H_2 阻断剂或质子泵抑制剂等药物。此外，还可应用镇静药物如地西泮等以减轻病人的焦虑、恐惧，抑制异常精神活动，改善休息和睡眠。注意观察病人用药后的反应，应用镇静药物病人注意观察病人睡眠状况及精神状况。

3. 穴位封闭护理 咽异感症的对症治疗可采用颈部穴位封闭法，常用穴位有廉泉穴、人迎穴等，对此类病人需要做好穴位注射前后的护理，穴位注射时应注意控制药物剂量，注射速度缓慢，避免血管和神经损伤。

4. 病情观察 观察病人咽部异样感觉的发展变化，对有其他器质性病变或全身性疾病病人注意观察相应疾病的临床表现及变化。

5. 心理护理 详细倾听病人的叙述，用中肯的语言讲解该疾病的原因、治疗及预后等，以消除病人紧张、焦虑等负面情绪。转移病人注意力，避免病人注意力过多集中在咽部异样感受上，保持情绪稳定，树立信心，积极配合治疗与护理。

【健康指导】

1. 生活指导

（1）养成良好的生活习惯，避免精神紧张、过度劳累，戒烟戒酒。

（2）避免接触粉尘、刺激性气体等。

（3）合理用嗓，指导病人正确发声，避免高声呼喊等过度用嗓的状况。

2. 疾病知识指导

（1）对有空咽习惯的病人，指导其转移注意力，避免注意力过度集中在咽部，避免因空咽导致的咽部异样感觉的加重。

（2）对于存在咽喉反流性疾病的病人，指导餐后 3h 内避免平卧，睡觉时抬高床头等。并坚持合理用药以减轻胃食管反流症状，改善咽部异样感觉症状。

（3）指导病人保持口腔清洁，进食后用漱口液漱口，预防口腔疾病。

（李秀雅）

第八节 鼻咽纤维血管瘤病人的护理

鼻咽纤维血管瘤常好发于 10~25 岁青年男性，男女发病之比为（14~20）：1，故又名“男性青春期出血性鼻咽血管纤维瘤”，属于鼻咽部的良性肿瘤，但该肿瘤起源于颅底，多来源于鼻腔后外侧壁靠近蝶腭孔上缘中鼻甲后部附着处，易向周围扩展，通过自然孔和裂隙向周围发展，生长具有侵袭性，广泛生长侵入自然骨性间隙，可致骨质破坏并侵袭邻近组织。瘤体由丰富的胶原纤维和多核成纤维细胞组成网状基质，其中散布大量无收缩能力的血管，一旦损伤，易发生大出血。目前治疗鼻咽纤维血管瘤的最佳方法是行外科手术彻底切除肿瘤，随着技术的发展，术前数字减影血管造影术（digital subtraction angiography，DSA）+ 血管栓塞可大大减少术中出血。

【临床表现】

1. 全身症状　由于病人常有反复的鼻腔出血，甚至是大出血，病人常有不同程度的贫血症状，如面色苍白、头晕、乏力、心率加快等。

2. 局部症状

（1）鼻出血：常发生反复的鼻腔和口腔出血，出血颜色为鲜红色血液，出血量不等。

（2）鼻塞：肿瘤堵塞病人后鼻孔，或侵入病人鼻腔，引起一侧或双侧鼻塞，常伴有流涕、闭塞性鼻音、嗅觉减退等。

（3）其他压迫性症状：肿瘤向周围侵犯，可出现局部的压迫症状，如侵入眼眶，可出现眼球移位、运动受限；压迫视神经，可出现视力障碍；侵入翼腭窝、颞下窝可出现面颊部隆起；侵入颅内，常有剧烈头痛或颅内神经压迫症状。

3. 专科检查　内镜检查可见表面光滑或呈结节状的肿瘤，呈淡红色，富有血管。手指触诊可触及肿块及基底部，瘤体活动度小，中等硬度，与周围组织可有粘连，血管成分较多者则质柔软。

4. 实验室检查　长期反复出血的病人，血常规检查常可见血红蛋白下降、血细胞比容下降等贫血征象，严重程度与出血量和出血频率有关。

【评估要点】

1. 健康史

（1）评估病人既往鼻腔出血的时间、频率、出血量。

（2）评估病人是否存在贫血状况，并评价病人的贫血程度。

2. 身体状况

（1）鼻腔状况的评估：评估病人的鼻塞部位及程度，评估病人鼻腔是否仍有出血，并评估病人出血的时间、频率、出血量。

（2）局部压迫症状的评估：评估病人有无因肿瘤压迫局部引起的症状，如头痛、视力障碍、眼球移位、面部畸形等。

3. 心理 - 社会评估　鼻咽纤维血管瘤的病人因反复鼻出血，易产生恐惧、焦虑等情绪，肿瘤较大的病人产生局部压迫症状可能存在面部外形的改变，病人会出现自我形象紊乱，需评估病人及其家属的心理状态，评估不同年龄、文化程度的病人对疾病的认知程度。

【护理问题】

1. 有出血的危险　与肿瘤性质有关。

2. 活动无耐力　与病人长期出血导致贫血有关。

3. 自我形象紊乱　与疾病导致病人面部畸形有关。

4. 焦虑　与担心疾病预后有关。

5. 知识缺乏：缺乏有关本疾病的相关知识。

【护理措施】

1. 数字减影血管造影动脉血管栓塞术的护理

（1）为减少术中出血，术前72h内需行数字减影血管造影检查，确定肿瘤部位及供血状况，并选择性地行动脉血管栓塞，以保证手术安全。

（2）行DSA动脉血管栓塞术前的护理：术前1d为病人行碘过敏试验；做好双侧股动脉区术野皮肤准备，备皮范围为：上至脐部水平，下至大腿上1/3处，包括会阴部的皮肤；告知病人术前禁食6h，禁水4h。

（3）行DSA动脉血管栓塞术后的护理：协助病人卧床休息，术侧肢体伸直制动12h，24h后方能下床活动；术后穿刺部位用盐袋或封堵器压迫6h，严密观察穿刺部位有无渗血和血肿；密切观察病人的生命体征，观察病人肢体的皮肤温度、颜色、足背动脉搏动情况，注意同对侧肢体及术前进行比较，观察肢体感觉的变化；注意观察有无剧烈的头痛、头晕、失语、偏瘫等脑栓塞的症状；病人术后可正常饮食，指导病人多饮水以利造影剂尽快排出。

2. 鼻咽纤维血管瘤切除术的护理

（1）鼻咽纤维血管瘤切除术前准备

1）鼻咽纤维血管瘤有易出血的特点，病人如出血过多，应及时补充血容量，有贫血症状的病人术前需加强营养，必要时遵医嘱给予病人补充铁剂，纠正病人贫血状态后再进行手术。

2）术前1d由责任护士备双侧鼻毛，做好相应的皮肤准备。

3）鼻咽纤维血管瘤的特点导致病人术中极易出血，因此术前1d需完善交叉配血及相关血液检查，完成输血申请，为术中备用。

（2）鼻咽纤维血管瘤切除术后护理

1）鼻腔填塞观察：加强鼻腔填塞物的观察，注意有无松动、脱落，避免意外脱落导致出血或病人窒息。应用指套水囊局部压迫的病人，注意观察指套水囊固定是否牢固，观察水囊有无破裂、移位、脱出，以保证压迫效果。观察调节器是否关闭紧密，导管有无破损、漏气，注意观察有无大量液体从病人鼻咽部流出，如有异常立即通知医生处理。

2）生命体征观察：密切观察病人术后生命体征变化，特别是术中出血较多的病人，需密切监测血压、脉搏，必要时遵医嘱行心电监护，如血压持续低于100/70mmHg，脉搏高于100次/min，应及时通知医生，必要时做好输血准备。

3）出血观察：观察病人鼻腔分泌物的颜色、性质和量，如鼻腔渗血较多或有新鲜渗血从口中吐出等活动性出血征象，立即通知医生，给予处理。鼻咽填塞物去除后的1~3d内，仍有出血的可能，应密切观察病情，准备好填塞止血材料，做好再次鼻腔填塞的准备。

4）颅内并发症观察：肿瘤侵犯颅底或颅内者，术后注意观察病人有无颅内感染、脑神经损害等并发症。护士应严密观察病人的生命体征及神志、意识、瞳孔大小、直接和间接对光反射，观察病人有无颅内压增高的症状，有无脑膜刺激征、视力是否有异常改变等，如有异常及时通知医生进行处理。

5）饮食和排便护理：指导病人进温凉饮食，适当多吃富含铁、叶酸等造血食物，如猪肝、蛋黄、黑木耳等。指导病人适当摄入高纤维饮食，多吃新鲜蔬菜、水果，保持大便通畅，预防便秘。3d 无大便的病人可给予缓泻剂或开塞露，以避免用力排便导致鼻出血。

6）安全护理：鼻咽纤维血管瘤伴反复出血，或术中失血过多的病人会有继发性贫血，病人可能存在头晕、四肢乏力等症状，容易发生跌倒、碰撞等。护士要勤巡视病房，协助病人如厕、活动等，确保安全。

7）基础护理：病人卧床期间，生活自理能力受限，护士要勤巡视病房，及时发现病人的生活需求，协助病人进食、床上大小便，保持床单位清洁，观察病人皮肤情况，做好皮肤清洁、口腔护理等。

8）心理护理：护士应加强与病人的沟通，耐心安慰病人，消除其恐惧、焦虑等情绪。鼻咽纤维血管瘤有易复发的特点，病人术后常担心手术效果，护士应倾听病人的主诉，告知肿瘤有复发的可能性，但只要以积极的态度去面对，配合良好的治疗和护理，一般预后较好，以减轻病人的紧张情绪。

【健康指导】

1. DSA 动脉血管栓塞术指导　检查前告知病人检查的目的和方法，告知病人栓塞后需卧床，指导病人练习床上大小便。告知病人可能出现头痛、牙痛等不适，这些主要是由于动脉血管栓塞引起的。指导病人缓解疼痛的方法，如听音乐、与家人交谈、做一些自己喜欢的事情来分散注意力等。

2. 鼻腔填塞指导　告知病人鼻腔填塞期间可能会有溢泪、畏光、头痛等症状，在撤除鼻腔填塞后可逐渐缓解。留置指套水囊的病人，要告知病人指套水囊起压迫止血的作用，嘱病人勿打开调节器，勿拉拽导管，活动过程中保护指套水囊，防止牵拉、脱出。

3. 活动指导　指导病人下地活动时应注意循序渐进，活动适量，勿剧烈活动，避免体力劳动，以免引起术后出血。出院后注意适当活动，4~6 周内应尽量避免重体力劳动等。

（李秀雅）

第九节　鼻咽癌病人的护理

鼻咽癌（nasopharyngeal carcinoma）是指起源于鼻咽黏膜上皮和腺体的恶性肿瘤，是我国放射治疗科最常见的恶性肿瘤之一，其发病率有明显的地域性差异，中国的南部省份（广东、广西、湖南、福建）以及一些东南亚国家是全世界鼻咽癌发病率最高的地区。鼻咽癌的病因尚未完全明了，目前流行病学研究认为病毒、环境、遗传是致病的三大因素。鼻咽癌的标准治疗方法是放疗，早期病人 5 年生存率达 80% 以上。

【临床表现】

1. 全身症状　早期全身症状不明显，当肿瘤发展到一定程度后可出现一系列的全身症状，如不明原因的发热、贫血、乏力、食欲减退、进行性消瘦等，这些症状多不典型，亦无特异性，有些症状与曾接受放疗和化疗有关，因此往往不被重视。

2. 局部症状　常见临床表现为鼻塞、血涕、头痛、眼部症状、耳部症状、面麻、颈部淋巴结肿大七大症状。

（1）鼻塞：原发癌浸润至后鼻孔区可致机械性堵塞，位于鼻咽顶前壁的肿瘤更易引发鼻塞。

（2）涕血和鼻出血：病灶位于鼻咽部顶后壁者，用力向后吸鼻腔或鼻咽部分泌物时，轻者可引起涕血，重者可致鼻出血。

（3）头痛：为常见症状，占68.6%。可为首发症状或唯一症状。早期头痛部位不固定，间歇性。晚期则为持续性偏头痛，部位固定。

（4）眼部症状：若肿瘤侵犯眼眶或眼球相关的神经，可出现视力障碍甚至失明、视野缺损、复视、眼球突出及活动受限、神经麻痹性角膜炎等。

（5）耳部症状：肿瘤在咽隐窝或咽鼓管枕区，由于肿瘤浸润，压迫咽鼓管咽口，出现分泌性中耳炎的症状和体征：耳鸣、听力下降、耳内闭塞感等，是早期鼻咽癌症状之一。

（6）面麻：肿瘤侵入海绵窦常引起三叉神经第 1 支或第 2 支受损；肿瘤侵入卵圆孔、茎突前区、三叉神经第 3 支常引起耳郭前部、颞部、面颊部、下唇和颏部皮肤麻木或感觉异常。

（7）颈部淋巴结肿大：肿瘤转移至颈淋巴结所致，发生率高达 79.37%，可单侧或双侧发生转移。颈部肿大的淋巴结无疼痛、质硬，早期可活动，晚期与皮肤或深层组织粘连而固定。

3. 辅助检查　鼻咽癌的三大体征为鼻咽部肿块、颈部肿块、脑神经麻痹，需通过辅助检查尚可明确诊断。

（1）前鼻镜和间接鼻咽镜检查：是诊断鼻咽癌最基本的检查，简单、易行、经济。长期鼻塞、耳鸣与血涕者均需接受鼻镜检查。

（2）纤维鼻咽镜检查：可发现鼻咽部形态改变及黏膜的细微病变，是目前鼻咽癌主要诊断方法之一。

（3）磁共振成像和（或）CT 检查：可以清楚地显示鼻咽腔内病变，也可显示病变腔外侵犯的部位、范围、深部的转移淋巴结，以及骨、肺、肝的转移情况，为临床分期和制订治疗计划提供可靠的依据。

（4）病理学检查：明确病变性质、病理类型、分化程度，是确诊鼻咽癌的唯一定性手段。

（5）细针穿刺抽吸：对疑有颈部淋巴结转移者可首选细针穿刺取得细胞。

4. 实验室检查　EB 病毒血清学检测以免疫酶法检测 EB 病毒的 IGA/VCA 和 IGA/EA 抗体滴度，作为辅助检查。

【评估要点】

1. 健康史

（1）评估饮食习惯、有无慢性鼻炎史及家族患病史等。

（2）评估病人营养、精神状况、鼻咽癌相关症状包括鼻塞、涕血、鼻出血、耳鸣及听力下降、头痛、复视等。

（3）评估病人有无合并症及其治疗情况，既往身体状况。

2. 身体状况　观察病人体温、血象变化及放疗后全身反应：头痛、面麻、复视等症状是否减轻；观察鼻咽冲洗情况，口鼻腔有无异味和出血；评估病人照射野皮肤及口腔黏膜损伤情况；了解病人进食、口干、口咽疼痛情况；有无肌肉纤维化症状，如张口、转颈运动受限等。

3. 心理－社会状况 评估病人和家属心理状况，评估不同年龄、文化程度的病人对疾病的认知程度、病人的角色关系、性格特征、家庭经济状况及就医条件等。

【护理问题】

1. 恐惧 与担心疾病治疗效果及预后有关。

2. 焦虑 与病程长、费用高有关。

3. 知识缺乏：缺乏与本疾病相关的治疗与康复的知识。

4. 营养失调：低于机体需要量与肿瘤对机体消耗、口腔疼痛影响进食及味觉改变有关。

5. 吞咽障碍 与口咽疼痛、口腔黏膜损伤、咬合关节纤维化有关。

6. 自我形象紊乱 与放化疗所致面颈部色素沉着及脱发有关。

7. 感知紊乱 与肿瘤侵犯神经引起感觉障碍如听力、视力、味觉等下降有关。

8. 有皮肤完整性受损的危险 与放疗后颈部皮肤及口腔黏膜破溃有关。

9. 潜在并发症：出血、感染等。

【护理措施】

1. 心理护理 建立良好的护患关系，告知病人放疗相关知识，帮助病人消除恐惧，保持乐观情绪，以最佳心态配合治疗和护理。

2. 饮食护理 指导病人在放疗期间注意饮食结构，食用含高维生素、高蛋白、高热量的饮食，如大豆、花生、木耳、蘑菇、鸡蛋、鱼、瘦肉以及新鲜蔬菜、水果。饮食做到清淡易消化，禁止过冷、过热、过硬、过酸及辛辣、油炸、腌制等食物。戒烟酒，多饮水，保持每日饮水 3000ml 以上。

3. 照射野皮肤的护理 ①照射野区域避免使用肥皂、碘、酒精和氧化锌胶布等刺激性物品，可用软毛巾轻轻清洗，不得使用热水或强力摩擦，穿柔软宽松、吸湿性强的纯棉、低领开衫衣服。外出时防止暴露在太阳底下。放疗期间可喷敷放射性皮肤黏膜保护剂。②出现皮肤损伤时应密切观察受照射局部红斑色泽变化，如瘙痒、烧灼感、肿胀及疼痛程度，应保持局部皮肤清洁、干燥，并留取渗液和表皮组织做细菌培养及药物敏感试验。根据培养结果，遵照医嘱使用有效的抗生素药液进行湿敷。③出现Ⅳ度放射性皮肤损伤时暂停放疗，密切观察红斑、水疱、溃疡、组织坏死的范围及程度，给予镇静、镇痛药物控制疼痛；坏死、溃疡超过 3cm 者，用 3% 过氧化氢溶液、生理盐水交替局部冲洗，必要时清创（去除坏死组织），加强换药次数，有条件时最好安置在保护性隔离环境中，实行全环境保护。

4. 口腔护理 放疗期间应密切观察、评估口腔黏膜反应的程度，及时对症治疗。指导病人保持口腔清洁，落实正确的刷牙及漱口方法，每日晨起、饭前、饭后、睡前应用软毛刷刷牙，用漱口液含漱以促进口腔黏膜修复，如有口腔黏膜溃疡和疼痛时，可用 1% 利多卡因液含漱镇痛，必要时行超声雾化，病人口干时可用甘草金银花液漱口或用麦冬、胖大海、白花蛇舌草等泡服。对出现严重的口腔反应影响进食者，应暂停放疗，并遵医嘱抗炎和静脉营养补液支持治疗。

5. 鼻咽冲洗 指导病人取坐位，头偏向健侧并前倾，颌下置盆，将鼻咽冲洗器的鼻塞头端塞入一侧的前鼻孔，用手按压另一侧鼻孔，同时嘱病人张口呼吸，使冲洗液从口腔中流出，同法清洗另一侧鼻孔，每天 2 次，以保持鼻咽部清洁。如出现鼻出血，应及时通知医生，给予止血处理。

6. 鼻腔出血的护理　①少量出血时冰敷鼻根部、呋麻滴鼻液滴鼻，必要时用锥形棉球或纱条等进行前、后鼻腔填塞。②出血量多时病人取平卧位，头部偏向一侧或侧卧位，面部稍向下，利于血液从口、鼻流出，随时吸净咽喉部积血，以免阻塞气管而引起窒息，必要时行气管切开术。

7. 监测血象　每周监测血象的变化，观察有无发热、骨髓抑制等症状，及时做出处理，保证放疗的进行。

8. 指导功能锻炼　放疗期间根据身体情况适量运动，指导病人做颈部周围缓慢旋转运动、张口练习。从放疗的第 1d 开始，直至放疗后的 3 年。锻炼方法如下：①张口锻炼方法：清洁口腔，漱口 4~5 次 /d。每天做最大幅度张口训练，持续 5s 再闭口，200 次 /d，平均分 4 次练习。②头颈部功能锻炼方法：头向左、右颈部旋转至最大范围，每次 10~15min，速度宜慢。先从张口锻炼开始再进行头颈部锻炼。

【健康指导】

1. 生活指导

（1）合理安排日常生活、劳逸结合，戒烟酒，保证良好睡眠，避免精神紧张或过度疲劳。

（2）坚持功能锻炼：放疗出院后坚持张口锻炼、转颈运动、鼻咽冲洗，以减少放疗后遗症的发生，提高生活质量和生存质量。

（3）育龄妇女要避孕 2~3 年，坚持复诊，待病情稳定 3 年后再考虑生育问题。

2. 疾病知识指导

（1）出现颈部包块、剧烈头痛、鼻腔出血或原有症状加重，属异常现象，应及时来医院复查，以免延误病情。

（2）重视放疗后反应，经常检查血常规，防止感染，注意口腔卫生，适当中药调理。

（3）进食高蛋白、高热量、高维生素饮食，多吃水果，改善营养状态，增强机体免疫功能和抵抗力。

（4）指导病人放疗后定期复查。复查时间为：放疗后 1 年内应 1~2 个月复查一次，1 年后 3~6 个月复查一次，5 年以上者可每年复查 1~2 次，有情况随诊。

（刘蓉）

第四章　喉科病人护理指南

第一节　急性会厌炎病人的护理

急性会厌炎（acute epiglottitis）是以会厌为中心的急性喉部炎症，又称急性声门上喉炎。为喉科急重症之一，发病急，来势凶猛，可突发上呼吸道阻塞而致死。B 型嗜血流感杆菌感染是急性会厌炎最常见原因，各种致病菌可由呼吸道吸入，也可经血行感染，或由邻近器官感染如急性扁桃体炎、口腔炎、咽炎、鼻－鼻窦炎等蔓延而侵及声门上黏膜。接触某种变应原引起会厌发生变态反应性炎症而高度肿胀，称为急性变态反应性会厌炎。变应原多为药物、血清、生物制品或食物，药物中以青霉素最多见，其他诸如异物、外伤、吸入有害气体、放射线损伤等均可引起声门上黏膜的炎性病变。

【临床表现】

1. 全身症状　轻症者全身症状不明显，重症者多有发热、寒战，体温在 38~39℃，少数可高达 40℃以上，此外还有头痛、乏力、周身不适、食欲减退等症状。查体可见急性病容。儿童及年老病人全身症状多较明显，病情进展迅速。小儿可迅速发生衰竭，表现为精神萎靡、体力衰弱、四肢发冷、面色苍白、脉快而细、血压下降，甚至昏厥、休克。

2. 局部症状

（1）咽喉疼痛：除婴儿不能诉喉痛外，多数病人咽喉疼痛剧烈，并进行性加重，伴有明显的吞咽痛。有时因颈部的扭动会引起咽部的剧烈疼痛。

（2）吞咽困难：因剧烈的吞咽痛及会厌的肿胀，严重影响吞咽功能，甚至唾液也难咽下。重症者常饮水呛咳、张口流涎。轻者自觉咽部异物感，偶见张口困难。

（3）发音含糊：因会厌肿胀，病人多有咽喉阻塞感，说话含糊不清。声带常不受累，很少有声音嘶哑。

3. 呼吸困难　多在发病 24h 内出现。当会厌高度肿胀，声门变小，黏痰阻塞时，出现吸气性呼吸困难，伴有吸气性喉鸣；重症者呼吸困难出现早，进展迅速，数小时内可以引起窒息。呼吸困难可表现在呼吸时的特殊体位，一般为前倾体位呼吸，小儿可表现为嗅探体位，即身体前倾、头部及鼻伸向前上方。此外病人比较躁动，不能安静，呼吸节律变浅变快，可出现三凹征，即呼吸时胸骨上窝、锁骨上窝、肋间隙明显向下凹陷。

4. 间接喉镜检查　可见会厌肿胀，严重者可见会厌舌面高度充血肿胀如球形堵塞气道，单侧或双侧淋巴结肿大、压痛。

5. 实验室检查　显示白细胞升高、中性粒细胞增多。

【评估要点】

1. 健康史

（1）评估病人有无上呼吸道感染史，有无咽炎、扁桃体炎等邻近器官炎症。

（2）评估近期有无过度劳累、受凉、外伤史、较长时间接触有毒气体及变应原等。

（3）评估病人有无胃炎、胃溃疡病、糖尿病病史。

2. 身体状况　观察病人有无呼吸困难、高热、咽喉部剧烈疼痛、吞咽困难、口水增多、说话含糊不清。既往身体状况、类似情况的发病史。

3. 心理－社会状况　评估病人和家属心理状况，评估不同年龄、文化程度的病人对疾病的认知程度。

【护理问题】

1. 有窒息的危险　与会厌高度肿胀阻塞呼吸道有关。

2. 急性疼痛　与喉部炎症有关。

3. 体温过高　与会厌炎症反应有关。

4. 知识缺乏：缺乏急性会厌炎相关的预防和保健知识。

5. 焦虑　与担心疾病预后有关。

【护理措施】

1. 保持呼吸道通畅

（1）急性会厌炎一旦确诊，就需要住院治疗。密切观察呼吸型态，必要时吸氧、监测血氧饱和度，及时发现致命性的呼吸道梗阻。出现呼吸困难、吸气性软组织凹陷、喉喘鸣等症状，立即向医生汇报。

（2）床旁备置气管切开包，严重呼吸困难病人做好气管切开术前准备。

2. 用药护理　遵医嘱采用激素、抗生素治疗，并观察病人胃部不适、体温升高、咽喉疼痛、吞咽困难、呼吸困难症状有无缓解。

3. 病情观察

（1）会厌脓肿形成者可以导致突然猝死；并发会厌脓肿的高危人群包括合并高血压、糖尿病、认知障碍以及曾接受过头颈部放疗者。因此，对于这类病人需特别警惕，密切监护。

（2）注意观察病人体温变化，调节室内温度和湿度，保持空气流通，必要时采用物理降温或根据医嘱使用药物降温。及时发现和处理高热，多饮水，增加液体摄入，维持体液平衡。

4. 饮食指导　无吞咽困难的情况无需禁食。指导病人选择清淡、无刺激、流质或半流质饮食，减少对会厌刺激。

5. 心理护理　护理人员帮助病人了解发病的原因，治疗的目的、方法及预后，以消除紧张、焦虑等负面心理；保持情绪稳定，树立信心，积极配合治疗与护理，以取得最佳的治疗效果。

6. 基础护理　注意做好口腔护理，进食后用漱口液漱口，预防口腔溃疡、口腔黏膜炎。

【健康指导】

1. 生活指导

（1）合理安排日常生活、劳逸结合，建议病人戒烟酒，保证良好睡眠，避免精神紧张或过度疲劳。平时应加强锻炼，增强机体抵抗力。

（2）避免接触变应原，包括药物、食物、有害气体等。

2. 疾病知识指导

（1）急性会厌炎只要治疗及时，常规情况下出院后不需要随访。如出现咽喉剧痛、吞咽困难、喘鸣、流涎、呼吸困难等症状时应立即拨打急救电话，就近求医就诊。这些症状可能是喉梗阻的前兆，提示病情进展迅速，危及生命，需争分夺秒抢救。

（2）建议病人接种 B 型嗜血流感疫苗。

（3）糖尿病病人要注意控制血糖。

（席淑新）

第二节　急性喉炎病人的护理

急性喉炎（acute laryngitis）是指以声门区为主的喉黏膜急性炎症，是成人呼吸道常见急性感染性疾病之一。可单独发生，也可继发于急性鼻炎、急性咽炎或急性传染病，男性发病率较高，以声嘶、喉痛为主要症状，好发于冬季、春季。常见病毒或细菌感染引起，多继发于上呼吸道感染。也可见于用声过度，比如说话过多、大声喊叫、剧烈久咳等。吸入有害气体（如氯气、氨气等）、粉尘或烟酒过度等也可引起急性喉炎。

【临床表现】

1. 全身症状　急性喉炎常发生于感冒之后，故有鼻塞、流涕、咽痛等症状，并可有畏寒、发热、乏力等全身症状。

2. 局部症状

（1）声嘶：声音嘶哑是急性喉炎的主要症状，开始时声音粗糙低沉，以后变为沙哑，严重者完全失声。

（2）咳嗽、咳痰：因喉黏膜发生卡他性炎症，故可有咳嗽、咳痰，但一般不严重。伴有气管支气管炎症时，咳嗽、咳痰会加重。

（3）喉痛：急性喉炎可有喉部不适或疼痛，一般不严重，也不影响吞咽。

3. 喉镜检查　喉黏膜弥漫性充血肿胀，尤以声门下区为重，使声门下区变窄。有时可见声带黏膜下出血，但两侧声带运动正常。

【评估要点】

1. 健康史

（1）评估病人有无上呼吸道感染史、急性鼻炎、急性咽炎或急性传染病病史。

（2）评估近期有无过度劳累、受凉、外伤史、较长时间接触有毒气体及变应原等。

（3）评估病人有无胃炎、胃溃疡病、糖尿病病史。

2. 身体状况　观察病人有无呼吸困难、高热、咳嗽、咳痰、咽喉疼痛的发生及持续时间。既往身体状况、类似情况的发病史。

3. 心理－社会状况　评估病人和家属心理状况，评估不同年龄、文化程度的病人对疾病的认知程度。

【护理问题】

1. 舒适改变　与炎症引起声嘶有关。

2. 急性疼痛　与喉部炎症有关。

3. 体温过高　与喉部黏膜感染引起炎症反应有关。

4　知识缺乏：缺乏有关本病相关的预防和保健知识。

5. 焦虑　与担心疾病预后有关。

【护理措施】

1. 一般护理　嘱其注意休息，减少活动，尽量少说话或禁声，使声带休息。向病人解释引起声音嘶哑和疼痛的原因，治疗方法和预后，使病人理解并坚持治疗。

2. 用药护理　根据医嘱指导病人及时用药或雾化吸入，并观察病人有无胃部不适、疼痛、吞咽困难症状有无缓解。

3. 病情观察

（1）注意观察病人呼吸情况，如有异常及时告知医生。

（2）注意观察病人体温变化，调节室内温度和湿度，保持空气流通，必要时采用物理降温或根据医嘱使用药物降温。及时发现和处理高热，多饮水，增加液体摄入，维持体液平衡。

4. 饮食护理　若没有吞咽困难的情况无需禁食。指导病人选择清淡、无刺激、流质或半流质饮食，减少刺激。

5. 生活护理　注意做好口腔护理，进食后用漱口液漱口，预防口腔溃疡、口腔黏膜炎。

【健康指导】

1. 生活指导

（1）告知病人多饮水，避免刺激性食物，保持大便通畅。

（2）养成良好的生活习惯，均衡营养，劳逸结合，不熬夜，避免过度劳累。

（3）保持口腔卫生，养成饭后漱口，早晚刷牙的好习惯。

（4）保持室内温湿度适中，预防上呼吸道感染。

（5）平时应加强锻炼，增强机体抵抗力。

2. 疾病知识指导

（1）避免发声不当和过度用声。

（2）如有上呼吸道感染及时就医，避免引起并发症。

（杨慧）

第三节　小儿急性喉炎病人的护理

小儿急性喉炎（acute laryngitis in children）有其特殊性，常累及声门下区黏膜和黏膜下组织，多在冬春季发病，好发于6个月~3岁的儿童，发病率比成人低。病因多由病毒或细菌感染引起，多继发于上呼吸道感染。也可是某些急性传染病如流行性感冒、麻疹、水痘、百日咳、猩红热等的前驱症状。小儿急性喉炎病情常比成人严重，易发生呼吸困难：①小儿喉腔狭小，喉软骨柔软，黏膜与黏膜下组织附着疏松，黏膜下淋巴组织及腺体组织丰富，罹患炎症时肿胀较重易发生喉阻塞。②小儿抵抗力低，故炎症反应较重。③小儿神经系统较不稳定，易受激惹而发生喉痉挛，喉痉挛后使喉腔更加狭小。④小儿咳嗽反射较差，不易排出喉部及下呼吸道分泌物，更使呼吸困难加重。小儿营养不良、变应性体质、牙拥挤重叠、慢性扁桃体炎、腺样体肥大、慢性鼻炎、鼻窦炎等极易诱发本病。

【临床表现】

1. 全身症状　急性喉炎常发生于感冒之后，故有鼻塞、流涕、咽痛等症状，并可有畏寒、发热、乏力等全身症状。

2. 局部症状

（1）喉痉挛、声嘶：早期以喉痉挛为主，声嘶多不严重。

（2）犬吠样咳嗽“空空”样声咳：炎症侵及声门下，可出现犬吠样咳嗽，可有黏稠痰液咳出。

（3）吸气性喉喘鸣：声门下黏膜水肿加重，可出现吸气性喉喘鸣。

（4）吸气性呼吸困难：严重时出现吸气性呼吸困难，患儿鼻翼扇动，吸气时胸骨上窝、锁骨上窝、肋间隙及上腹部软组织明显凹陷，面色发绀或苍白，有不同程度的烦躁不安。如不及时治疗，可出现脉细速、大汗淋漓、呼吸无力，甚至呼吸循环衰竭、昏迷、抽搐，导致死亡。

3. 喉镜检查　可见喉部黏膜充血、肿胀，声带由白色变为粉红色或红色，有时可见黏脓性分泌物附着。声门下黏膜因肿胀而向中间隆起。因小儿配合度差，故实际工作中很少对小儿行喉镜检查。

【评估要点】

1. 健康史

（1）评估患儿营养发育状况，有无变应性体质。

（2）评估近期有无受凉、上呼吸道感染史、上呼吸道慢性病等。

（3）评估患儿发热、咳嗽、咳痰、呼吸困难的发生和持续时间。

2. 身体状况　起病较急，多有发热、声嘶、咳嗽等，早期以喉痉挛为主，表现为空空样咳嗽或犬吠样咳嗽，继而发展为吸气性喉喘鸣、吸气性呼吸困难等。

3. 心理 – 社会状况　评估患儿和家属心理状况，评估不同年龄、文化程度的病人对疾病的认知程度。

【护理问题】

1. 有窒息的危险　与喉阻塞或喉痉挛有关。

2. 体温过高　与喉部黏膜感染引起炎症反应有关。

3. 潜在并发症：低氧血症。

4. 知识缺乏：家属缺乏识别小儿喉炎症状特点及预防知识。

【护理措施】

1. 抢救用品准备　床旁备好氧气、吸痰器，必要时备气管插管物品、气管切开包、心电监护仪、雾化吸入器等。

2. 保持呼吸道通畅

（1）小儿急性喉炎一旦确诊，就需要住院治疗。密切观察患儿呼吸型态，必要时吸氧、监测血氧饱和度；及时发现致命性的呼吸道梗阻。出现呼吸困难、吸气性软组织凹陷、喉喘鸣等症状，立即向医生汇报。

（2）清除呼吸道分泌物，给予氧气吸入，保持呼吸道通畅。

（3）床旁备置气管切开包，严重呼吸困难病人做好气管切开术前准备。

3. 用药护理 建立静脉通路，遵医嘱采用激素、抗生素治疗。

4. 病情观察

（1）心电监测，密切观察患儿的呼吸频率与节律、咳嗽、面色、唇色、肤色、意识状态，当患儿出现缺氧加重、鼻翼扇动、口唇发绀或苍白、指/趾端发绀、血氧饱和度下降、出汗、心动过速、烦躁不安至抽搐时，应立即告知医生，迅速行气管切开及其他解除喉梗阻的紧急措施。观察病人胃部不适、疼痛、吞咽困难症状有无缓解。

（2）注意观察病人体温变化，调节室内温度和湿度，保持空气流通，必要时采用物理降温或根据医嘱使用药物降温。及时发现和处理高热，多饮水，增加液体摄入，维持体液平衡。

5. 饮食指导 若没有吞咽困难的情况无需禁食。指导病人选择清淡、无刺激的流质或半流质饮食。

6. 心理护理 患儿起病急，病情凶险，家长多处于紧张和恐惧不安中，护理人员帮助病人了解发病的原因，治疗的目的、方法及预后，以消除紧张、焦虑等负面心理，保持情绪稳定，树立信心，积极配合治疗与护理，以取得最佳的治疗效果。

7. 生活护理 注意做好口腔护理，进食后用漱口液漱口，预防口腔溃疡、口腔黏膜炎。使患儿尽量卧床休息，保持安静，避免哭闹，减少体力消耗，减轻呼吸困难。

【健康指导】

1. 生活指导

（1）督促患儿平时不要过度喊叫，上呼吸道疾病高峰季节不去公共场合，如有不适及早就医。

（2）加强营养，增强患儿的抵抗力。

（3）保持口腔卫生，养成饭后漱口、早晚刷牙的好习惯。

2. 疾病知识指导

（1）小儿急性喉炎起病急，诊断治疗不及时会危及患儿生命，如出现声嘶、犬吠样咳嗽、吸气性喘鸣、呼吸困难等症状时应立即拨打急救电话，就近求医就诊。这些症状可能是喉梗阻的前兆，提示病情进展迅速，危及生命，需争分夺秒抢救。

（2）指导家属学会观察患儿的呼吸及咳嗽情况，发现异常及时与医护人员沟通。

（3）告知家属患儿感冒后不能随意喂服镇咳、镇静药物，因有些药物会引起排痰困难，加重呼吸道阻塞。

（4）气管切开的患儿应教会家属相关的知识和技能。

（杨慧）

第四节 声带息肉病人的护理

声带息肉（polyp of vocal cord）好发于一侧或双侧声带的前、中1/3交界处边缘，为半透明、白色或粉色表面光滑的肿物，是常见的引起声音嘶哑的疾病之一。

【临床表现】

1. 全身症状 除声音嘶哑之外，一般没有全身症状，主要是较长时间声嘶，其程度与息肉大小及部位有关。

2. 局部症状 通常息肉大者声嘶重，反之声嘶轻。息肉长在声带游离缘处声嘶明显，长在声带表面对发声影响较小，广基的大息肉可引起失声。声带息肉巨大者可以堵塞声门引起吸气性喉喘鸣和呼吸困难。

3. 专科检查　纤维喉镜检查可以详细观察声带息肉的大小、颜色、部位及声带运动情况。喉镜检查一侧或双侧声带前、中 1/3 交界处为有半透明、白色或粉色的肿物，表面光滑可带蒂，也可广基，带蒂的息肉有时随呼吸上下运动。少数病人可出现整个声带弥漫性息肉样变。

【评估要点】

1. 健康史

（1）评估病人有无上呼吸道感染史。

（2）评估病人咽喉部情况，了解有无慢性咽炎、胃酸反流病史和时间。

（3）评估病人生命体征、原发病用药情况、有无其他基础疾病及职业工作性质。

2. 身体状况　评估病人有无声音嘶哑、咽部异物感、发音疲劳、咽部疼痛及其他不适症状。

3. 心理－社会状况　病人和家属心理状况，评估不同年龄、文化程度的病人对疾病的认知程度。

【护理问题】

1. 沟通障碍　与术后相对禁声有关。

2. 急性疼痛　与声带黏膜水肿有关。

3. 体温过高　与术后炎症反应有关。

4. 知识缺乏：缺乏本病相关的预防和保健知识。

5. 焦虑　与担心疾病预后有关。

【护理措施】

1. 术后呼吸道的观察

（1）体位：全麻清醒后，生命体征平稳，给予病人床头抬高或半卧位。

（2）保持呼吸道通畅，遵医嘱给予氧气吸入和雾化吸入治疗，同时观察病人呼吸频率、节律的变化，以及口腔分泌物的颜色、量和性质。

2. 嗓音保健　术后应相对禁声两周，防止黏膜充血及增生。

（1）禁声：术后两周相对禁声，可以用手语和写字来交流。

（2）饮食：麻醉清醒后进食温凉流食，术后第 1d 开始进温凉软食，不宜食过烫、辛辣刺激性食物。

（3）良好的生活习惯：①保持良好的健康状态：首先是身体健康，要经常锻炼身体，预防上呼吸道感染，但锻炼身体还要注意劳逸结合，包括发声器官，过度极易导致嗓音疾病的发生。其次，心理健康对声音来说也同样重要，人的声音极易受情绪的影响，要从多方面提高自己的修养，保持良好的心态。②培养健康的生活习惯：要保证充足、适量的睡眠，每天需要 7~8h 的睡眠，睡眠不足易造成体力不支、喉部肌肉疲劳，使声音听起来低沉。③培养良好的用声习惯：讲话适量，勿过度用嗓，否则可使咽喉干燥、疲劳，引起声音嘶哑。

【健康指导】

1. 生活指导

（1）合理安排日常生活、劳逸结合，保证良好睡眠，避免精神紧张或过度疲劳。

（2）平时应加强锻炼，增强机体抵抗力，预防上呼吸道感染，对保护嗓音至关重要。

（3）合理饮食，避免辛辣刺激性食物，忌烟酒，减少对声带的刺激。

2. 疾病知识指导

（1）合理发声，不要滥用嗓音，避免大喊大叫。演唱或演讲时，要用声适当，一旦出现声音嘶哑，及时到医院就诊。

（2）配合用药，遵医嘱出院后继续应用雾化吸入减轻局部黏膜水肿，有胃酸反流的病人，口服保护胃黏膜的药，防止胃酸反流。

（3）声带息肉组织学属于良性病变，但术后长时间用声不当、咽喉反流、饮酒、吸烟易造成声带息肉的复发，因此术后定期复查，合理发声尤为重要。

（肖克珍）

第五节 声带小结病人的护理

声带小结（vocal nodules）是声带两侧良性结节。是慢性喉炎的一型，是炎性病变形成的。引起慢性喉炎的各种原因均可引起声带小结。声带小结被认为是由过度机械应激引起的声带创伤的结果，包括重复或慢性声音过度使用或使用不当。声带小结常位于声带膜部的中点。病人声音嘶哑是由于声带关闭不全所致。引起声带损伤的原因消除后，这些病变常可自愈。

【临床表现】

1. 局部症状 早期主要是发声易倦或间歇性声嘶，声嘶常在发高音时出现继续发展，呈持续性，且在较低声音时也可发生。

2. 间接喉镜检查 可见声带游离缘前、中 1/3 交界处声带逐渐隆起，成为明显小结。声带小结可成局限性小突起，也可呈广基梭形增厚，前者多为发声不当的歌唱家，后者常见于用嗓过度的职业人员。

【评估要点】

1. 健康史

（1）评估病人的职业、生活环境等。

（2）评估病人近期有无过度用嗓经历、呼吸道感染史等及声音嘶哑发生的时间。

2. 身体状况 评估病人近期的全身情况、既往身体状况等。

3. 心理－社会状况 评估病人及家属的心理状况，评估不同年龄、文化程度的病人对疾病的认知程度。

【护理问题】

1. 焦虑 与担心疾病预后有关。

2. 知识缺乏：缺乏有关手术的相关知识及用嗓保健的相关知识。

3. 舒适度改变 与发音时感声带疲劳有关。

【护理措施】

1. 术前宣教

（1）术前进行术前宣教，了解病人的心理问题，向病人详细讲解手术的注意事项，解除病人的紧张情绪。

（2）告知病人减少讲话以避免声带水肿。

（3）禁食辛辣刺激性食物，戒烟酒。

2. 术后护理

（1）全麻术后病人神志清醒、生命体征平稳后可给予半卧位。

（2）病人完全清醒后可少量饮水，进食温凉的半流食，避免辛辣刺激性饮食。

（3）密切观察生命体征，尤其是呼吸情况，如出现呼吸困难及时通知医生。

（4）遵医嘱给予雾化吸入，以预防感染及减轻声带水肿。

【健康指导】

1. 生活指导　预防上呼吸道感染，避免去人群密集、空气污染的地区。

2. 疾病知识指导

（1）指导病人正确的发音方法，避免长时间用嗓及高声喊叫。

（2）劳逸结合，避免用嗓过度。

（3）避免辛辣刺激性食物。

（4）术后一个月复诊一次，之后根据声带的恢复情况由医生预约复查。

（蔡永华）

第六节　喉乳头状瘤病人的护理

喉乳头状瘤（papilloma of larynx，LP）是喉部最常见的良性肿瘤，无明显性别差异，以 10 岁以下儿童多见，成人多发于 20~40 岁。儿童型肿瘤生长较快，手术后易复发，青春期后有自行停止生长的趋势；成人型喉乳头状瘤属癌前期病变，具有恶变的潜在危险。研究显示 LP 与人乳头状瘤病毒显著相关，此病还与喉的慢性炎性刺激及内分泌失调等因素有关。目前，喉乳头状瘤的治疗以手术为主，辅助药物治疗。

【临床表现】

1. 全身症状　早期无明显阳性体征，喉阻塞时可出现吸气性呼吸困难及三凹征。

2. 局部症状

（1）喉异物感：是发生在声带以外的肿瘤早期出现的症状。

（2）声嘶：声嘶进行性加重，严重者出现失音。声嘶程度与肿瘤生长部位有关，发生于声带边缘的肿瘤声嘶出现早；生长于其他部位累及声带，影响声带闭合时才发生声嘶。

（3）喉喘鸣及呼吸困难：肿瘤较大、堵塞呼吸道可出现喉喘鸣及呼吸困难。

（4）喉疼痛及咳嗽：晚期肿瘤溃烂时可出现喉部疼痛及刺激性咳嗽。

3. 喉镜检查　可见肿瘤呈苍白、淡红或暗红色，表面不平，呈乳头状增生。成人以单发、带蒂多见，儿童多呈广基、多发性。肿瘤主要位于声带，向上可波及室带、喉室、会厌，向下可至声门下、气管等处。

4. 影像检查　X 线或 CT 检查可了解肿瘤大小、侵犯范围等。

5. 组织学检查　取肿瘤组织送病理检查明确诊断。

【评估要点】

1. 健康史　评估病人喉异物感、声嘶、咳嗽、喉痛、呼吸困难的发生程度及持续时间等，有无明显诱因如上呼吸道感染史。儿童病人还需评估营养、发育、手术史及是否复发等情况。

2. 身体状况 观察病人声嘶、呼吸困难、喉喘鸣、喉部疼痛及咳嗽等情况。儿童因喉腔较小，肿瘤生长较快，常为多发性，易发生喉阻塞；症状可逐渐加重或因并发感染时突然出现。因长期呼吸困难、缺氧，可导致胸腔发育异常，呈漏斗胸。成人病程进展缓慢。

3. 心理－社会状况 成人喉乳头状瘤有恶变倾向，病人常担心是否会恶变；儿童喉乳头状瘤常反复发作，多次手术，既影响患儿生长发育，又增加家庭经济负担；出现严重呼吸困难时病人可出现紧张和恐惧等负面心理，因此，护士应注意评估病人和家属心理状况，评估不同年龄、文化程度的病人对疾病的认知程度，为病人提供个性化护理。

【护理问题】

1. 有窒息的危险 与喉阻塞有关。

2. 疼痛 与肿瘤溃烂、手术损伤有关。

3. 焦虑 与疾病反复发作、担心预后有关。

4. 语言沟通障碍 与声音嘶哑及气管切开有关。

5. 知识缺乏：缺乏疾病的相关知识。

6. 家庭应对无效 与缺乏疾病照顾方面的知识有关。

【护理措施】

1. 术前护理

（1）向病人及家属介绍疾病的特点、主要治疗方法及手术方式等，使其了解相关知识，减轻对手术的恐惧，积极配合治疗。

（2）严密观察病情变化，观察病人声嘶、喉喘鸣及呼吸困难等情况。因喉阻塞引起Ⅱ度及以上呼吸困难者给予氧气吸入，备好气管切开包及其他抢救物品；嘱病人卧床休息，儿童勿哭闹，以免加重缺氧；必要时协助医生行气管切开术。

（3）加强营养，保持口腔清洁。

（4）积极完善术前检查及准备。

2. 术后护理

（1）全麻清醒生命体征稳定后，给予半卧位或抬高床头。

（2）给予流质或半流质饮食，逐渐过渡到普食。

（3）严密监测生命体征及血氧饱和度，特别是有无呼吸困难症状。必要时给予氧气吸入。

（4）观察出血情况，观察口中分泌物的颜色、性状及量，如已行气管切开者，同时要观察气道内分泌物的颜色、性状及量。如有活动性出血，及时报告医生，冷敷颈部，遵医嘱使用止血剂等处理。

（5）保持气道通畅，手术后术区肿胀、麻醉插管致喉损伤、出血及分泌物排出困难等因素均可堵塞呼吸道，引起呼吸困难。喉水肿引起呼吸困难时应遵医嘱及时给予地塞米松静脉注射及雾化吸入；及时吸出或轻咳排出血液及分泌物；备好气管切开包及其他抢救物品。已行气管切开者行气管切开护理。

（6）保持口腔清洁，用漱口水漱口。

（7）术后根据病人情况遵医嘱禁声 1~2 周，以减少声带活动，减轻声带充血水肿；行气管切开者不能发音，因此，在禁声及气管切开期可使用纸笔、书写板，配合手势、表情、目光等方式进行交流。

3. 用药护理 目前，喉乳头状瘤的治疗以手术为主，辅助药物治疗，如干扰素、西多福韦等，用药前告知病人及家属用药的目的、意义、方法及注意事项等。

（1）干扰素：基于 HPV 感染与人乳头状瘤发病密切相关这一结论，抗病毒药物治疗已运用于临床，其中最常见的是干扰素。干扰素可全身注射和肿瘤基底部局部注射，后者可减轻药物不良反应的发生率。使用干扰素后可能出现恶心、高热、皮疹、关节疼痛及肝功能异常等反应，告知高热 24h 后可逐渐恢复正常，应多喝水，勿抓挠皮肤，用药期间监测血常规及肝功能等。

（2）西多福韦：胞嘧啶核苷酸类似物，是用于抗癌的药物，因其可以抗 DNA 病毒，是目前治疗复发性呼吸道乳头状瘤病毒最常用的辅助药物，其使用方法是在行喉乳头状瘤手术时病变内注射西多福韦。不良反应包括蛋白尿、血清肌酸酐升高、中性粒细胞减少、发热和酸中毒。

【健康指导】

1. 生活指导

（1）建立良好的卫生生活习惯，戒烟酒及辛辣刺激性食物。

（2）加强锻炼和营养，增强机体抵抗力，预防上呼吸道感染。

2. 疾病知识指导

（1）带气管套管出院者，教会病人或家属护理套管的方法。

（2）术后 1 个月、3 个月、半年复查 1 次，以后每半年复查 1 次，如出现声嘶、呼吸困难等症状随时就诊，若有复发及时治疗。

（李燕）

第七节 喉癌病人的护理

喉癌（carcinoma of the larynx）是头颈部常见的恶性肿瘤，占全身恶性肿瘤的 1%~5%，我国华北和东北地区的发病率远高于江南各省，高发年龄为 40~60 岁，男性较女性多见，男女发病率之比为（7~10）：1。喉癌中 96%~98% 为鳞状细胞癌，其他如腺癌、基底细胞癌、低分化癌、淋巴肉瘤和恶性淋巴瘤等较少见。病因可能与吸烟、饮酒、病毒感染、环境因素、射线照射、性激素代谢紊乱及某些微量元素缺乏等因素有关。

【临床表现】

临床表现主要有声嘶、呼吸困难、咳嗽、吞咽困难及淋巴结转移。根据肿瘤发生的部位，喉癌大致可分为以下四种类型，各型临床表现不一。

1. 声门上癌（包括边缘区） 约占 30%，在我国东北地区多见。肿瘤大多原发于会厌喉面根部，早期甚至肿瘤已发展到相当程度，常仅有轻微的或非特异性的症状，如咽痒、异物感、吞咽不适感等而不引起病人的注意。该型肿瘤分化差，发展快，故肿瘤常在出现淋巴结转移时才引起警觉。咽喉痛常于肿瘤向深层浸润或出现较深溃疡时才出现。声嘶为肿瘤侵犯杓状软骨、声门旁间隙或累及喉返神经所致。呼吸困难、咽下困难、咳嗽、痰中带血或咯血等常为声门上癌的晚期症状。原发于会厌喉面或喉室的肿瘤，由于位置隐蔽，间接喉镜检查常不易发现，纤维喉镜仔细检查可早期发现病变。

2. 声门癌 最为多见，约占60%，一般分化较好，转移较少。早期症状为声音改变，初起为发音易疲倦或声嘶，无其他不适，多误以为“感冒”“喉炎”，特别是以往有慢性喉炎者。因此，凡40岁以上，声嘶超过2周，经发声休息和一般治疗不改善者，必须仔细做喉镜检查。随着肿瘤增大，声嘶逐渐加重甚至失声。呼吸困难是声门癌的另一常见症状，常为声带运动受限或固定，加上肿瘤组织堵塞声门所致。肿瘤组织表面糜烂可出现痰中带血。晚期肿瘤向声门上区或下区发展，除严重声嘶或失声外，可出现放射性耳痛、呼吸困难、吞咽困难、咳痰困难及口臭等。最后可因大出血、吸入性肺炎或恶病质死亡。

3. 声门下癌 即位于声带平面以下、环状软骨下缘以上部位的癌症。声门下型喉癌少见，因位置隐蔽，早期症状不明显，不易在常规喉镜检查中发现。当肿瘤发展到相当程度时，可出现刺激性咳嗽、声嘶、咯血和呼吸困难等。

4. 跨声门癌 指原发于喉室的癌症，跨越声门上区及声门区的喉癌。由于肿瘤深在而隐蔽，早期症状不明显，当出现声嘶时，常已先有声带固定，而喉镜检查仍未能窥见肿瘤。其后随癌细胞向声门旁间隙扩展，浸润和破坏甲状软骨时，可引起咽喉痛，并可于患侧摸到甲状软骨隆起。

应用间接喉镜、直接喉镜或纤维喉镜等能进一步观察肿块的部位、形态、范围和喉的各部分情况，观察声带运动和声门大小情况等。可见喉部有菜花样、结节样或溃疡性新生物。应注意观察声带运动是否受限或固定。还要仔细触摸会厌前间隙是否饱满，颈部有无肿大的淋巴结，喉体是否增大，颈前软组织和甲状腺有无肿块。

【评估要点】

1. 健康史 询问病人发病前的健康状况，有无长期慢性喉炎或其他喉部疾病如喉白斑、喉角化症、喉乳头状瘤等，了解病人发病的危险因素，如有无长期吸烟、饮酒、接触工业废气、肿瘤家族史等。

2. 身体状况 观察病人有无声嘶、呼吸困难、咳嗽、吞咽困难及淋巴结转移。既往身体状况、类似情况的发病史。根据肿瘤发生的部位，四种类型的临床表现不一，评估重点不同。

（1）声门上癌：有无咽痒、异物感、呼吸困难、咽下困难、咳嗽、痰中带血或咯血等。

（2）声门癌：有无声嘶甚至失声、放射性耳痛、呼吸困难、吞咽困难、咳痰困难及口臭等。

（3）声门下癌：有无刺激性咳嗽、声嘶、咯血和呼吸困难等。

（4）跨声门癌：有无声嘶、咽喉痛。

3. 心理－社会状况 喉癌的确诊会给病人和家属带来极大的精神打击，病人和家属都需要重新适应。应了解病人的年龄、性别、文化层次、职业、社会职位、压力应对方式、对疾病的认知程度、家庭功能等。因此，应根据病人的具体情况评估病人的心理状况，以便协助病人选择有效的、能够接受的治疗方案，同时有利于术后心理问题的疏导。

【护理问题】

1. 焦虑 与被诊断为喉癌及缺乏治疗、预后的知识有关。

2. 有窒息的危险 与术前肿块过大、术后造口直接暴露于外界环境，异物易进入有关。

3. 急性疼痛　与手术引起局部组织机械性损伤有关。

4. 语言沟通障碍　与喉切除有关。

5. 潜在并发症：出血、肺部感染、咽瘘、乳糜漏等。

6. 有感染的危险　与皮肤完整性受损、切口经常被痰液污染、机体抵抗力下降有关。

7. 有营养失调的危险：低于机体需要量　与术后营养摄入途径、种类改变有关。

8. 自理能力缺陷　与术后疼痛、身体虚弱、各种引流管和导管限制活动有关。

9. 自我形象紊乱　与术后对喉部结构和功能的丧失不能适应有关。

10. 知识缺乏：缺乏出院后自我护理知识和技能。

【护理措施】

1. 术前护理

（1）术前病情观察：①呼吸困难和低氧症状：评估病人有无吸气性呼吸困难及其程度，有无喉喘鸣及吸气性软组织凹陷，有无面色苍白、发绀等低氧表现。②吞咽困难：评估病人有无吞咽困难及其程度。③声嘶：评估病人音质和音量。

（2）呼吸道护理：注意观察呼吸情况；避免激烈运动；防止上呼吸道感染；有呼吸困难者，应卧床休息，减少活动，以降低机体耗氧量及减轻心脏负担。必要时床旁备气管切开包。呼吸困难者按喉阻塞护理。

（3）饮食指导：术前可进食高蛋白、高热量、高维生素、易消化的清淡饮食，以增强体质及提高术后组织修复能力，忌辛辣及刺激性食物，禁烟酒。有吞咽困难者遵医嘱予留置胃管或静脉营养治疗。

（4）术前准备：①皮肤准备：剃胡须，颈清扫者剃头发至少至耳后四横指处，取皮区备皮，并注意避免皮肤破损。②配血，药物过敏试验。③用物准备：大毛巾、镜子、纸巾、书写用的笔和纸等。术前备好小镜子、纸巾等物品，用作术后照着练习自行更换气管内套管及抹除气管造口外痰液及分泌物的动作。④消化道准备：予漱口液漱口，术前按麻醉要求禁食（结肠代食管者按医嘱术前日口服肠道不吸收抗生素，并进行肠道清洁准备），部分喉切除术前留置胃管。

（5）心理护理：评估病人的心理状况，给予心理疏导，解释术后的各种替代发音方法（食管发音、配戴电子喉、放置发音管、人工机械喉等），使病人树立治愈疾病的信心。

（6）健康宣教：掌握有效咳嗽、咳痰的方法，练习床上大小便，掌握术后失语沟通方法。

2. 术后观察要点

（1）喉癌微创手术病情观察：①生命体征及血氧饱和度，尤其是呼吸、血压情况。②音质和音量。③唾液及痰液的性状，注意有无咯血、憋气等出血症状。④并发症：神经损伤如伸舌歪斜、舌麻木、味觉异常、进食呛咳，咽喉黏膜损伤及牙有无松脱等。

（2）喉部分切除术或全喉切除术的病情观察：①生命体征及血氧饱和度，尤其是呼吸、血压情况。②有无皮下气肿、皮下气肿的范围及消长情况。③伤口出血情况：痰液及唾液性状，伤口引流液的性状及量，伤口敷料渗血情况，胃管引出液的性状及量，伤口周围是否有肿胀并触及包块。若发现活动性出血，应及时告知医生进行处理。④伤口感染和咽瘘：体温变化，伤口周围有无红、肿、热、痛和分泌物渗出，注意伤口有无腐臭味，进食后观察是否有食物从伤口周围外渗。发现特殊情况时，及时告知医生进行处理。⑤乳糜瘘：伤口引流管有大量淡黄色液或乳白色液引出，应警惕乳糜瘘的发生。

3. 术后护理要点

（1）喉癌微创手术治疗护理：指导病人正确用声（指导非张力发声，单侧声带切除者应尽量少发声，双侧声带切除者应鼓励病人适当说话以防粘连），避免剧烈咳嗽及剧烈运动引起出血，指导预防上呼吸道感染。

（2）体位：麻醉完全清醒后，视病人情况给予平卧位或半坐卧位，利于颈部伤口引流，减轻颈部组织充血、水肿。避免头颈部过伸、悬空及头部过度活动，影响伤口的愈合。鼓励早期床上活动，以增加肠蠕动，促进食欲，促进咳嗽排痰，预防皮肤长期受压致压疮形成。

（3）饮食护理：术后禁食，留置胃管者予胃肠减压 24~48h，停胃肠减压后鼻饲流质，根据手术方式不同予鼻饲流质 7~14d，防止营养摄入不足，保证鼻饲量，鼓励少量多餐；注意鼻饲饮食中各种营养的供给，包括热量、蛋白质、维生素、纤维素等；病人鼻饲饮食发生不适时，如腹胀、打嗝等，及时处理；做好鼻饲管护理，防止堵塞、脱出。7~14d 后行吞咽功能训练，试经口进食（部分喉切除者进食团状食物、全喉切除者进食流质食物），进食顺利后拔除胃管，进食高热量、易消化的半流质饮食或软食，避免粗糙刺激性食物。

（4）呼吸道护理：向病人讲解新的呼吸方式，气体不从鼻进出而从颈部气管造口进出，不可遮盖或堵塞颈部造口；观察病人呼吸的节律和频率，监测血氧饱和度；定时湿化吸痰，防止痰液阻塞气道；温度在 22~24℃，湿度在 70%~90%（天气干燥时可予空气湿化机加强空气湿化），防止气道干燥结痂；鼓励病人深呼吸和咳嗽，排出气道分泌物，保持呼吸道通畅，防止肺部感染。学会有效咳嗽排痰的方法：先深吸气 2 次后屏气，再用适当力咳出，同时可用手轻轻按伤口，以减轻疼痛。每天应定时配合拍背以促进排痰。

（5）防止切口出血：注意观察病人的血压、心率变化；切口加压包扎；吸痰动作轻柔；仔细观察出血量，包括敷料渗透情况、痰液性状、口鼻有无血性分泌物、负压引流量及颜色；如有大量出血，应立即让病人平卧，用吸引器吸出血液，防止误吸，同时建立静脉通道，尽快通知医生，根据医嘱使用止血药或重新手术止血，必要时准备输血。

（6）预防感染和咽瘘：注意观察体温变化；换药或吸痰时注意无菌操作；每日消毒气管套管；气管纱布潮湿或受污染后应及时更换；负压引流管保持通畅有效，防止死腔形成；做好口腔护理；术后勿将痰、分泌物等咽下，全喉切除者术后 7~10d 内尽量不做吞咽动作，以免牵拉或污染咽喉部伤口，引起伤口出血、感染而形成咽瘘。分泌物多时配合定时吸痰。根据医嘱全身使用抗生素；增加营养摄入，提高自身免疫力。

（7）疼痛护理：评估疼痛的部位、程度，告知疼痛的原因和可能持续的时间；必要时按医嘱使用镇痛药物或镇痛泵；抬高床头 30°~45°，减轻颈部切开张力；教会病人起床时保护颈部的方法；避免剧烈咳嗽加剧切口疼痛。

（8）用药护理：配合医嘱使用抗炎、稀释痰液等药物，掌握雾化吸入的方法，配合行气管内滴药，以利排痰及防止感染，注意防呛咳。根据病人的年龄及心功能，有计划安排输液顺序及输液速度。

（9）引流管护理：伤口引流管及胃管接负压瓶，尿管接引流袋，观察并记录引流液颜

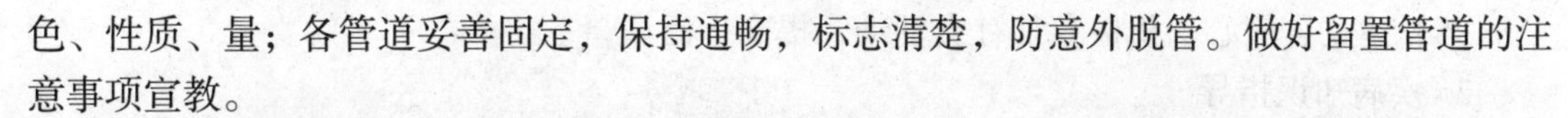

色、性质、量；各管道妥善固定，保持通畅，标志清楚，防意外脱管。做好留置管道的注意事项宣教。

（10）结肠代食管手术的护理：①腹部伤口的护理：保持腹腔引流管有效引流，咳嗽时保护好伤口，观察伤口敷料情况。②观察肠道功能的恢复情况：观察胃肠减压引出液的颜色、气味及量；是否存在呕吐及呕吐物的性状；是否有腹胀、腹痛、肛门排气。③指导床上活动，促进胃肠功能的恢复。

（11）转移皮瓣的护理：防止移植皮瓣受压、受寒，保证局部有效引流，定时观察皮瓣皮肤颜色、皮温、毛细血管充盈反应和肿胀程度。

（12）语言交流障碍护理：评估病人读写能力，术前教会病人简单的手语，以便术后与医护人员沟通，表达个体需要；术后也可使用写字板、笔或纸，对于不能读写的病人可用图片。鼓励病人与医护人员沟通，交流时给予病人足够的时间，表示耐心和理解；告知病人术后一段时期可以学习其他发音方式如食管发音、电子喉等。

（13）自理缺陷的护理：术后一段时间病人自理缺陷，应做好各项基础护理，保持病人身体清洁舒适，满足其基本需要。以后根据病人病情和切口愈合情况，协助其逐渐增加活动量，恢复自理能力。指导病人进行床上和床边活动，并注意保护好颈部伤口，防止气管异物发生，离床活动时防跌倒。

（14）心理护理：帮助病人适应自己形象的改变，关注尊重病人，鼓励病人说出内心感受，避免流露出嫌弃或不耐烦；介绍成功案例，现身说法；调动家庭支持系统，主动参与社会交往。还可教会病人制作围巾、镂空饰品等遮盖造瘘口，保持自我形象整洁。

4. 放射治疗病人的护理　告知病人放疗可能出现的副作用如皮肤损害、黏膜损害等及应对方法，放疗后局部皮肤可能有发黑、红肿、糜烂，注意用温水轻轻清洁，不要用肥皂、沐浴露等擦拭皮肤，然后涂以抗生素油膏；鼓励病人树立信心，克服反应，坚持完成疗程；注意观察呼吸，因放疗会引起喉部黏膜充血肿胀，使气道变窄，如病人出现呼吸困难，可先行气管切开，再行放疗。

【健康指导】

1. 生活指导

（1）保持室内温、湿度适宜，必要时使用空气加湿器。

（2）教会带管出院者掌握气管套管护理的方法。①学会对着镜子取放气管内套管的方法。②保持气管套管及呼吸道通畅，定期更换及煮沸消毒，擦洗干净，每天 2 次。③气管套管要妥善固定，防止脱管，固定系带打结于颈侧，松紧度以能放入 1 个手指为宜。④清洁、消毒造瘘口：每日观察造瘘口是否有痰液或痰痂附着，每天更换气管垫 1~2 次，可用湿润棉签清洁，必要时使用酒精棉球消毒造瘘口周围皮肤。⑤气管内滴药的方法为将药液沿气管套管壁轻轻滴下，湿化频次每小时一次或每 2h 一次，防止呛咳。

（3）制作特殊小口罩，遮住造瘘口，以防吸入灰尘及异物，寒冷天气可防止冷空气直接吸入肺内，导致刺激性咳嗽。

（4）建立自我保护意识：淋浴时花洒等不能直接对着瘘口，盆浴时水不可超过气管套管，注意勿使水流入气管套管。外出时可用有系带的清洁纱布垫系在颈部，遮住气管造口入口，严防异物不慎经瘘口掉入气管内导致呛咳或窒息。不到人群密集处，防止上呼吸道感染。可适当锻炼身体，增强抵抗力，但不可进行水上运动。

（5）建立自信心，积极参加社会活动，提高生活质量。

2. 疾病知识指导

（1）根据病人具体情况向气管内滴入湿化液，以稀释痰液，防止痰液干燥结痂，痰液难以咳出及堵塞套管；多饮水；如气道内有痂皮形成，应去医院，切勿自行清理，以免痂皮坠入气管内。

（2）戒烟、酒及刺激性食物。

（3）适当休息和工作，掌握锻炼程度，增强体质，提高机体抵抗力。进行恢复头颈、肩功能的锻炼。

（4）复诊指导。定期随访，一个月内每两周一次，三个月内每月一次，一年内每三个月一次，一年后每半年一次。如发现造瘘口出血、呼吸困难、造瘘口有新生物或颈部触及肿块等情况时立即就诊，随诊 5 年。

（5）学会自查颈部淋巴结的方法，如有颈部淋巴结肿大或包块、呼吸不畅及时到医院就诊。

（6）发音康复指导，术后 3~4 个月可开始训练发音。向病人提供有关发音康复训练、参与社会活动组织如喉癌俱乐部等的建议与信息。喉全切术后，有三种不同的方法可以帮助病人重建发音功能：①食管发音。是最为经济、简便的方法，其基本原理是：经过训练后，病人把吞咽进入食管的空气从食管冲出，产生声音，再经咽腔和口腔动作调节，构成语言。其缺点是发音断续，不能讲长句子。②电子喉发音。也是喉全切除病人常用的交流方式。具体方法是讲话时将其置于病人颏部或颈部，利用音频振荡器产生声音，即可发出声音，但声音欠自然。③食管气管造瘘术。是通过外科手术在气管后壁与食管前壁之间造瘘，插入发音钮（单向阀），发音机制为当病人吸气后，堵住气管造口，使呼出的气体通过单向阀进入食管上端和下咽部，产生振动而发音，病人配合口腔、舌、牙、嘴唇的动作形成语言。常用的发音钮包括 Blom-Singer 发音假体、Provox 发音钮等。

（吴洁丽）

第八节 喉阻塞病人的护理

喉阻塞（laryngeal obstruction）亦称喉梗阻，因喉部或其邻近组织的病变，使喉部通道（特别是声门处）发生狭窄或阻塞而引起的呼吸困难。病情严重者，如不及时治疗，可危及生命，是耳鼻咽喉科常见急症之一。它不是一种独立的疾病，而是一个由各种不同病因引起的症状。病因一般包括炎症、外伤、异物、水肿、肿瘤、畸形、声带瘫痪等。

喉阻塞导致的阻塞性呼吸困难，可导致缺氧和二氧化碳蓄积，这两种情况对全身的组织器官都有危害。特别是对耗氧量较大，同时也是对缺氧最为敏感的组织——脑和心脏的损伤最为严重和明显。缺氧和二氧化碳蓄积对机体的危害，除与呼吸困难程度和时间长短有关外，尚与病人年龄和营养有关。年龄小或营养不良者，对缺氧和二氧化碳蓄积的耐受力较差，尤其是幼儿声门狭小，喉软骨尚未钙化，喉黏膜下组织松弛，喉部神经发育不完善易受刺激而引起痉挛，故呼吸困难进展较成人快。

【临床表现】

1. 全身症状

（1）缺氧症状：初期机体尚可耐受，无明显的缺氧症状。随着阻塞时间的延长、程度的加重，开始出现呼吸快而深、心率加快、血压上升。若阻塞进一步加重则开始出现缺氧而坐卧不安、烦躁、发绀。终末期则有大汗淋漓、脉搏细弱且快速或不规则，呼吸快而浅表、惊厥、昏迷，甚至心脏骤停。缺氧程度可通过经皮血氧检测仪来判断。

（2）声音嘶哑：常有声音嘶哑，甚至失声。病变发生于室带或声门下腔者，声嘶出现较晚或不出现。

2. 局部症状

（1）吸气期呼吸困难：是喉阻塞的主要症状。在吸气时气流将声带斜面向下、向内推压，使声带向中线靠拢，在喉部黏膜充血肿胀或声带固定时，声带无法做出正常情况下的外展动作来开大声门裂，使本已变狭窄的声门更加狭窄，以致造成吸气时呼吸困难进一步加重。呼气时气流向上推开声带，使声门裂变大，尚能呼出气体，故呼气困难较吸气时为轻。

（2）吸气期喉鸣：是喉阻塞的重要症状。吸入的气流挤过狭窄的声门裂，形成气流漩涡反击声带，声带颤动而发出一种尖锐的喉鸣声。

（3）吸气期软组织凹陷：因吸气时空气不易通过声门进入肺部，胸腹辅助呼吸肌均代偿性加强运动，将胸部扩张，以助呼吸进行。但肺叶不能相应地膨胀，造成胸腔内负压增加，将胸壁及其周围的软组织吸入，使颈、胸和腹部出现吸气性凹陷——三凹征（颈部：胸骨上窝和锁骨上、下窝；胸部：肋间隙；腹部：剑突下和上腹部）。凹陷的程度常随呼吸困难的程度而异。儿童的肌张力较弱，凹陷征象更为明显。

【评估要点】

1. 健康史　评估病人近期健康状况，有无过度疲劳、上呼吸道感染病史，有无喉部外伤、吸入异物、喉部肿瘤史，有无接触变应原史，有无甲状腺手术史、气管插管病史等，还要注意评估病人呼吸困难发生的时间、程度、有无诱因等。

2. 身体状况　观察病人有无吸气期呼吸困难、吸气期喉鸣、吸气期软组织凹陷、声音嘶哑、缺氧症状等。既往身体状况、类似情况的发病史。

3. 呼吸困难分度　为了区别病情的轻重，准确地掌握治疗原则及手术时机，将喉阻塞引起的吸气期呼吸困难分为四度。

（1）一度：安静时无呼吸困难表现。活动或哭闹时，有轻度吸气期呼吸困难。

（2）二度：安静时也有轻度吸气期呼吸困难，吸气期喉鸣和吸气性胸廓周围软组织凹陷，活动时加重，但不影响睡眠和进食，亦无烦躁不安等缺氧症状，脉搏尚正常。

（3）三度：吸气性呼吸困难明显，喘鸣音甚响，胸骨上窝，锁骨上、下窝，上腹部、肋间等处软组织吸气性凹陷显著。并因缺氧而出现烦躁不安、不易入睡、不愿进食、脉搏加快等症状。

（4）四度：呼吸极度困难。由于严重缺氧和二氧化碳蓄积增多，病人坐卧不安、手足乱动、出冷汗、面色苍白或发绀、定向力丧失、心律失常、脉搏细弱、血压下降、大小便失禁等。如不及时抢救，可因窒息、昏迷及心力衰竭而死亡。

4. 心理－社会状况　喉阻塞病人常急诊就医，病人和家属都会因病人呼吸困难威胁生命而紧张、恐惧。要注意评估病人的年龄、文化程度、性别、情绪状态、对本病的认知程度等，同时评估家属的心理状况。

【护理问题】

1. 有窒息的危险　与喉阻塞或手术后气管套管阻塞或脱管有关。

2. 语言沟通障碍　与声嘶或失声，声带病变引起功能下降有关。

3. 恐惧　与病人呼吸困难、害怕窒息死亡有关。

4. 潜在并发症：低氧血症、术后出血、皮下血肿、气胸、感染等。

5. 知识缺乏：缺乏气管切开术后自我护理和喉阻塞预防知识。

【护理措施】

（一）一般护理

1. 准备急救物品　喉阻塞病人床旁应备好吸氧、吸痰装置，气管切开包、型号适宜的气管套管、气管插管、头灯等急救物品。同时做好紧急情况下床旁气管切开的准备。

2. 病情观察　密切观察病情变化及喉阻塞程度，发现病情加重及时通知医生。

（1）意识及生命体征，尤其是呼吸和血氧饱和度情况。

（2）胸骨上窝、锁骨上窝、肋间隙、剑突下等处有无软组织凹陷。

（3）有无吸气期喉鸣声。

（4）有无声音嘶哑症状。

（5）有无缺氧症状以及饮食及睡眠情况。

3. 心理护理　医护人员应向病人及其家属解释呼吸困难产生的原因、治疗方法和疗效，做好解释和安抚，尽量减轻病人恐惧心理，避免不良刺激，帮助病人树立信心，以配合治疗和护理。对喉阻塞较严重需行气管切开者要耐心讲解手术的意义及配合要点。

4. 保持呼吸道通畅，改善缺氧症状，预防窒息

（1）环境：创造安静的休息环境，病室保持适宜的温度和湿度。协助取半坐卧位，卧床休息，尽量减少外界刺激，小儿病人尽量避免哭闹，以减少耗氧量。

（2）吸氧：根据病人的呼吸和血氧饱和度情况，必要时给予吸氧。

5. 饮食护理　进食清淡、高蛋白食物。拟急诊手术者按要求禁食、禁饮。

6. 对症处理

（1）一度呼吸困难：明确病因后，一般通过针对病因的积极治疗即可解除喉阻塞，不必做急诊气管切开术。护士应为病人建立静脉通道，按医嘱及时准确使用药物，如抗生素、糖皮质激素等。注意观察病人用药后的效果。

（2）二度呼吸困难：对症治疗及全身治疗的同时积极治疗病因。由急性病因引起的，如异物、喉外伤或双侧声带瘫痪等，病情通常发展较快，应在治疗病因的同时做好气管切开术的相关准备。由慢性病因引起者，病情发展通常较慢，大都可以通过病因治疗解除喉阻塞，避免做气管切开术。

（3）三度呼吸困难：在严密观察呼吸变化并做好气管切开准备的情况下，可先试用对症治疗和病因治疗。若经保守治疗未见好转，应及早行气管切开术。

（4）四度呼吸困难：立即行气管切开术。若病情十分紧急时，可先行环甲膜切开术。

（二）气管切开术病人的护理

1. 紧急气管切开术的护理配合

（1）评估：病人的病情，尤其是呼吸情况；病人对操作的认知程度及配合程度。

（2）准备：①护士：着装整齐，洗手，戴口罩、手套。②物品：气管切开包、针线和

刀片（尖刀片和圆刀片各一片）、手术衣、无菌手套、麻醉药物、气管套管（具体类型及型号根据病人的年龄、性别及病情而定）、光源、氧气、有效的负压吸引器及吸痰用物。③环境：清洁、舒适、光线充足，利于操作。④病人：取仰卧位，肩下垫枕，头后仰，头部保持正中位；严重呼吸困难出现强迫体位者，可采取半卧位。

（3）操作配合

1）术前配合：①核对医嘱及病人，向病人解释紧急手术的目的及配合要点。②密切观察病人的意识及生命体征，尤其注意呼吸情况。给予床边心电监护及血氧饱和度监测。③根据病情给予吸氧，调节合适的氧流量。④建立静脉通道。⑤摆好手术体位。

2）术中配合：①打开气管切开包，准备好刀片、气管套管等用物。②协助皮肤消毒。③协助局部麻醉，做好麻醉药的核对。④协助气管切开，配合医生行负压吸引。⑤密切观察病人的意识及生命体征，尤其注意呼吸情况。

3）术后处理：①协助医生置入气管套管，系带打死结固定气管套管。②用Y型小方纱垫于气管套管与切口之间。③气囊气管套管予充气4~6ml。④及时吸除手术切口和气管内的血液和分泌物。

4）做好物品整理及护理记录。

5）气管套管型号的选择：根据病人的年龄、性别和病情选择合适的气管套管。详见表4-8-1。

表4-8-1　金属气管套管型号选用表

适用年龄	1~5个月	1岁	2岁	3~5岁	6~12岁	13~18岁	成年女子	成年男子
套管内径（mm）	4.0	4.5	5.5	6	7	8	9	10

2. 术后护理

（1）保持气管套管通畅：气管套管应保持通畅，有分泌物咳出时及时清理，内套管每4~6h清洗或更换一次，清洗后立即放回，内套管不宜脱离外套管过久，以防外套管被分泌物堵塞。如分泌物较多或小儿气管切开病人，要增加清洗次数，以防分泌物堵塞管道影响呼吸。

（2）维持下呼吸道通畅：室内保持适宜的温度和湿度，温度在22~24℃，湿度在70%~90%（天气干燥时可予空气湿化机加强空气湿化）。痰液黏稠者可行雾化吸入治疗，定时通过气管套管滴入少许生理盐水等，以稀释痰液，便于咳出，必要时可用负压吸引器吸出下呼吸道痰液。协助病人取半卧位，鼓励有效咳嗽、咳痰，病因解除、病情允许者鼓励多下床活动以促进痰液排出。

（3）预防感染：①每12h清洁消毒切口一次，更换气管套垫，有污染时随时更换，注意无菌操作，减少切口和肺部感染机会。②进营养丰富的半流质饮食或软食，增加蛋白质、维生素的摄入，增强机体抵抗力。③密切观察体温变化，切口渗血、渗液情况，气管内分泌物的量及性质；如有发热、分泌物增多、性质异常及时报告医生。④按医嘱使用抗生素。⑤鼓励病人多翻身和下床活动，必要时帮助其翻身拍背，预防肺部感染。

（4）再次发生呼吸困难的处理：气管切开后病人若再次发生呼吸困难，应考虑如下三种原因并做相应处理：①套管内管阻塞：如拔出套管内管呼吸即改善，表明气管内管阻塞，应予更换或清洁后再放入。②套管外管或下呼吸道阻塞：拔出内套管后呼吸仍无改善者，可滴入湿化液并进行深部吸痰后，呼吸困难可缓解。③外套管脱出：如内套管取出后呼吸困难未缓解，吸痰管置入困难或气管套管口测不到气流，应立即通知医生并协助重新插入套管。

（5）预防脱管：①气管外套管应妥善固定，系带松紧度以能容纳 1 个手指为宜。②经常检查系带松紧度和牢固性，告诉病人和家属不得随意解开或更换系带。③注意调整系带松紧度，对于术后有皮下气肿的病人，待气肿消退后系带会变松，必须重新调整系带。④吸痰时动作要轻。⑤告知病人剧烈咳嗽时可用手轻轻抵住气管外套管翼部。⑥气管内套管取放时，注意保护外套管，禁止单手取放，应一手抵住外套管翼部，一手取放内套管。⑦气管套管管芯应放在随手可及处，以备气管外套管脱出时重新插管时使用。

（6）术后并发症的观察和护理：①窒息：观察有无痰痂或异物堵管、外套管脱出气管外。可用少许棉絮置于气管套管口上，视其是否随呼吸飘动来测试通气情况。若发现病人呼吸费力、面色潮红，随即口唇青紫、双手乱抓，应立即取出气管内套管行气管内吸痰。若吸痰管置入困难或气管套管口测不到气流，应立即通知医生进行处理。②皮下气肿：观察颈周有无皮下气肿。正常情况下皮下气肿 1 周左右可自然吸收，要注意其消长情况及对呼吸的影响。③出血：表现为局部少量渗血及活动性出血。若气管套管内咯出大量鲜血时，应立即通知医生进行处理。④纵隔气肿和气胸：观察是否存在呼吸困难（呼吸型态、肺部呼吸音、血氧饱和度），尤其是小孩，由于无法表达自我感受，更应加强病情观察。⑤气管食管瘘：观察进食时有无呛咳。⑥拔管困难：堵管后观察有无呼吸困难。

（7）拔管及护理：喉阻塞及下呼吸道阻塞症状解除，呼吸恢复正常，可考虑拔管。拔管前先要堵管 24~48h，如活动及睡眠时呼吸平稳，方可拔管，如堵管过程中病人出现呼吸困难，应立即拔除塞子。拔管后不需缝合，用蝶形胶布拉拢创缘，数天后即可自愈。拔管后 1~2d 内仍需严密观察呼吸，叮嘱病人不要随意离开病房，并备好床旁紧急气管切开用品，以便病人再次发生呼吸困难时紧急使用。

【健康指导】

1. 生活指导

（1）居室湿度适宜，保持情绪稳定，尽量减少活动量及活动范围，以免再次出现呼吸困难。

（2）不进食辛辣等刺激性食物，适当增加营养。养成良好的进食习惯，吃饭时不大声谈笑；家长应注意不要给小儿吃豆类、花生、瓜子等食物，防止异物吸入。

（3）积极治疗原发病。向病人及家属讲解喉阻塞的原因和后果以及如何预防，包括增强免疫力、防止呼吸道感染；有药物过敏史者应避免与变应原接触；喉外伤病人应及早到医院诊治等。

2. 疾病知识指导　对住院期间未能拔管而需戴气管套管出院的病人，应教会病人或家属：①清洗消毒气管内套、更换气管垫的方法。②湿化气道和增加空气湿度的方法。③洗澡时防止水流入气管，不得进行水上运动。④外出时注意遮盖气管套管口，防止异物吸入。⑤定期门诊随访。⑥注意保持外套管固定，不可自行解开系带。如发生气管外套管脱出或再次呼吸不畅，应立即到医院就诊。

（胡丽茎）

第五章　颈部疾病病人护理指南

第一节　颈部闭合性创伤病人的护理

颈部闭合性创伤（closure traumatic injuries of neck）可由外来暴力如勒缢、拳击、交通事故、工伤事故、地震灾害及各种钝器撞击、挫伤等引起，虽颈部皮肤无伤口，喉、气管管腔与颈部伤口无贯通伤，但可波及颈动脉、咽喉、气管、食管、舌骨、肌肉及颈椎，而发生皮下气肿、颈部神经、血管及咽喉及气管的损伤。

喉外伤导致喉、气管被挤压与颈椎体之前，使喉软骨、气管、软组织严重损伤。当钝力直接从正前方撞击颈部，喉体被挤压于颈椎上，引起气管软骨破碎及后颈部软组织撕裂，甚至导致气管与环状软骨分离，损伤严重。当钝力从侧面撞击颈部时，喉体向对侧移位，损伤较轻，常无骨折及脱位，仅引起气管黏膜损伤、环杓关节脱位。

【临床表现】

1. 全身症状　疼痛以喉及颈部为著，触痛多明显。随发声、吞咽、咀嚼、咳嗽而加重，且可向耳部放射。休克严重喉挫伤可导致外伤性或出血性休克。

2. 局部症状

（1）声音嘶哑或失声：因声带与室带充血和肿胀、软骨脱位、喉返神经损伤所致。

（2）咳嗽及咯血：由于挫伤刺激而引起咳嗽，喉黏膜破裂轻者仅有痰中带血，重者可致严重咯血。

（3）颈部皮下气肿：喉软骨骨折、黏软骨膜破裂的严重喉挫伤、咳嗽时空气易于进入喉部周围组织，轻者气肿局限于颈部，重者可扩展到颌下、面颊、胸、腰部，若累及则出现严重呼吸困难。

（4）呼吸困难：喉黏膜出血、水肿、软骨断裂均可致喉狭窄、双侧喉返神经损伤，可引起吸气性呼吸困难。若出血较多，血液流入下呼吸道，引起呼吸喘鸣。

3. 相关专科检查

（1）查体：颈部肿胀变形，皮肤片状、条索状瘀斑。喉部触痛明显，可触及喉软骨碎片的摩擦音，有气肿者可扪及捻发音。

（2）间接喉镜检查和纤维喉镜检查：常见喉黏膜水肿、血肿、出血、撕裂、喉软骨裸露及假性通道等。声门狭窄变形、声带活动受限或固定。

4. 影像学检查　颈部正侧位片、体层片可显示喉骨折部位、气管损伤情况。胸部X线片可显示是否有气胸及气肿。颈部CT扫描对诊断舌骨、甲状软骨及软骨骨折、移位及喉结构变形极有价值。颈部MRI对喉部、颈部软组织、血管损伤情况的判断具有重要价值。

【评估要点】

1. 健康史

（1）评估病人喉部受伤时间、部位、受伤原因及诊治经过。

（2）评估病人有无吸烟、饮酒、吸毒史，有无特殊嗜好。评估病人饮食习惯、大小便情况。

（3）评估病人既往有无慢性病史如有无糖尿病病史、高血压病史。有无外伤手术史，有无其他用药史、过敏史。

2. 身体状况　观察病人有无呼吸困难、疼痛、高热、声音嘶哑或失声、吞咽困难、咳嗽及咯血，颈部有无肿胀变形，有无皮下气肿。

3. 安全评估　评估病人有无三凹征及喘鸣音，病人意识状态，有无发绀等缺氧症状。

4. 心理－社会状况　评估病人和家属心理状况，评估不同年龄、文化程度的病人对疾病的认知程度。

【护理问题】

1. 急性疼痛　与突发的喉部损伤有关。

2. 焦虑　与突遭外伤、失音、担心其愈后有关。

3. 有窒息的危险　与喉部受伤后导致的喉狭窄及呼吸道阻塞有关。

4. 有感染的危险　与喉部创伤有关。

5. 知识缺乏：缺乏疾病相关知识及自我护理知识。

【护理措施】

1. 做好病人的心理护理

（1）了解病人的社会情况，突发性喉创伤给病人及家属造成极大的身心痛苦，常表现出焦虑、悲观等负面心理。护士应给予充分的理解，运用医学知识解答问题。并与病人家属进行沟通，使其给予病人有效的支持，以减轻病人的焦虑不安，积极配合治疗。

（2）因喉痛、失音，不能表达其主观意愿及内心活动，教会其使用手语或使用纸笔以文字表达方式表达自己意愿，建立有效的沟通方式。

（3）对于自伤病人，护士要以和善、真诚态度与病人沟通，鼓励病人宣泄内心积郁，帮助病人正确面对人生，珍爱生命。同时加强危险物品如药品、刀具、绳索、玻璃物品管理。随时有人陪护，加强巡视，防止病人再次自杀。

2. 体位护理　嘱病人保持安静、卧床休息、颈部制动，无休克征象病人给予垫高枕头、头前倾位，保持颈部舒展。不可使颈部过度后仰和前屈，造成受伤喉和气管断裂或加重损伤。嘱病人切勿随意离开病区。对于呼吸困难严重者给予半卧位，防止呼吸道梗阻。

3. 备好抢救器械　病人床头备好给氧装置、负压吸引装置、气管切开包等急救器械，以防病人窒息时急用。

4. 保持呼吸道通畅

（1）密切观察病人呼吸情况：对于轻度软组织损伤、甲状软骨骨折无错位无呼吸困难或轻度呼吸困难病人，应用抗生素、糖皮质激素治疗，在治疗期间注意病人呼吸情况，如保守治疗期间，病人呼吸困难逐渐加重，需立即报告医生行气管切开。

（2）及时吸出病人咽喉部分泌物，给予持续氧气吸入。

5. 病情观察

（1）评估病人的疼痛部位、范围及性质，解释疼痛产生的原因。可通过听音乐或看书、报纸、杂志等方式来转移其疼痛的注意力，以减轻病人疼痛。若病人疼痛剧烈，可遵医嘱给予镇痛药物，并及时评价使用效果。

（2）评估病人局部肿胀部位、范围，如颈部肿胀逐渐加重，提示有因喉软组织损伤，内出血压迫喉、气管引起呼吸困难风险，需及时通知医生予以处理。如出现皮下气肿，应注意观察皮下气肿范围，并做好标记。同时嘱病人勿用力咳嗽，以免加重皮下气肿。

（3）注意观察生命体征，注意病人脉搏、血压变化，及早发现休克征象。如有神志改变、血压下降、脉搏细速、皮肤湿冷，应立即通知医生，做好抗休克处理。

（4）观察有无其他脏器损伤，如颅脑和颈椎损伤。

6. 饮食护理　喉外伤多伴喉咽部损伤，指导病人进流食或软食，并嘱其减少吞咽动作。对于受伤严重或术后的病人，10d 内应给予鼻饲饮食，以减少喉部活动，减轻疼痛及呛咳，以利创伤愈合。拔管前先要进行饮食训练，无呛咳方可拔管。

7. 气管切开护理

（1）术前禁食水，若为紧急情况，则无此限制。

（2）向病人说明手术目的及必要性，消除病人紧张情绪，取得病人及其家属的配合和理解。

（3）呼吸道护理：保持气道通畅，及时清除气管套管内分泌物，观察病人痰液颜色、性质及量。若分泌物黏稠可用超声雾化吸入。定时向气管套管内滴入湿化液湿化气道。维持适宜的室内温度及湿度。

（4）气管套管的护理：定时清洗、消毒内套管，并及时放入。小儿病人或病人分泌物较多时则需增加清洗次数，防止分泌物结痂阻塞呼吸道。每日更换气管套管垫布，保持套管垫布的清洁、干燥。每日检查固定套管系带的松紧度，以一手指为宜。将相应的气管套管的内芯放在随手可取之处，以备急用。

（5）鼓励病人多饮水、适当下地活动，指导其进行有效地咳嗽、咳痰。若病人难以将痰液咳出，可使用吸引器进行吸痰。

8. 喉软骨固定或骨折移位病人术后护理

（1）监测生命体征的变化并做好记录，观察颈部皮肤血供情况，有无红肿、脓性分泌物。

（2）指导病人取保护性体位，即采用垫高病人枕部，保持头部前倾 15°~30°，以免发生喉咽腔裂开，造成严重的吞咽困难等并发症。

（3）术后 7~10d 可给予鼻饲饮食，减少喉部活动，促进伤口愈合。

（4）做好病人的口腔护理。

【健康指导】

生活指导　病人术后应注意头部制动并做好相关保护措施，以利术后恢复。术后病人应定期随访，4~8 周后可取出喉模。取出后病人出现呼吸困难症状时应立即来院就诊。

（刘欣梅）

第二节　颈部开放性创伤病人的护理

颈部开放性创伤常可导致喉气管、咽食管、颈椎等部分或完全断裂，造成颈部皮肤和软组织破裂，喉气管伤口与外界相通，可伤及喉软骨、软骨筋膜、穿通喉内。包括切伤、刺伤、炸伤、子弹伤等。开放性颈部外伤易累及颈动脉及颈内静脉，发生大出血；枪弹伤则易形成贯穿伤，且可伤及食管及颈椎，战时较多见。

【临床表现】

1. 全身症状

（1）休克：因颈部血供丰富，出血较凶猛，易发生出血性休克。若伤及颈动脉、颈内静脉，因出血难以控制，极短时间内丢失大量血液引起失血性休克。

（2）吞咽困难：喉痛、咽损伤所致吞咽疼痛，使吞咽难以进行。若伤口穿通喉咽部、梨状窝或颈部食管，吞咽及进食时则有唾液和食物自伤口溢出，造成吞咽障碍。

2. 局部症状

（1）皮下气肿：空气可通过喉内及颈部伤口进入颈部软组织，产生皮下气肿，若向周围扩展，可达面部及胸腹部，向下可进入纵隔，形成纵隔气肿。

（2）呼吸困难：①喉软骨骨折、移位、喉黏膜下出血、肿胀所致喉狭窄、梗阻。②气肿、气胸。③喉内创口出血流入气管、支气管，造成呼吸困难。④声嘶。声带损伤、环杓关节脱位、喉返神经损伤可导致声嘶乃至失声。

【评估要点】

1. 健康史

（1）评估病人受伤部位、时间、受伤原因及诊治经过。

（2）评估病人有无吸烟、饮酒、吸毒史，有无特殊嗜好；评估病人饮食习惯、大小便情况。

（3）评估病人既往有无慢性病史如有无糖尿病病史、高血压病史。有无外伤手术史，有无其他用药史、过敏史。

2. 身体状况　观察病人有无呼吸困难、疼痛、高热、声音嘶哑或失声、吞咽困难。颈部有无肿胀变形，有无皮下气肿。

3. 安全评估　评估病人有无三凹征及喘鸣音、病人意识状态、有无发绀等缺氧症状。评估病人的出血量，根据病人面色、眼睑、甲床结合血压、脉率判断有无出血性休克。评估病人的肢体活动情况。

4. 心理－社会状况　评估病人和家属心理状况，评估不同年龄、文化程度的病人对疾病的认知程度。

【护理问题】

1. 疼痛　与喉部损伤及喉部伤口有关。

2. 恐惧　与出血量多、担心预后有关。

3. 窒息的危险　与喉部出血、肿胀、阻塞有关。

4. 自我形象紊乱　与气管切开及伤口有关。

5. 感染的危险　与开放性伤口有关。

6. 知识缺乏：缺乏疾病相关知识。

7. 潜在并发症：出血性休克、气胸等。

8. 自理能力下降　与大量出血、创伤、机体虚弱有关。

【护理措施】

1. 急救护理

（1）监测病人生命体征，立即给予心电、血压、血氧饱和度监测。观察病人神志、面色、皮肤温度。如病人出血量大，出现神志模糊、血压下降、脉搏细速等休克征象时，应迅速配合医生抢救，进行抗休克处理。严密观察病人的呼吸情况，及时吸出咽喉部血液及唾液，若有喉阻塞应配合医生行气管切开。

（2）建立静脉通路，做好交叉配血工作。

（3）备好急救用物：氧气、负压吸引、气管切开用物。

（4）保持呼吸道通畅：吸出咽喉部分泌物，给予吸氧。

（5）配合医生进行出血部位探查及止血工作，做好急诊手术的术前准备工作。

2. 做好病人及家属安抚工作，颈部开放性伤因其伤口可见，病人及家属的恐惧及焦虑情绪严重，此时护士应耐心做好病人解释工作。告知病人稳定情绪，不要紧张，积极配合治疗。

3. 严格执行无菌操作原则，保持伤口的清洁。遵医嘱合理应用抗生素。伤后24h内注射破伤风抗毒素。

【健康指导】

1. 因气胸或纵隔气肿而行胸腔闭式引流的病人应做好其胸腔闭式引流的护理，妥善固定导管，维持有效的引流。

2. 合并颈椎损伤的病人，避免过多搬运病人。协助病人翻身时注意轴线翻身。

3. 气管切开的病人按气管切开护理常规护理。

4. 对于自杀病人，要关爱病人，耐心倾听病人的诉说，避免再刺激病人，帮助病人正确面对人生，珍爱生命，使病人树立生活勇气。

（刘欣梅）

第三节　甲状舌管囊肿及瘘管病人的护理

甲状舌管囊肿及瘘管（thyroglossal cyst and fistula）是颈部最常见的先天性疾病，多位于中线上。甲状腺始基相连的细管，称甲状舌管，正常在胚胎第6周时，甲状舌管开始退化，第8周时消失，若甲状舌管未退化或消失，形成甲状舌管囊肿或瘘管。前者多位于舌骨下方，后者分为完全性和不完全性两种类型。完全性瘘管外瘘口位于颈前正中线或略偏一侧的皮肤表面，内瘘口位于舌盲孔，瘘管自内瘘口经舌骨前、后或穿过舌骨，下行至囊肿或外瘘口。不完全性瘘管无内瘘口。青少年期发病，少数可发生癌变，偶见于成年人。

囊肿可以经过舌盲孔与口腔相通而继发感染。

【临床表现】

1. 甲状舌管囊肿　囊肿大小不一，一般无症状，多未引起注意，常无意中或体检时发现。颈部正中皮下、舌骨与甲状软骨之间，可见半圆形隆起囊性肿物，表面光滑，边界清楚，与周围组织无粘连，无压痛，质地较软呈中等硬度，有囊性感，随吞咽上下移动。并发感染时，囊肿迅速增大，且伴有局部疼痛、压痛以及囊肿过大会有压迫感。经过反复感染的囊肿，触诊时可发现其与周围组织或皮肤有粘连。

2. 甲状舌管瘘管　常简称为甲状舌管瘘。瘘管外口多位于颈中线、舌骨和胸骨上切迹之间，吞咽时可有分泌物外溢，继发感染时瘘口周围红肿，有脓液溢出。

【评估要点】

1. 身体状况观察病人有无颈部肿物，肿物大小、边界是否清楚，有无继发感染，有无粘连；颈部有无分泌物，周围有无红肿，分泌物是否呈脓性。既往身体状况、有无感染史。

2. 心理－社会状况　评估病人和家属心理状况，评估不同年龄、文化程度的病人对疾病的认知程度；担心手术的效果，患儿的父母会担心以后患儿的语言功能是否会受影响，病人舒适度及形象的改变对病人的影响。

【护理问题】

1. 皮肤完整性受损　与瘘管的反复感染，脓液的分泌有关。

2. 疼痛　与甲状舌管囊肿及瘘管的炎症反应有关。

3. 焦虑　与瘘管囊肿反复感染有关。

【护理措施】

1. 术前护理

（1）术前行B超检查：明确囊肿或瘘管的性质、大小及走行方向，与甲状腺及其他周围组织关系，排除异位甲状腺和颈部实性肿块。自外瘘口注入亚甲蓝以充分确定瘘管的行程，为手术提供指导。

（2）保持口腔清洁：术前适量应用抗生素预防感染，教会病人如何进行有效咳嗽、咳痰。

（3）心理护理：由于甲状舌管囊肿及瘘管切除不彻底易复发，手术中会切除患儿部分舌骨，手术切口在颈部，患儿家属对手术的影响极其担心。术前应向病人及家属讲明手术的必要性、安全性，以解除患儿家属的顾虑，使其积极配合手术治疗。

（4）备皮：前1d对手术区域（颈部）进行皮肤准备，必要时剃胡须。

（5）禁食指导：全麻术前2h可喝清饮料，但总量要控制在5ml/kg（或总量300ml）以内。清饮料是指清水（例如白开水）、碳酸饮料、糖水、清茶和黑咖啡（不加奶）。对婴幼儿而言，麻醉前4h禁母乳，6h禁牛奶、配方奶；易消化的固体食物，大多是指面粉及谷类食物，如面包、面条、馒头、米饭等，需在手术前至少6h禁食；不易消化的固体，主要是指肉类和油炸类食物，手术前至少8h禁食。术前30min静脉滴注抗生素，如选用青霉素或头孢菌素提前1d皮试。

2. 术后护理

（1）全麻术后取平卧头偏向一侧位，清醒后取半卧位；保持病房清洁、安静、空气清新，床单位整洁，提高病人的舒适度。

（2）术后给予营养丰富、温凉的流质、半流质饮食。

（3）由于术中为病人进行气管插管，导致喉部黏膜水肿，应及时清除病人口腔分泌物，保持呼吸道的通畅。遵医嘱给予布地奈德气雾剂雾化吸入，每日两次。

（4）术后保持正确的体位，减轻切口缝合处的张力，避免疼痛，术后常规给予镇痛泵；为病人转移注意力，如音乐疗法等。

（5）密切观察病人术后生命体征及血氧饱和度的变化。由于颈部血供丰富、颈部皮下组织疏松，少量的渗血和渗液就会压迫呼吸道导致呼吸困难，因此，术后密切观察颈部负压引流液的颜色、性质和量，保持引流管通畅，正常引流液每小时少于10ml，24h少于100ml。每日更换引流袋，加强引流管的固定，避免脱管、拔管的发生。加强口腔护理，术后应用抗生素预防感染。

（6）嘱病人术后第2d早期下床活动，避免颈部过度拉伸以免引起伤口再次撕裂，颈部切口缝线6~7d拆除。

【健康指导】

1. 生活指导　2周内禁止淋浴，预防感冒。注意保持口腔和颈部卫生，预防切口感染。

2. 疾病知识指导

（1）定期来院复查有无复发的征象，如手术后发现颈部切口处红肿、疼痛，有液体流出，或出现包块，请及时到医院就诊。

（2）必要时需再次手术，切口瘢痕处请整形外科专家会诊，尽量消除瘢痕以达到美观效果。

（柴相君）

第四节　甲状腺癌病人的护理

甲状腺癌（thyroid carcinoma）是指发生于甲状腺的恶性肿瘤，占所有癌症的1%~2%，各国甲状腺癌的发病率呈逐年上升的趋势。以女性发病居多，男女之比1∶2.58。具体确切的病因目前尚难肯定，但从流行病学调查、肿瘤实验性研究和临床观察，甲状腺癌的发生可能与下列因素有关：接触放射线，摄碘过量或缺碘；遗传因素，5%~10%甲状腺髓样癌有明显的家族史，而且往往合并有嗜铬细胞瘤等，推测这类癌的发生可能与遗传因素有关。

【临床表现】

发病初期多无明显自觉症状，无意中或普查时发现颈部肿块，质硬，高低不平，有的肿块已存在多年而近期才迅速增大或发生转移。有的病人到后期出现颈淋巴结转移、声音嘶哑、呼吸障碍、吞咽困难或呼吸困难甚至Horner综合征时才来就诊。髓样癌病人30%有顽固性腹泻史并伴有面部潮红、心悸、血钙降低等类癌综合征。

【评估要点】

1. 身体状况　评估有无甲亢及甲减的体征，前者会出现突眼、心率增快、消瘦、多汗等；后者可能会出现黏液性水肿、心率减慢等症状。颈部触诊时肿物是否位于颈前甲状腺区，是否随吞咽上下活动；其软硬度、表面光滑度、有无触痛、与周围组织有无粘连；颈部淋巴结有无肿大，活动度，是否发生粘连。既往身体状况，有无感染史。

2. 心理–社会状况　评估病人和家属心理状况，评估不同年龄、文化程度的病人对疾病的认知程度；病人舒适度及形象的改变对病人的影响。

【护理措施】

1. 术前护理

（1）心理护理：与病人亲切交谈，说明手术的安全性及必要性，使病人放心，提供安静舒适的环境，避免各种不良刺激，以清除病人的紧张、烦躁情绪。指导病人用听音乐、看书、散步、与室友交心等方法消除恐惧心理，树立战胜疾病的信心。

（2）饮食护理：给予高热量、高蛋白、高维生素、清淡、易消化的饮食，宜少量多餐，均衡进食，增强营养，提高手术的耐受力。

（3）备皮范围：上至下颌，下平第 3 肋间，左右至胸锁乳突肌，男性病人需将胡须及胸毛刮干净。

（4）让病人了解术中体位，并指导病人作颈部固定身体活动的练习，教会病人正确的起床姿势，以适应术后的需要：右手支撑在床边，以右手为支撑点，左手托在枕后，缓慢坐起，颈部不要过度前屈或后仰，尽量保持不动；指导病人术后如何进行有效排痰，教会病人床上大小便。

（5）伴有嗜铬细胞瘤者，在甲状腺手术以前首先要处理嗜铬细胞瘤，否则术中会激发高血压，影响手术顺利进行。

（6）禁烟酒，预防上呼吸道感染；保持口腔清洁，术前 1 日用漱口水漱口；术前晚酌情给予镇静剂，以保证充分睡眠；全麻术前 8h 禁食油炸类食物，4h 禁食奶粉，2h 禁水和母乳。

2. 术后护理

（1）全麻术后平卧，完全清醒后取半坐卧位，以利于病人呼吸和切口引流。

（2）术后给予温热或凉的流质、半流质饮食，有鼻饲管者给予营养丰富的鼻饲流质饮食，指导病人术后合理饮食。

（3）病情观察：①密切观察病人生命体征的变化。密切观察体温、脉搏、血压的变化，如病人体温超过 38.5℃，脉率大于 120 次 /min，则有发生甲状腺危象的可能，应迅速进行物理降温，吸氧并报告医生给予处理。②术后伤口疼痛遵医嘱给予病人镇痛药物，并观察病人用药后反应。③注意观察切口出血情况。术后出血多发生在术后 48h 内，主要由于止血不彻底、不完善或因结扎线脱落引起。严密观察敷料渗出情况，观察引流管引流液体的颜色，观察颈淋巴清扫的病人是否发生乳糜瘘。颈部负压引流量每天少于 50ml 属于正常，术后切口引流量不应超过 100ml；严密观察颈部是否迅速肿胀增大，如引流出血液多而快，病人出现进行性呼吸困难，应立即通知医生，积极抢救。术后咳嗽、呕吐、过频活动或谈话是出血的诱因。指导病人正确的咳嗽方法，针对不同原因引起的呕吐进行相应处理。限制探视，让病人尽量使用手势或书写等方法沟通，以减少出血的发生。④观察呼吸型态：保持呼吸道通畅，及时帮助病人排出痰液，如有咳嗽、喉部喘鸣、痰多不易排出者，应行超声雾化吸入。行气管切开者加强呼吸道管理。

（4）并发症观察：①呼吸困难和窒息：是术后最危急的并发症，多发生于术后 48h

内。主要是由于手术时止血不彻底，切口内出血压迫气管；较大甲状腺肿压迫气管使其软化，甲状腺切除后气管无支撑致气管壁塌陷；手术时致喉头水肿或喉返神经受损皆可引起。临床表现为进行性呼吸困难、烦躁、发绀、颈部肿胀、切口渗出大量鲜血，应立即通知医生，在床边进行抢救，敞开切口，除去血肿，如呼吸仍无改善，应行气管切开术。②喉返神经损伤：由于术中操作不慎、牵拉或血肿压迫神经或直接挫伤引起一侧喉返神经损伤可引起声音嘶哑，经理疗后3~6个月可恢复。术后正确评估病人的声音，清醒后向病人提问，力求简短，并仔细注意其声音的改变。两侧皆受损则导致双侧声带麻痹，引起严重的呼吸困难时，须行气管切开术。③喉上神经损伤：主要表现为进食特别是饮水时发生呛咳。病人经口进食时，协助病人坐起进食，进食速度不宜过快，以免发生呛咳。④甲状腺危象：主要是由于术前准备不足，甲亢症状未能很好控制而引起。多在术后12~36h内出现高热（40℃以上），脉快且弱，脉率>120次/min，烦躁、大汗、谵妄甚至昏迷。出现此种情况应立即行物理降温，还可用冰水100~300ml灌肠或冰水内加退热药物保留灌肠，给予氧气吸入，静脉输入葡萄糖液，在严密监测的同时，根据医嘱给予口服复方碘化钾溶液，紧急时用10%碘化钠5~10ml加入10%葡萄糖500ml中静脉滴注，氢化可的松200mg或地塞米松20mg加10%葡萄糖500ml静脉滴注，普萘洛尔5mg加入葡萄糖溶液100ml中静脉滴注等。控制甲亢病人的基础体温代谢率降至正常范围是预防甲状腺危象的关键。⑤低钙抽搐：由于术中误切或挫伤甲状旁腺所致，多在术后1~3d出现。严密观察病人面部、口唇周围和手、足有无针刺和麻木感。饮食适当控制，限制含磷较高的食物，如牛奶、瘦肉、蛋黄、鱼类等。给予病人高钙低磷食物，如绿叶蔬菜、豆制品和海味等；症状轻者口服钙片和维生素D_2，每周测血钙或尿钙1次，随时调整用药剂量；抽搐发作时，应立即静脉缓慢推注10%葡萄糖酸钙，以解除痉挛。2~3周后轻者可恢复，严重者可出现面肌、手足持续痉挛，甚至发生膈肌痉挛，引起窒息而死亡。

【健康指导】

1. 生活指导　练习颈部运动，防止瘢痕挛缩。

2. 疾病知识指导

（1）双侧甲状腺次全切或全切除术后要长期服用甲状腺素片，注意定期复查血象。

（2）如有声音嘶哑、音调变低者出院后应继续行理疗、针灸，以促进恢复。

（3）指导病人了解甲状腺功能减退的临床表现，门诊随访。

（4）术后门诊复查。第1年每隔3个月复查1次，第2年每隔4~6个月复查1次，第3年每隔6个月复查1次，持续5年。

（柴相君）

第五节　颈部坏死性筋膜炎病人的护理

颈部坏死性筋膜炎（cervical necrotising fasciitis，CNF）是指以颈部筋膜和皮下组织广泛坏死为主要特征的严重化脓性感染，起病急，发展快，容易并发中毒性休克，死亡率高。目前认为颈部坏死性筋膜炎是一种由需氧菌、厌氧菌或兼性厌氧菌协同作用的混合型感染，需氧菌因生长消耗氧气使组织局部缺氧，为厌氧菌的滋生和繁殖提供了条件。各细菌协同作用产生强大毒力，促使感染沿筋膜组织迅速扩散。病理以皮下小血管栓塞为特征，继发大片组织缺血、坏死，起病急，发展快，容易并发中毒性休克，诊断及治疗不当常导致病人死亡。

【临床表现】

1. 皮肤变化 呈现渐进性皮肤变化过程。

（1）早期非特异性临床表现包括皮肤变化、组织肿胀、发热及颈部疼痛，稍具特异性症状是受累部位大范围触痛、麻木或感觉迟钝，后期多有受累部位出现灰色斑点、大疱或片状坏死等典型外观特征。

（2）中期可发生重度皮肤缺血，出现水疱或者大疱。由于营养血管遭破坏且血管栓塞，皮肤迅速出现苍白、青紫和坏死，皮肤表面常出现大小不一，散在的含血性液体的水疱或大疱。

（3）晚期皮肤发黑，水疱破溃后露出黑色真皮层，皮下组织和浅筋膜、深筋膜呈进行性、广泛性坏死液化，皮肤漂浮其上。随着病灶部位感觉神经的破坏，剧烈疼痛可由麻木或麻痹所替代，这可能预示筋膜和皮下组织坏疽的开始，且坏疽多发生于36h内。若为产气荚膜杆菌、梭状芽胞杆菌等感染所致，则会出现捻发音。

2. 全身症状 包括低血压、心动过速、反应迟钝或意识丧失、急性肾衰竭、酸中毒、白细胞计数升高等症状。

3. 影像学检查 CT表现为皮肤和皮下软组织增厚，筋膜肿胀，颈阔肌、胸锁乳突肌肿胀增厚、脓液形成或有气体形成、纵隔炎或心包积液。

4. 实验室检查 显示白细胞计数升高、中性粒细胞增多。

【评估要点】

1. 健康史

（1）评估病人有无咽喉感染、牙源性感染等邻近器官炎症，咽喉、颈部外伤及手术史。

（2）评估近期有无过度劳累、受凉；有无酗酒、吸烟等不良嗜好。

（3）评估病人有无糖尿病、动脉硬化、营养不良、肥胖、免疫功能不全等病史。

2. 身体状况观察病人有无颈部肿胀、疼痛、张口困难、吞咽时咽部疼痛难以下咽、呼吸困难、高热。既往身体状况、类似情况的发病史。

3. 心理－社会状况 评估病人和家属心理状况，评估不同年龄、文化程度的病人对疾病的认知程度。

【护理问题】

1. 有窒息的危险 与颈部高度肿胀阻塞呼吸道有关。

2. 急性疼痛 与局部炎症及引流管牵拉有关。

3. 体温过高 与炎症反应有关。

4. 知识缺乏：缺乏与本疾病相关的预防和保健知识。

5. 焦虑 与担心疾病预后有关。

6. 皮肤完整性受损 与大片皮肤软组织水肿、坏死、长期卧床（剪切力、摩擦力增加）有关。

7. 有引流不畅的危险 与引流管内液体黏稠、引流位置不合适、机械性堵管、体位不当及疾病有关。

8. 营养失调：低于机体需要量　与摄入不足、代谢需要增加、消化吸收障碍、吞咽困难有关。

【护理措施】

1. 保持呼吸道通畅

（1）颈部坏死性筋膜炎一旦确诊，就需要住院治疗。密切观察呼吸型态，必要时吸氧、监测血氧饱和度，适当吸痰保持呼吸道通畅。及时发现致命性的呼吸道梗阻。出现呼吸困难、吸气性软组织凹陷、喉喘鸣等症状，立即向医生汇报。

（2）床旁备置气管切开包，严重呼吸困难病人做好气管切开术前准备。

2. 气管切开护理　气管套管固定以能容一指为宜，过紧会影响血液循环及呼吸，过松易出现脱管。气管切口处每日用碘伏消毒皮肤 2 次，更换无菌敷料，保持切口干燥、清洁，预防感染。并做好气道湿化，有利于痰液的稀释、排出。

3. 用药护理　遵医嘱采用激素、抗生素治疗，并观察病人胃部不适、发热、疼痛、吞咽困难症状有无缓解，对糖尿病病人术后定时监测血糖。

4. 病情观察

（1）监测生命体征，注意有无血压下降、体温升高及尿量减少等全身中毒症状，特别是呼吸及血氧饱和度的观察；术后皮下血肿或气肿压迫气管可引发呼吸困难，麻醉尚未清醒病人，为防止舌根后坠及误吸，应低半卧位将头转向一侧。

（2）注意观察病人体温变化，调节室内温度和湿度，保持空气流通，必要时采用物理降温或根据医嘱使用药物降温。及时发现和处理高热，多饮水，增加液体摄入，维持体液平衡。

（3）颈部急性坏死性筋膜炎伴下行性纵隔炎发展迅速，可出现感染性休克或昏迷、败血症、呼吸道梗死、胸腔及心包积液等严重并发症，甚至可危及病人生命，应严密观察病人生命体征的变化，观察病人意识是否清楚，有无烦躁、神志淡漠、嗜睡等，有无呼吸困难，床旁应备气管切开包。当病人血压下降、呼吸短促、脉搏频弱时，应警惕有窒息或伴发败血症感染的危险，要及时处理。如病人并发血栓性静脉炎、海绵窦化脓时，除了有全身中毒症状和脑膜刺激症状外，还有眼球突出、鼻根及眼睑肿胀、胸痛、眼眶前额剧痛、眼球运动受限、上眼睑下垂、视力障碍。应及时报告医生，做好抢救准备。

5. 伤口护理　每天协助医生用 3% 过氧化氢溶液和生理盐水冲洗创口后，再用碘伏换药；观察创面渗液的颜色、气味、量，注意有无铜绿假单胞菌感染，保持引流通畅，发现创口敷料脱落、潮湿及时更换，以防细菌通过潮湿敷料进入引起双重感染。

6. 负压引流（vacuum sealing drainage，VSD）护理

（1）创面的观察与护理：VSD 使用期间创面的精密封闭和维持有效负压在护理中极为重要。当生物半透膜紧贴创面，可见明显的管型，说明密闭性好、负压有效；若生物半透膜隆起，敷料下有积液或气体则提示负压无效，需要立即检查密闭系统，找出原因并处理。密切观察创缘周围皮肤情况，若出现红肿、水疱，提示对生物半透膜过敏，须及时停用。一般负压维持在 100~450mmHg（0.02~0.04kPa），根据创面渗液情况及时调节。由于 CNF 分泌物及坏死组织多，常发生堵管、积液等现象，VSD 一次封闭保持有效引流为 5~7d。当颈部脓腔无明显坏死物质、创面分泌物较少、引流量 <20ml/d、肉芽组织生长良好、达到治疗要求时停用 VSD 装置。在 VSD 使用期间创面不可受压，避免牵扯、压迫、

折叠引流管，以保持引流通畅。

（2）管路的冲洗与护理：早期由于渗出物多且黏稠，常发生引流管堵塞现象。为防止堵管，遵医嘱将生理盐水连接 VSD 冲洗管持续冲洗，速度控制在 10~20IVgtt/min，引流管连接墙式负压吸引器进行吸引，负压调节在 100~150mmHg，以保证引流通畅为宜，并注意进出平衡，5~7d 后停止冲洗，继续接墙式负压吸引器进行吸引；期间出现堵管或引出大量鲜红色液体及时报告医生进行处理。为防止逆行感染，在冲洗前后均用碘伏棉签消毒接口；引流瓶内的液体达到 1/2 时，及时倾倒或更换引流瓶，注意无菌操作。密切观察引流液的颜色、性状和量，准确记录 24h 冲洗量及引流量。严格床头交接班，并做好记录。

7. 饮食护理　若没有吞咽困难的情况无需禁食。给予营养丰富、易消化的流食或半流食，补充必要的营养、水分、电解质、各种维生素，保持水、电解质平衡。张口受限、长期不能进食者予静脉高营养、鼻饲流质饮食。做好鼻饲护理，防止发生营养不良。

8. 心理护理　护理人员帮助病人了解发病的原因，治疗的目的、方法及预后，以消除紧张、焦虑等负面心理，保持情绪稳定，树立信心，积极配合治疗与护理，以取得最佳的治疗效果。

9. 口腔护理　预防口腔感染是切断颈部急性坏死性筋膜炎伴下行性纵隔炎的重要途径，加强口腔护理是预防口腔感染的有效措施。指导病人正确漱口，每日餐后要用清水或漱口液漱口，保持口腔清洁，清除口臭。

10. 基础护理　加强皮肤护理严防压疮发生；加强翻身、拍背，指导病人深呼吸，有效咳嗽、咳痰，预防坠积性肺炎；留置导尿时予以膀胱冲洗；会阴护理，每日 2 次。

【健康指导】

1. 生活指导　合理安排日常生活、劳逸结合，建议病人戒烟酒，保证良好睡眠，避免精神紧张或过度疲劳。平时应加强锻炼，增强机体抵抗力。

2. 疾病知识指导

（1）出院后一旦出现呼吸困难，吞咽困难，发热，创口出血、裂开、红肿等异常情况需立即回院或到当地医院复查。

（2）糖尿病病人要注意控制血糖。

（3）肥胖病人减肥控制体重。

（董晓琪）

第六节　腮腺肿瘤病人的护理

腮腺是最大的涎腺，色淡黄，质软。成人的腮腺重约 30g，腺体外面包有一层由颈深浅层所构成的腮腺鞘膜。根据胚胎学的观点，腮腺为单叶结构。沿用传统命名，称其为浅叶和深叶。在涎腺肿瘤中，腮腺肿瘤的发生率最高，约占 80%。80% 以上的肿瘤发生在腮腺的浅叶，仅 15% 左右发生在深叶。腮腺肿瘤可发生在任何年龄，男女均可患病。腮腺肿瘤与其他涎腺肿瘤一样，病因目前不太清楚，腮腺的恶性肿瘤可能与接触放射线有关，也可能与病毒感染、长期暴露在烟雾或者灰尘中、接触有毒化学物品等有关。

【临床表现】

1. 良性肿瘤　腮腺肿瘤绝大多数为良性肿瘤，在良性肿瘤中，混合瘤（又称多形性腺瘤）最为常见，据报道58%混合瘤发生在腮腺。其次为腺淋巴瘤（乳头状囊腺瘤，Warthin瘤），约占良性肿瘤的20%，基底细胞腺瘤、嗜酸性腺瘤则较少见。腮腺的良性肿瘤生长缓慢，一般无明显自觉症状，病人多因发现腮腺区无痛性肿块后就诊，病史可能有数十年。肿瘤较大者，会有局部坠胀感、表面畸形，无面神经的侵犯，很少引起功能障碍。肿瘤多表现为耳下区的韧实肿块，表面呈结节状，边界清楚，中等硬度，与周围不粘连，有移动性，无压痛。

2. 恶性肿瘤　以黏液表皮样癌最常见。Spiro等报道的288例腮腺恶性肿物中，黏液表皮样癌145例，约占50%，其余依次是混合瘤恶变、腺泡细胞瘤、腺癌、腺样囊性癌、涎腺导管癌和未分化癌等。在腮腺深叶肿瘤中，恶性肿瘤所占的比例略高于腮腺浅叶的肿瘤。腮腺恶性肿瘤生长较快，病程较短，肿瘤早期以无痛性肿块为多，少数病人在发生时即有疼痛。约20%的病人可出现不同程度的面瘫。其肿块大多形态不规则，质地较硬，界限不清，与周围组织粘连，活动较差。肿瘤晚期可侵犯深部组织或皮肤，出现皮肤破溃、张口受限及颈部淋巴结转移等。多形性腺瘤生长缓慢，如果短时间内生长速度加快，肿块固定，与皮肤或深层组织发生粘连，疼痛伴有面瘫时，考虑有恶变的可能。

3. 专科检查

（1）原发部位的检查：首先行腮腺区及颈侧区扪诊，注意肿物的部位、形状、大小、质地、光滑度、边界、活动度、表面的皮肤有无异常，有无波动感，同时扪诊双侧颈淋巴结。

（2）口内、腮腺导管及咽侧检查：观察口内黏膜是否光滑；咽侧有无异常隆起及突向咽侧肿物；观察腮腺导管口的情况、分泌物性状。

（3）面瘫体征的检查：观察病人有无口角歪斜、鼓腮漏气、眼睑抬举不良及闭合障碍等面瘫症状。

4. 辅助检查项目

（1）超声检查：常为首选的影像学检查法。其可以确定腮腺区有无占位性病变，判断腮腺肿瘤的位置、大小、囊性还是实性、包膜情况、与周围血管关系，以及颈淋巴结的位置及大小。

（2）增强CT：CT对于腮腺深叶肿瘤的诊断尤为重要，增强CT可提示肿瘤的性质、了解肿瘤与周围重要组织结构尤其是鞘膜的关系。

（3）细针穿刺细胞学的检查：用细针穿刺腮腺肿物，抽得微量细胞后涂片，进行细胞学检查，深部小肿瘤可在超声引导下针吸。该法合并症较少，以往对其是否会造成瘤细胞播散或种植存在疑惑，目前多数学者认为无癌细胞播散或种植的危险。

【评估要点】

1. 健康史

（1）病情评估：评估病人肿瘤生长的部位、大小、质地、发现的时间，有无压痛及破溃；有无口干、眼干；呼吸道是否通畅，有无呼吸困难及咽部异物感；有无口眼歪斜、眼睑闭合不全等面瘫症状；有无淋巴结肿大。了解病人饮食情况，有无进食困难；观察病人有无口腔黏膜破损；既往有无高血压、糖尿病。

（2）危险因素评估：有无放射性及化学毒物接触史，有无内分泌紊乱等其他疾病史及过敏史。

2. 安全评估　评估病人有无安全隐患，防止意外发生；有面瘫者评估病人进食困难的程度，有无呛咳。

3. 心理－社会状况评估　评估病人及家属的心理状况及接受程度。评估不同年龄、文化程度对疾病的认知程度。

【护理问题】

1. 焦虑　与担心预后有关。

2. 自我形象紊乱　与病人面瘫、面神经麻痹有关。

3. 有感染的危险　与术后伤口有关。

4. 知识缺乏：缺乏与本疾病相关的预防和保健知识。

【护理措施】

1. 基础护理　保持呼吸道通畅，防止上呼吸道感染。保持病室环境舒适，温度适宜，定期开窗通风，较少探视，避免交叉感染。给予病人头部抬高位或者半卧位，以利于静脉回流，防止术区肿胀及淤血。

2. 观察生命体征变化　监测生命体征，每日 4 次。若术后体温超过 38.5℃有切口感染的危险，要及时通知医生。

3. 观察伤口渗血情况　每次换药的时候观察病人伤口愈合情况，缝合处皮肤对合情况及有无脓性分泌物渗出。保持伤口敷料有效的加压包扎，观察敷料的松紧度及有无潮湿。注意有无活动性渗血，发现异常及时通知医生处理。遵医嘱术后给予病人静脉输入抗生素及消除水肿的药物。

4. 观察负压引流　病人术后留置一次性负压吸引器，引流液的观察是评估伤口渗血的重要途径，是病情变化的体现，做好负压引流的护理尤为重要。保持负压引流的通畅，防止引流管受压、打折而阻塞管路，造成引流不畅，引起伤口感染。负压吸引器应低于伤口水平，避免引流液倒流而引起逆流感染。妥善固定一次性负压吸引器，告知病人不要牵拉引流管，防止脱落。每日更换负压吸引器时，注意无菌操作，观察引流液的颜色、性质、量并准确记录。

5. 饮食护理　进餐前服用抑制唾液分泌的药物。嘱病人术后禁食酸辣等刺激性饮食，减少唾液分泌，有利于伤口愈合。嘱病人多饮水，进食清淡、易消化饮食，将食物放在口腔健侧有利于吞咽。面瘫病人嘱勿进食过烫食物，以免烫伤。

6. 口腔护理　病人因为使用抑制腺体分泌物药物，可导致口腔黏膜干燥，自洁能力下降，易发生感染。观察病人口腔内清洁情况，避免发生感染。术后多饮水，保持口腔清洁。每天 2 次做好口腔护理，嘱病人按时使用漱口水漱口；张口困难者用注射器抽取生理盐水冲洗口腔，以保持口腔清洁。

7. 心理护理　向病人讲解疾病相关知识，消除其顾虑，增强病人战胜疾病的信心。向病人讲解术后出现面瘫是暂时的，一般半年后可逐渐恢复。与病人多交流，传授经验，使病人敢于面对疾病，建立良好的心理状态，促进康复。

8. 并发症观察与护理

（1）面瘫、面神经麻痹：多由于手术过程中切断或者牵拉面神经所致。故术后要观察病人有无口角歪斜、鼻唇沟变浅、皱眉、闭眼、鼓腮不能等症状，遵医嘱可采取一系列措施：遵医嘱给予病人肌内注射腺苷钴胺等营养神经药物，并观察用药后的反应；如病人眼睑闭合不全，可予病人涂抹红霉素眼膏，覆盖纱布，防止角膜干燥；病人不要用眼过度，注意休息；必要时术后2周开始局部热敷或以轻柔、缓慢的手法进行面部按摩治疗。

（2）涎瘘：涎瘘也是腮腺手术比较常见的并发症，开始表现为术区皮下聚集液体，如果没有及时妥善处理，则形成瘘。防止涎瘘的措施：术后伤口加压包扎；从手术当日起，餐前30min遵医嘱给予病人颠茄口服，抑制腺体分泌，预防涎瘘形成；观察病人伤口敷料渗血、渗液情况，发现敷料较湿时应及时更换并加压包扎；观察引流液的性质、量等；嘱病人禁食酸性、油炸等刺激性食物。

【健康指导】

1. 生活指导

（1）告知病人出院后要保护好切口，并保持切口皮肤的清洁、干燥。

（2）告知病人出院后要禁食酸辣等刺激性食物，减少唾液分泌，要进食易消化、高营养、清淡的食物。养成良好的口腔卫生习惯，保持良好的心态。

2. 疾病知识指导

（1）定期复查：嘱病人定期复查，有不适随诊。告知病人复查的重要性，复查时可随时了解病人伤口愈合的情况，有无肿瘤复发、淋巴结的转移及远处转移。告知病人出院后1个月、3个月、6个月、12个月定期复查。

（2）并发症的观察：部分病人并发面神经麻痹症状，告诉病人局部热敷或以轻柔、缓慢的手法进行面部按摩治疗，绝大多数3~6个月可以缓解。术后3个月左右如果出现耳颞神经综合征，告知病人此病仅造成感觉不适，勿紧张。

（李莉）

第六章　气管食管病人护理指南

第一节　气管、支气管异物病人的护理

气管、支气管异物（foreign bodies in the trachea and bronchus）是临床常见急症之一，有内源性和外源性两种。内源性为呼吸道内假膜、痰痂、血凝块、干酪样物等堵塞；外源性为外界物质误入气管、支气管内所致。通常所指的气管、支气管异物属外源性异物。异物可存留在喉咽腔、喉腔、气管和支气管内。右支气管较粗短，故异物易落入右主支气管。多发生于5岁以下儿童，3岁以下最多，可占60%~70%，偶见于成人。

【临床表现】

1. 症状　多数病人异物吸入史明确。如无明显的异物史，应让病人及家属仔细回忆是否有突然剧烈呛咳、短暂憋气等表现；尤其小儿在进食时因嬉笑或哭闹突发上述症状，应考虑到气管异物的可能。

2. 体征　触诊时可有异物碰撞气管壁而引起的轻微振动感。气管内较大且活动的异物，在颈部气管部位有时可听到异物拍击音，个别病例不用听诊器亦可听到。主支气管内的异物引起的病变偏于一侧，听诊时患侧肺呼吸音降低或消失，并发肺内炎症时可闻及水泡音，大多数病例可闻及哮鸣音，并可有肺气肿、肺不张等体征。

3. 影像学检查　金属等不透光的异物，胸透或拍片可以确定异物的位置、大小及形状，透光的异物不能显示。CT尤其是多排螺旋CT可确定各种异物有无及部位。

4. 支气管镜检查　是气管、支气管异物确定诊断的最可靠方法。在有明确异物吸入史的情况下，即使临床表现和辅助检查均为阴性，亦应行支气管镜检查；反之，对久治不愈的肺内炎症，或者X线检查及体征均符合气管、支气管异物时，即使无明显的异物史也应行支气管镜检查。

【评估要点】

1. 健康史

（1）了解小儿有无进食坚果类或果冻等食物，有无将玩具等放入口中或鼻腔，有无进食时大笑或哭闹等；成人有无异物吸入，引起剧烈呛咳等病史。

（2）评估病人有无呼吸困难、咳喘、面色发绀等症状。

（3）仔细询问发病过程、时间，异物的种类、大小，有无院外处理等。

2. 身体状况

（1）临床分期　可分为 4 期。

1）异物进入期：异物经声门进入气管、支气管时，立即出现剧烈呛咳及憋气、面色青紫。如异物嵌顿于声门，则可出现声嘶及呼吸困难，甚至窒息；如异物进入气管或支气管，除有轻微咳嗽外可无其他症状。

2）安静期：异物停留在气管、支气管内，可无其他症状或仅有轻微咳嗽及喘鸣，特别是较小异物停留在支气管内时可无任何症状，常被忽视，但活动性异物可出现阵发性咳嗽。

3）刺激与炎症期：异物刺激局部黏膜产生的炎症反应和继发性炎症，可引起咳喘、咳痰等症状。病人此期可出现体温升高。

4）并发症期：随着炎症发展，可出现支气管炎、肺炎、肺脓肿或脓胸等，病人有发热、咳嗽、咳脓痰、呼吸困难等。异物堵塞气道影响通气时，表现为呼吸困难加重、烦躁不安、面色苍白或发绀、心率加快等。此外，可引起肺不张、肺气肿等，阻塞性肺气肿明显或剧烈咳嗽时，可发生气胸、纵隔或皮下气肿。

（2）不同位置异物：异物所在部位不同，可有不同的症状。

1）喉异物：异物进入喉内时，出现反射性喉痉挛而引起吸气性呼吸困难和剧烈的刺激性咳嗽；如异物停留于喉入口，则有吞咽痛或咽下困难；如异物位于声门裂，大者出现窒息，小者出现呛咳及声嘶、呼吸困难、喉鸣音等；如异物为小膜片状贴于声门下，则可只有声嘶而无其他症状；尖锐异物刺伤喉部可发生咯血及皮下气肿。

2）气管异物：异物进入气道立即发生剧烈呛咳、面红耳赤，并有憋气、呼吸不畅等症状，随着异物贴附于气管壁，症状可暂时缓解；若异物轻而光滑并随呼吸气流在声门裂和支气管之间上下活动，可出现刺激性咳嗽，闻及拍击音。气管异物可闻及哮鸣音，两肺呼吸音相仿。如异物较大而阻塞气管，可致窒息，此种情况危险性较大，异物随时可能上至声门引起呼吸困难或窒息。

3）支气管异物：早期症状和气管异物相似，但咳嗽症状较轻。植物性异物如花生等，支气管炎症多较明显，如咳嗽、多痰。呼吸困难程度与异物部位及阻塞程度有关，大支气管完全阻塞时，听诊患侧呼吸音消失；不完全阻塞时，可出现呼吸音降低。

3. 心理－社会状况　评估病人和家属心理状况及对疾病的认知程度，评估病人及家属的年龄、文化层次、生活环境及教养方式等。

【护理问题】

1. 有窒息的危险　与异物阻塞有关。
2. 恐惧　与呼吸困难及担心预后有关。
3. 潜在并发症：肺炎、肺不张、肺气肿、气胸、心力衰竭、破伤风等。
4. 知识缺乏：缺乏气管、支气管异物的相关知识。
5. 家庭应对无效：缺乏支气管异物术后照顾知识。

【护理措施】

1. 术前护理

（1）评估病人及家属恐惧程度，给予适当的安慰，耐心讲解疾病有关的治疗及预后情况，使其情绪稳定并积极配合诊疗活动。

（2）保持呼吸道通畅。严密观察呼吸情况，持续监测血氧饱和度变化，必要时准备好气管切开包、吸引器、氧气等急救物品，做好气管切开准备。婴幼儿病人不予拍背、摇晃等，尽量避免刺激患儿，以减少患儿哭闹。

（3）绝对禁止病人自行离开病房。

（4）病情许可，及时为病人做好术前准备。病情危重或重度呼吸困难者，应就地行气管镜检查、直接进入手术室或行紧急气管切开。

2. 术后护理

（1）予全麻术后护理常规。

（2）了解术中异物取出情况。给予吸氧，监测血氧饱和度，观察呼吸情况，如果再次出现明显的呼吸困难则提示喉头水肿发生，应及时处理。

（3）手术当天尽量卧床休息，少说话，小儿病人避免哭闹，防止并发症的发生。

（4）遵医嘱按时使用抗生素和激素，以控制感染、防止喉头水肿。注意观察有无感染征象，如体温升高、痰量增多等应及时检查异物是否完全取出。

（5）患儿麻醉完全清醒，经护士判断后可喝水，饮水无呛咳即可进食流质或半流质饮食。

【健康指导】

1. 生活指导

（1）婴幼儿不宜进食花生、瓜子、豆类等坚果或果冻等滑润、块状食物。

（2）小儿进食时保持安静，不在进食时嬉戏、喊叫或哭闹。

（3）纠正小儿口内含物的不良习惯，成人应避免口内含物进行作业。

2. 疾病知识指导　对于昏迷、全麻及重症病人，应使其头偏向一侧，防止呕吐物误吸，取下义齿及拔下松动的牙，随时吸出口内分泌物，加强看护。

（薛贵芝）

第二节　食管异物病人的护理

食管异物（foreign bodies in the esophagus）是常见急症之一。常因为进食匆忙、注意力不集中、食物未经仔细咀嚼等原因导致。有吞咽疼痛、吞咽困难与呼吸道症状，可引起食管穿孔等并发症，须及时处理。

【临床表现】

1. 全身症状　常与异物的种类、大小、形状、停留部位和时间，以及有无继发感染有关。进食不足可引起营养不良，病人出现脱水、饥饿等。当引起食管炎、食管周围炎、纵隔炎和颈深部感染等并发症时，病人可有体温升高、全身不适的症状。严重时可引起食管穿孔或损伤性食管炎、颈部皮下气肿、纵隔感染，甚至纵隔脓肿、大出血等并发症，有出现呼吸困难及窒息的可能。

2. 局部症状

（1）咽喉疼痛：较重的疼痛是异物伤及肌层的信号，应予以重视。异物较小或圆钝时，常仅有梗阻，疼痛感较轻；尖锐异物或棱角异物位于食管入口时，疼痛局限于颈部中位或颈侧，伴有压痛，吞咽时疼痛加重，病人常能指出疼痛的部位。异物位于食管上段时，疼痛部位常在颈根部或胸骨上窝处，上段食管异物疼痛最为明显；胸段食管异物则出现胸骨后疼痛，可放射至背部；下段食管异物轻微疼痛可引起上腹不适或疼痛；食管穿孔并发感染与脓肿时疼痛加剧，伴有高热。

（2）吞咽困难：其程度与异物的形状、大小、性质、有无继发感染等有关，个别病人无明显吞咽困难，可带病数月或数年而延误治疗。异物较大或尖锐性异物或继发感染时，可完全堵塞食管，导致不能进食饮水；吞咽困难明显时，可伴有流涎、恶心、呕吐等症状。

（3）呼吸道症状：主要发生于婴儿，表现为咳嗽、发绀等症状。特别是食管上段、异物较大时，向前压迫气管，后壁异物位置较高未完全进入食管部分外露，可压迫喉部，均可出现呼吸困难。患儿唾液流入喉内、呕吐物吸入、气管穿破形成食管气管瘘，常可引起呛咳。

3. 食管吞钡检查可了解异物情况、嵌顿部位及食管黏膜恢复情况。

4. 食管镜检查是食管异物最为确切和有效的诊疗手段，既可确定诊断，又可钳取异物。

5. 影像学检查金属类的食管异物可以行 X 线检查，必要时可以选择 CT 检查。

【评估要点】

1. 健康史

（1）询问异物种类、大小、形状和存留时间以及就诊情况。

（2）观察有无吞咽困难，有无吞咽疼痛、疼痛程度及有无胸背部放射性疼痛。

（3）观察有无咳嗽、发绀、气紧等呼吸困难症状。

2. 身体状况评估　观察病人有无呼吸困难、高热，颈部活动有无受限。

3. 心理－社会状况　评估病人和家属心理状况，评估不同年龄、文化程度的病人对疾病的认知程度。

【护理问题】

1. 急性疼痛　与食管黏膜损伤有关。

2. 有窒息的危险　与异物压迫气管后壁或喉部导致的窒息危险有关。

3. 有出血的危险　与异物损伤大血管导致出血的危险有关。

4. 有感染的危险　与异物停留时间久、引起继发性感染有关。

5. 营养失调：低于机体需要量　与食管异物术前术后禁饮禁食有关。

6. 知识缺乏：缺乏食管异物相关的预防和保健知识。

7. 焦虑　与因起病急导致的紧张和焦虑心理有关。

【护理措施】

1. 急救护理配合

（1）一旦确诊食管异物，积极做好手术准备，嘱病人禁食禁饮，联系手术室。

（2）如为尖锐带钩异物则应绝对卧床休息，防止异物活动刺伤主动脉引起严重并发症。

（3）观察有无颈部皮下气肿情况；局部疼痛明显或放射至肩背部，提示食管穿孔可能，及时通知医生处理。

2. 用药护理　术后遵医嘱禁食、补液及全身支持治疗，液体量多、持续时间长，告知病人及家属避免自行调节输液速度，以免液体输注过快会加重心肺负担。

3. 饮食护理　食管黏膜损伤及食管穿孔者，遵医嘱鼻饲饮食；食管吞钡复查正常后方可进软食。异物光滑、无明显食管黏膜损伤者，全麻病人经护士判断清醒后可试进清淡、易消化流质或半流质饮食。禁食或鼻饲流质期间观察病人有无心悸、腹胀、肌无力、头晕、出冷汗等表现，警惕电解质紊乱及低血糖的发生。

4. 口腔护理　保持口腔清洁，给予口腔护理或漱口液漱口，预防感染。

5. 疼痛护理　采用疼痛评分量表对病人进行疼痛评估，评分≥ 4 分，遵医嘱予以镇痛药物，观察记录用药疗效及反应。

6. 并发症观察与护理

（1）食管穿孔：术中见食管黏膜损伤，钡餐造影提示食管黏膜不完整。应禁食禁饮，禁止下咽唾液，给予鼻饲流质或静脉高营养保证足够的营养摄入。食管裂口较大和贯通伤引起的穿孔，需行手术治疗。

（2）食管周围炎及颈间隙感染或纵隔炎：观察有无局部疼痛加重、发热、吞咽困难、颈部肿胀，是否伴有呼吸困难。出现食管周围脓肿或咽喉壁脓肿，应行颈侧切开引流，出现纵隔脓肿时应请胸外科协助处理。

（3）食管气管瘘：观察有无进食后呛咳。观察病情变化，严格卧床休息，鼻饲流质。

（4）大血管破溃：是食管异物最严重的致死性并发症。严密观察病人口中有无血性分泌物、有无便血及呕血等出血先兆。嘱病人绝对卧床休息，颈部制动，立即建立静脉通道，做好抢救准备工作。

【健康指导】

1. 生活指导

（1）指导病人养成正确的用餐习惯，进食时细嚼慢咽，勿高声谈笑、嬉戏打闹，避免口含食物说话；纠正小儿口内含物的不良习惯，发现后让其自觉吐出，勿用手强行挖取，避免误咽。

（2）告知佩戴义齿者，经常检查义齿是否松动，睡觉前取下，勿进食黏性大的食物。

（3）告知病人及家属服药时应将外包装撕下，忌用带刺或碎骨的汤与米面、蔬菜混合煮食，避免误咽。

2. 疾病知识指导

（1）发生食管异物及时就医，切忌强行吞咽食团等方法推下异物，以免加重食管损伤引起并发症。

（2）术后禁饮禁食、及时吐出口腔分泌物可保护食管黏膜，减少咽部刺激、防止损伤、感染及食管穿孔。

（3）疑有食管损伤的病人，经食管碘油造影确诊损伤恢复后，方可进食。

（关晋英）

第三节　食管穿孔病人的护理

食管穿孔（esophageal perforation）是指由于外伤或食管自身病变造成食管小的破裂，

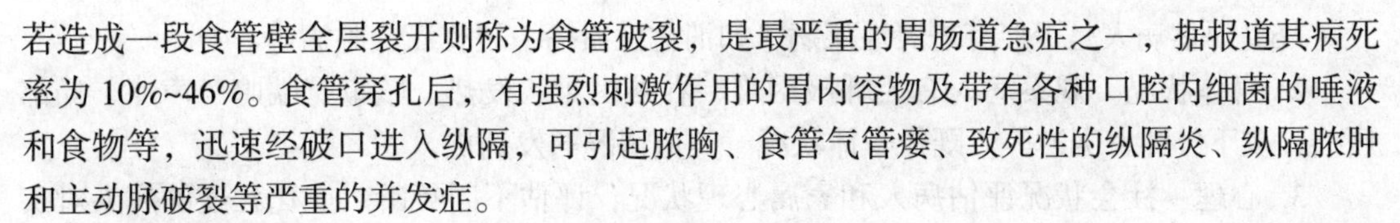

若造成一段食管壁全层裂开则称为食管破裂，是最严重的胃肠道急症之一，据报道其病死率为10%~46%。食管穿孔后，有强烈刺激作用的胃内容物及带有各种口腔内细菌的唾液和食物等，迅速经破口进入纵隔，可引起脓胸、食管气管瘘、致死性的纵隔炎、纵隔脓肿和主动脉破裂等严重的并发症。

【临床表现】

食管穿孔的症状和体征取决于穿孔部位、大小和原因。主要症状有胸痛、呕吐、呕血、吞咽困难和呼吸困难等，疼痛与放射的部位与损伤的部位有关；体征有发热、皮下气肿、心动过速，病人胸部叩诊呈过清音或浊音，听诊发现呼吸音减弱或消失。有些损伤有时可立即确定，而大多数食管穿孔的诊断常延迟6~8h。

1. 颈段食管穿孔　最常见的表现是颈部皮下气肿、吞咽疼痛、局部压痛以及因疼痛不适而致颈部僵直感。合并邻近脏器和组织损伤时，可出现相应的症状和体征。如胸膜顶穿破可有气胸，气管损伤可出现喘鸣、声嘶和呼吸困难。稍晚可形成食管气管瘘，此时吞咽时可出现咳嗽并咳出食物。穿透性食管伤可形成食管皮肤瘘。未处理或延误处理的颈部食管后壁穿孔，可使感染进入气管前间隙，最后造成化脓性纵隔炎。

2. 胸段食管穿孔　其症状常在穿孔几小时内即出现。病人可有胸骨后疼痛、呼吸困难和吞咽困难。检查时可发现有心动过速、气胸、液气胸。患侧胸部叩诊浊音及呼吸音减低，当出现皮下气肿时提示胸内食管穿孔已经扩大，纵隔炎是胸内食管穿孔最严重的合并症，延误治疗的病例其死亡率高达50%。胸内食管穿孔最常发生在胸内食管狭窄处，即食管穿过左主支气管和横膈裂孔处。

3. 腹段食管穿孔　可出现呃逆、剑突下疼痛，并常放射到左或右肩部。腹部检查可有局部压痛、反跳痛和肌紧张，肠鸣音减弱或消失。

4. 影像学检查　食管对比剂X线造影（正、侧位）检查：临床上遇到怀疑食管损伤者，均应做吞咽对比剂透视检查。典型的征象为：纵隔气肿，可有（或无）皮下气肿；气胸或液气胸；食管后缘有积气或纵隔阴影增宽；咽后间隙有积气或积液是颈段食管穿孔的典型征象。

5. 食管镜检查　完全性损伤病例很少需要做上部胃肠道纤维或电子内镜检查，该检查仅适用于对比剂X线造影检查阴性而临床有高度怀疑的病例，如鼻胃管吸引物内有血染；对食管黏膜有损伤的病人如食管贲门黏膜撕裂综合征（Mallory-Weiss综合征），这些病人常有呕血症状；适用于检查吞服腐蚀剂物质，如强酸或强碱后的食管损伤程度。内镜亦可用于治疗目的，如取出吞入的异物及内镜控制出血。

6. 胸腔穿刺术　患侧胸腔穿刺术发现胸腔积液内有消化道内容物或食物残渣，或者嘱病人口服亚甲蓝，检查胸腔穿刺液中有无亚甲蓝出现，可确诊食管外伤性穿孔。

【评估要点】

1. 健康史

（1）评估病人有无医源性、器械性手术后食管损伤。

（2）评估病人有无吞咽异物病史。

（3）评估病人有无外部损伤、穿透伤、钝伤。

（4）评估病人有无吞服腐蚀剂或烧伤病史。

（5）评估病人年龄，排除自发性食管穿孔。

(6) 评估病人是否伴有进展性疾病，如消化性溃疡、裂孔疝、肿瘤等。

2. 身体状况 观察病人有无呼吸困难、吞咽困难、发热、咳嗽、喘鸣、声嘶、局部压痛、皮下气肿、呃逆等。既往身体状况、类似情况的发病史。

3. 心理－社会状况评估病人和家属心理状况，评估不同年龄、文化程度的病人对疾病的认知程度。

【护理问题】

1. 有窒息的危险 与食管气管瘘阻塞呼吸道有关。

2. 疼痛 与食管及邻近组织炎症有关。

3. 有感染的危险 与穿孔时间长，引发继发感染有关。

4. 体温过高 与周围组织感染有关。

5. 潜在并发症：气胸、急性呼吸窘迫综合征、纵隔炎、食管瘘、大出血的危险等。

6. 进食模式的改变 与禁食、留置胃管有关。

7. 营养失调：低于机体需要量。与食管穿孔后不能经口进食有关。

8. 知识缺乏：缺乏食管穿孔相关的预防和保健知识。

9. 恐惧 与担心疾病预后有关。

【护理措施】

食管穿孔的治疗取决于穿孔大小、部位、邻近脏器有无损伤、穿孔至诊断的时间以及病人的年龄和全身状况等多种因素。每个病人的处理虽不完全相同，但是治疗原则均为：及时确诊、减少感染蔓延、尽早闭合穿孔。治疗方式有保守治疗和外科手术两大类。

1. 用药护理 遵医嘱应用抗生素预防感染，静脉补液保持水、电解质平衡。

2. 病情观察

(1) 密切监测病人血压、脉搏、体温、呼吸等生命体征。保持呼吸道通畅。

(2) 病人持续胃肠减压，保持引流管通畅、固定在位，密切观察引流液的颜色、性状、量并记录。

(3) 注意观察病人的体温变化，调节室内温度和湿度，保持空气流通，必要时采用物理降温或根据医嘱使用药物降温，及时发现和处理高热，维持体液平衡。

(4) 注意观察病人有无疼痛加剧及食管穿孔等并发症的症状，预防并发症的发生。

(5) 食管穿孔一旦确诊，就需要住院治疗。密切观察病人有无发热、白细胞计数增高以及纵隔炎或胸腹腔受累等证据，立即向医生汇报。

3. 饮食护理 病人禁食水，对于颈部食管穿孔可遵医嘱鼻饲饮食，给予全肠外营养支持、高营养饮食胃肠道灌注。

4. 心理护理 护理人员帮助病人了解发病的原因，治疗的目的、方法及预后，以消除紧张、焦虑等负面心理，保持情绪稳定，树立信心，积极配合治疗与护理，以取得最佳的治疗效果。

5. 生活护理 做好口腔护理，预防口腔溃疡、口腔黏膜炎。加强皮肤护理，保持床单元清洁、干燥、平整，防止发生皮肤压力性损伤。

【健康指导】

1. 生活指导

(1) 合理安排日常生活、劳逸结合，建议病人戒烟酒，保证良好睡眠，避免精神紧张或过度疲劳。平时应加强锻炼，增强机体抵抗力。

（2）避免腐蚀性液体和锐利异物损伤、外伤性损伤等。

（3）进食不宜过于匆忙，尤其吃带有骨刺类食物，以防误咽。

（4）老年人配有义齿和牙托的，不宜进食黏性强的食物，睡前取下义齿，全麻及昏迷病人如有义齿应及时取出。

（5）异物误吞后，应立即就医及时取出。

（6）教育儿童改正口含物品玩耍的不良习惯。

2. 疾病知识指导　及时确诊、减少感染蔓延、尽早闭合穿孔。

（蔡郁）

第四节　食管腐蚀伤病人的护理

误服或吞服腐蚀性物质造成的食管损害称食管腐蚀伤（caustic injuries of esophagus）。食管腐蚀伤是食管外伤中最常见的一种，腐蚀剂多为强酸或强碱，强酸类如硫酸、盐酸、硝酸等，强碱性类如氢氧化钠（火碱、灰水）、氢氧化钾、碳酸氢钠（食用或清洁用碱）等，碱性物质腐蚀程度较酸性物质严重。此外，醛类（福尔马林）、酚类（石炭酸、来苏儿）、卤素类（强力碘等）也可引起食管腐蚀伤。食管腐蚀伤轻者造成食管瘢痕狭窄，重者危及生命。

【临床表现】

1. 急性期　1~2 周。

（1）局部症状

1）疼痛：腐蚀剂吞入后，可立即出现口、咽、胸骨后或背部疼痛。

2）吞咽困难：主要因惧怕疼痛不敢吞咽，常伴有唾液外溢、恶心等。

3）恶心、呕吐：主要因膈肌与胃受刺激的缘故，全身中毒也可引起恶心、呕吐。

4）声嘶及呼吸困难：当腐蚀剂侵入喉部，出现喉黏膜水肿时，可出现声嘶及喉梗阻症状。

5）若背部及上腹部疼痛加重、腹壁紧张、膈下游离气体、呼吸困难，应考虑食管及胃管穿孔可能。

6）口腔、咽喉黏膜充血肿胀，上皮脱落后则有白膜形成，继发感染，常有腐烂污秽变。

（2）病情严重者常在服药后 2~3 周出现全身中毒症状，表现有发热、脱水、昏睡或休克等症状。

2. 缓解期　受伤 1~2 周后，全身一般情况开始好转，创面逐渐愈合，疼痛及吞咽困难缓解，饮食逐渐恢复正常，Ⅰ度腐蚀伤者 2~3 周愈合，Ⅱ度、Ⅲ度腐蚀伤者缓解期可历时数周至数月。

3. 狭窄期　病变累及肌层者，经过 3~4 周或更长一些时间缓解期过后，由于局部结缔组织增生，继之瘢痕收缩而致食管狭窄，再度出现渐进性吞咽困难，如狭窄部位以上食管发生扩张，进食后食物潴留会出现呕吐。食管腐蚀伤轻者可进流质饮食；重者滴水不进，易出现脱水及营养不良等全身症状。

4. 口、咽、喉部检查 口唇及口腔、咽部可有腐蚀伤，口腔、咽部黏膜充血、肿胀，黏膜上皮脱落、溃疡及假膜形成。会厌舌面、破裂处可出现明显水肿，可见呼吸困难，必要时酌情行间接喉镜检查，了解下咽及喉部情况。

5. 影像检查

（1）急性期可行胸、腹部透视或摄片检查，必要时行CT扫描检查，了解有无并发症发生，如纵隔气肿、脓肿、气胸、膈下积气等。

（2）急性期症状缓解后行食管钡剂检查或碘油摄片，了解食管受伤性质、部位、程度，通常在伤后7~10d进行，但疑有食管穿孔或食管气管瘘者禁用。对食管狭窄者，了解食管狭窄部位、程度、范围，若第一次检查阴性，2~3个月内定期复查。

（3）食管造影，严重的腐蚀伤可引起胃甚至十二指肠瘢痕后挛缩。

6. 食管镜检查 能直接观察食管内受损情况，是一个重要的检查方法。但应在适当时机进行，以免引起穿孔，常在伤后1~2周进行为宜，以了解食管内病变范围、性质、程度。操作应轻柔，以免增加新的损伤。

【评估要点】

1. 健康史 详细询问有无吞服腐蚀剂病史，有无误饮情况发生，接触腐蚀剂的性质、浓度、数量、接触的时间，是否做过自行处理，做过哪些处理；评估病人对腐蚀伤的认知程度等。

2. 身体状况 观察病人有无口、咽、胸骨后或背部、腹部疼痛；观察病人有无吞咽困难、唾液外溢、恶心、发热、声嘶及喉梗阻等症状，评估病人口腔及咽喉黏膜情况；评估生命体征，观察尿量是否改变；注意检查病人腹部情况，及时发现胃穿孔。

3. 心理－社会状况 评估病人和家属心理状况，评估不同年龄、文化程度的病人对疾病的认知程度。

【护理问题】

1. 有窒息的危险 与食管腐蚀伤造成咽、喉部黏膜充血、水肿有关。
2. 疼痛 与腐蚀剂灼伤有关。
3. 有感染的危险 与导致食管穿孔继发感染有关。
4. 体温过高 与周围组织感染有关。
5. 清理呼吸道无效 与腐蚀伤损伤下呼吸道有关。
6. 语言沟通障碍 与声音嘶哑和喉部腐蚀伤有关。
7. 潜在并发症：食管穿孔、纵隔炎、食管狭窄、心包炎、胃烧伤、腹膜炎、肺水肿、喉阻塞等。
8. 知识缺乏：缺乏腐蚀伤损伤的预防和保健知识。
9. 恐惧 与担心疾病预后有关。

【护理措施】

1. 用药护理 遵医嘱应用抗生素、激素，静脉补液保持水、电解质平衡，给予镇静、镇痛药物，以减轻病人痛苦和预防休克。

2. 病情观察

（1）观察病人是否呼吸困难，有喉梗阻者，应及早行气管切开术。气管切开病人注意保持室内温湿度，保持呼吸道通畅。

（2）观察病人有无口咽部、胸骨后或背部疼痛、吞咽困难、恶心、呕吐、流口水、呕吐物中带血等现象，注意有无脏器穿孔。

（3）密切监测病人血压、脉搏、体温、呼吸等生命体征变化和全身中毒症状；观察大便颜色，有无黑便，记录大便量。

（4）观察病人肾功能及水电解质平衡状况，记录每日出入液量。

（5）观察病人疾病缓解期是否再次出现吞咽困难、呕吐等不适。

（6）观察病人有无疼痛加剧及食管穿孔等并发症的症状，预防并发症的发生。

（7）瘢痕期病人护理中注意观察病情，防止发生并发症，随时配合医生做好食管扩张的准备工作。

3. 饮食指导　服碱类者可先大量饮水稀释，催吐，再服醋、橙汁或柠檬汁等；酸类可先饮水稀释，催吐，再口服牛奶、蛋清、橄榄油或其他食用油等。根据病情服用流质或半流质饮食。饮食注意营养丰富、易消化，切勿进食过硬、大块及刺激性强的食物。

4. 心理护理　护理人员帮助病人了解发病的原因，治疗的目的、方法及预后，以消除紧张、焦虑、恐惧等负面心理，保持情绪稳定，树立信心，积极配合治疗与护理，以取得最佳的治疗效果。

5. 生活护理　衣着应宽松舒适，注意保暖和利尿，采取舒适卧位，增加休息时间，两周内须限制下床活动，防止感冒。做好口腔护理，预防口腔感染。加强皮肤护理，保持床单元清洁、干燥、平整，防止发生皮肤压力性损伤。

【健康指导】

生活指导

（1）保证家庭使用的腐蚀性物质安全：①一定要放在儿童接触不到的地方，以防意外。教育儿童注意饮食安全。②加强对强酸或碱性等腐蚀剂的存放管理，容器上要有醒目的标记，专人管理，上锁存放。③腐蚀剂要放在原装容器内，切勿改放在饮料瓶或其他食品容器内。④腐蚀剂用后要立即放回原处，妥善保管。⑤需要时购置最少量而毒性最小的产品。家庭放置物品的秩序改变后要特别小心。

（2）向病人交代饮食方式及要求。一旦误服毒物，应及时送医院救治，急性期尽早清除或中和胃肠道尚未吸收的毒物，防止发生严重并发症。

（3）向病人讲解吞咽功能恢复的过程。虽可进食，但并不是已痊愈，也要进行定期随访。

（4）对有精神病和自杀倾向的病人，家人应加强看护。

（蔡郁）

第七章 耳鼻咽喉专科护理技术操作指南

第一节 外耳道滴药法

外耳道滴药法（dropping method of external auditory meatus）是将药液滴入外耳道，进行局部治疗或诊断检查的常用给药方法，也是耳鼻咽喉头颈外科最为常见的技术操作之一。

【适应证】

1. 治疗外耳道炎及中耳炎。
2. 软化取出耵聍。
3. 取出外耳道异物。
4. 外耳道癌及中耳癌病人放疗期间为防止局部萎缩、干燥也可行滴耳药。

【禁忌证】

1. 外伤性鼓膜穿孔急性期。
2. 耳外伤病人尤其怀疑颅底骨折的病人。
3. 耳部出血原因未明者，耳源性并发症如颅内感染者等。

【操作规范】

1. 评估病人

（1）评估操作环境：安静、整洁、舒适、光线适宜。

（2）评估病人的基本情况：年龄、文化、自理能力及合作程度。

（3）评估病人的临床表现、外耳及耳道局部状况、有无药物过敏史；用电耳镜检查外耳道，如耳道有无耵聍、分泌物等。

2. 操作前准备

（1）护士准备：着装整洁，洗手，戴口罩。

（2）核对医嘱、查对药液。

（3）用物准备：电子耳镜、长棉签、无菌小棉球或棉块、滴耳药液、生理盐水。

3. 操作过程

（1）备齐用物，携至病人床旁，核对并解释用药目的、操作过程及注意事项，取得病人配合。

（2）协助病人取坐位或卧位，头偏向健侧，患耳朝上。

（3）用棉签轻拭耳道内分泌物，必要时用生理盐水反复清洗至清洁为止，使耳道保持通畅。

（4）轻轻牵拉耳郭，充分暴露外耳道。

（5）滴入药液2~3滴，轻压耳屏，使药液充分与耳道黏膜接触并流入外耳道深部到鼓膜（图7-1，见文末彩图）。

（6）将小棉球或棉块塞入外耳道口，以免药液流出。

（7）让病人保持原体位3~5min，避免药液流出，使药物充分吸收。

（8）协助病人恢复体位，整理床单位，清理用物，洗手，记录。

4. 操作后

（1）观察病人滴药后的情况，如出现耳鸣、听力下降应及时停药，必要时做进一步检查。

（2）健康指导：①嘱病人不挖耳，如果耵聍过多，应及时来院清理。②告知病人药物名称、作用及副作用。③告知病人滴药后如出现头痛、头晕等不适，应及时告知医护人员。④嘱病人预防感冒，遵医嘱用药和随访。⑤必要时要教会病人外耳道滴药方法。

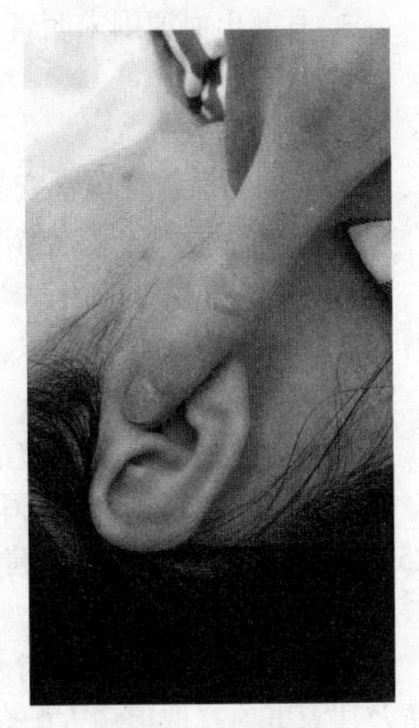

图7-1 轻压耳屏

【注意事项】

1. 认真核对药液，检查药液有无沉淀变质，是否在有效期内。

2. 药液温度应与正常体温相近，不可过凉或过热，以免刺激内耳引起眩晕、耳鸣等不适；温度较低时，可将药瓶置于掌心握一会儿，亦可放入40℃左右温水中加热。

3. 滴药时，应充分暴露外耳，小儿应将耳郭向后下牵拉，成人则向后上牵拉。

4. 鼓膜外伤性穿孔病人禁止滴药。

5. 注意观察病人有无头痛、头晕等不适主诉。

【并发症的预防与处理】

耳出血 滴药过程中突发出血、流血。

（1）预防：滴入药液注意适当的速度并注意观察不适症状，调整合适的牵拉动作，动作轻柔。

（2）处理：立即停止滴药，嘱病人卧床休息，通知医生做相应处理。

（许立华）

第二节 外耳道冲洗法

外耳道冲洗法（external auditory canal irrigation）是耳科常用治疗方法之一，主要用于冲出外耳道不易取出的碎软耵聍、已经软化的耵聍栓以及某些外耳道异物。

【适应证】

1. 不易取出的碎软耵聍或软化的耵聍栓塞。

2. 某些外耳道异物。

【禁忌证】

1. 急性中耳炎、鼓膜穿孔、外耳道流脓、外耳道湿疹及外耳道炎病人。

2. 耳外伤病人尤其怀疑颅底骨折病人。

3. 耳部出血原因未明者，耳源性并发症如颅内感染病人等。

【操作规范】

1. 评估病人

（1）评估操作环境：安静、整洁、舒适、光线适宜。

（2）评估病人的基本情况：年龄、文化、自理能力及合作程度。

（3）评估病人的临床表现、外耳及耳道局部状况、有无药物过敏史；用电耳镜检查外耳道，如耳道有无碎软耵聍、分泌物等。

2. 操作前准备

（1）护士准备：着装整洁，洗手，戴口罩。

（2）用物准备：电子耳镜、治疗巾、弯盘、外耳道冲洗器 / 注射器、温生理盐水250ml、无菌棉签 1 包、无菌纱布 1 包、PE 手套 1 副等。

3. 操作过程

（1）备齐用物，携至病人床旁，核对病人，做好沟通解释工作，说明目的、意义、方法及注意事项，取得病人配合。

（2）用电耳镜检查外耳道，了解外耳道皮肤、耵聍栓塞、异物形状及鼓膜的情况。

（3）协助病人取坐位（患儿可让家长侧抱于怀中，固定头部），头偏向健侧，颈肩部铺清洁治疗巾；将弯盘紧贴于病人患侧耳垂下方皮肤，以便冲洗时水可流入弯盘（图 7–2，见文末彩图）。

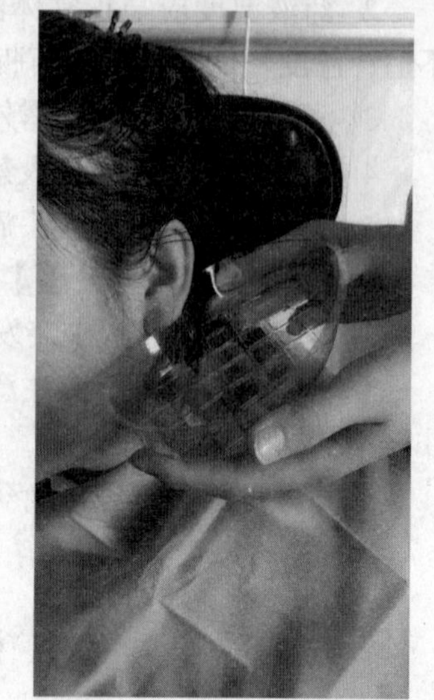

图 7–2　铺治疗巾置弯盘

（4）操作者用一只手向后上轻拉患耳，使外耳道成一直线，用另一只手拿注射器抽吸温生理盐水，沿外耳道后壁，轻轻推入，反复冲洗，直至将耵聍或异物冲净为止。

（5）用棉签轻拭耳道，将棉球放入外耳道，并为病人清洁面部。

（6）用电子耳镜再次检查外耳道冲洗效果，协助病人恢复体位。

4. 操作后

（1）整理床单位，清理用物，洗手，记录。

（2）健康指导：①嘱病人不挖耳，如果耵聍过多，应及时来院清理。②告知病人耳道冲洗后如出现头晕、恶心等不适，应及时通知医护人员。③嘱病人预防感冒，遵医嘱用药和随访。

【注意事项】

1. 冲洗液温度应与正常体温相近，不可过凉或过热，以免刺激内耳引起眩晕、耳鸣等不适。

2. 动作轻柔，冲洗时切勿直射鼓膜，避免造成鼓膜损伤。

3. 观察病人有无不良反应，注意有无眩晕、恶心、呕吐等内耳刺激症状。

【并发症的预防与处理】

1. 外耳道皮肤损伤　病人由于外耳道耵聍过多、过硬与皮肤粘连太紧或伴炎症，且需要急于取出时，容易造成外耳道皮肤破损出血。

（1）预防：充分软化耵聍、冲洗压力适宜、动作轻柔可以有效预防。

（2）处理：一旦出现外耳道皮肤破损，立即停止冲洗，先进行止血处理，或遵医嘱局部使用滴耳液治疗。

2. 眩晕　冲洗液温度过低，刺激内耳迷路引起眩晕等不适。

（1）预防：冲洗液适当加温，温度应与正常体温相近，不可过凉或过热。

（2）处理：一旦出现眩晕，立即停止冲洗并检查外耳道，取舒适体位，或遵医嘱处理。

（许立华）

第三节　耳前瘘管术后换药

耳前瘘管术后换药（preauricular fistula）是指耳前瘘管病人行耳前瘘管脓肿切开引流术术后换药和耳前瘘管切除术术后伤口换药。

一、耳前瘘管脓肿切开术术后换药

耳前瘘管脓肿切开术术后换药的目的是耳前瘘管感染局部的治疗，可以清洁创面，清除脓液、渗液及异物等，控制炎症继续发展，促使炎症尽早消退。

【适应证】

1. 耳前瘘管急性感染后形成脓肿切开引流的病人。

2. 耳前瘘管反复发生感染形成脓肿切开引流术后的病人。

【禁忌证】

各种病情危重、生命体征不平稳的病人如休克，防止因换药影响病人的抢救或因换药疼痛加重病情变化。此类换药方法不适用于单纯行耳前瘘管切除术术后病人。

【操作规范】

1. 评估病人

（1）评估病人有无上述禁忌证。

（2）评估环境安全、安静、清洁、光线适宜操作。

（3）评估病人的病情、年龄、全身情况、手术切口渗出情况、敷料污染情况，有引流片或引流条病人评估病人引流情况及配合情况。

2. 操作前准备

（1）护士准备：着装整洁，洗手、戴口罩。

（2）用物准备：手消液、清洁手套1副、无菌手套1副、0.5%碘伏1瓶、无菌棉签1包、20ml注射器1个、10ml注射器1个、3%过氧化氢溶液1瓶、灭菌换药包1个（外科剪刀1把，弯盘1个，治疗碗3个）、0.9%氯化钠溶液1瓶、无菌纱布1包、银离子敷料1包、无菌引流片、胶布1卷。

3. 操作过程

（1）查对医嘱、核对病人。

（2）解释操作目的、注意事项，取得病人配合。

（3）体位：病人一般取坐位，特殊情况如病人年龄较大或体质较弱者健侧卧位。

（4）戴清洁手套，去除敷料，若伤口与敷料粘连，用0.9%氯化钠溶液浸湿后揭除敷料，脱手套，洗手。

（5）打开灭菌换药包，根据脓腔大小、分泌物情况，3个治疗碗分别倒入0.9%氯化钠溶液、0.3%过氧化氢溶液和0.5%碘伏。

（6）洗手，戴无菌手套。

（7）0.5%碘伏消毒伤口及其周围皮肤，有引流条或引流片的取出，用无菌棉签或双手从瘘管远端挤压脓肿，排出脓性分泌物（图7-3，见文末彩图）。

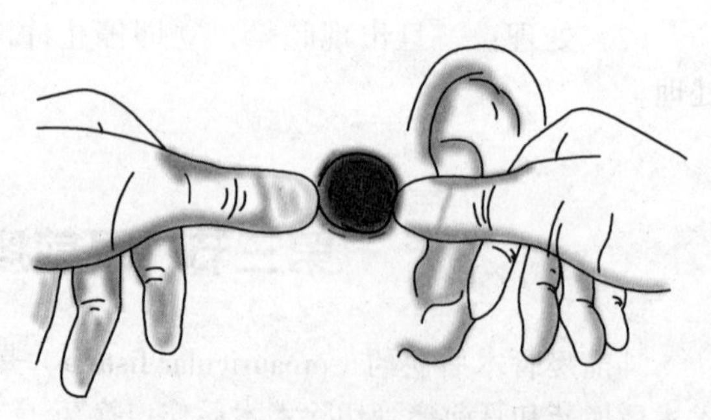

图7-3　脓腔排脓

（8）用20ml注射器抽取3%过氧化氢溶液冲洗脓腔，彻底排出脓性分泌物。用0.9%氯化钠溶液冲洗脓腔，或遵医嘱配制药液冲洗脓腔。若切口较小，脓腔较深，脓液引流不畅的可放无菌引流片。

（9）灭菌剪刀修去坏死组织后用银离子敷料，根据脓腔大小及形状用无菌剪裁剪至适合规格覆盖于伤口床上，使银离子敷料紧贴伤口床。外层用无菌纱布遮盖，胶布固定。

4. 操作后

（1）整理用物、脱手套、洗手、记录。用物按消毒隔离原则处理。

（2）健康教育：①保持伤口的清洁、干燥，避免污水进入伤口。②健侧卧位，防止伤口受压。③注意休息，预防感冒。加强锻炼，增强机体抵抗能力。

【注意事项】

1. 环境清洁、安静，对所需用物按先后顺序备好，防止浪费和污染。

2. 严格执行无菌技术操作原则，凡接触伤口的物品，均须无菌。防止污染及交叉感染，各种无菌敷料从容器内取出后，不得放回，污染的敷料须放入医疗垃圾袋内。

3. 正确评估伤口情况，发现伤口异常，及时报告医师处理。

4. 每3d换药一次，有引流条或引流片每日换药1次。术区无渗出物后停止脓腔冲洗，待局部红肿消退、脓腔缩小后，可停止使用银离子敷料，仅做碘伏局部消毒并更换敷料，待其自然愈合。如再出现脓腔积液，同法再冲洗换药，直至痊愈。若无银离子敷料，则用碘伏消毒局部后无菌敷料覆盖，每日换药1次。

5. 纱布需盖住伤口周围，不能随意移动敷料，因移动会将皮肤的污染物带入伤口内。

【并发症的预防与处理】

1. 交叉感染

（1）预防：强化无菌观念。换药者应严格遵守各项规章制度和无菌技术操作原则，医护人员着装要整洁，在操作前后注意洗手，以减少病人交叉感染的机会。

（2）处理：①每日换药1次。②脓性分泌物做细菌培养，报告医生合理使用抗生素。

2. 伤口延期愈合

（1）预防：①彻底冲洗脓腔、瘘道，脓液彻底排尽。②变态反应：规范用药，避免使用对伤口刺激性大的药物或用药时间长，避免引起组织过敏。

（2）处理：①脓肿引流不畅所致伤口长期不愈的病人，其引流口应处于最低位，切口要足够大，切忌瓶颈式引流，必要时行对口引流，有分隔的深部脓肿应彻底分离脓腔间隔，选择恰当的引流物。②用药不合理所致的变态反应导致伤口愈合不良，处理方法是停止用药，用生理盐水清洗、湿敷，重者可用高渗盐水加氢化可的松湿敷。

（郑天娥）

二、耳前瘘管切除术术后伤口换药

耳前瘘管炎症消退后行耳前瘘管切除术，术后伤口换药的目的是观察伤口愈合情况，去除坏死组织，清洁创面，保持伤口引流通畅；减少细菌的繁殖、毒素分解产物的吸收和分泌物的刺激，预防感染，促进创面的生长。

【适应证】

耳前瘘管切除术术后。

【禁忌证】

各种病情危重、生命体征不平稳的病人如休克，防止因换药影响病人的抢救或因换药疼痛加重病情变化。此类换药方法不适用于耳前瘘管脓肿切开引流术术后病人。

【操作规范】

1. 评估病人

（1）评估环境安全、安静、清洁、光线适宜操作。

（2）评估病人有无上述禁忌证。

（3）评估病人的病情、年龄、全身情况、手术切口渗出情况、敷料污染情况及配合情况。

2. 操作前准备

（1）护士准备：着装整洁，洗手、戴口罩。

（2）用物准备：灭菌换药包一个（含镊子2把、弯盘1个、治疗碗1个和剪刀1把）、无菌纱布1包、75%酒精1瓶、检查手套1副、灭菌棉球1包、灭菌手套1副、胶布1卷。

3. 操作过程

（1）查对医嘱、核对病人。

（2）解释操作目的、注意事项，取得病人配合。

（3）体位：病人一般取坐位，特殊情况如病人年龄较大或体质较弱者健侧卧位。

（4）戴检查手套，将胶布朝顺毛发方向撕下，移除敷料后脱手套。若伤口与敷料粘连，用0.9%氯化钠溶液浸湿后揭除敷料。

（5）观察手术切口生长情况及愈合情况。

（6）打开换药包，取无菌棉球、无菌纱布在治疗碗内，倒入75%酒精浸透为宜。

（7）洗手，戴无菌手套。

（8）用无菌镊夹酒精棉球从上到下，从内到外，擦拭伤口周围，其范围大于伤口基部约 5cm（图 7-4，见文末彩图）。

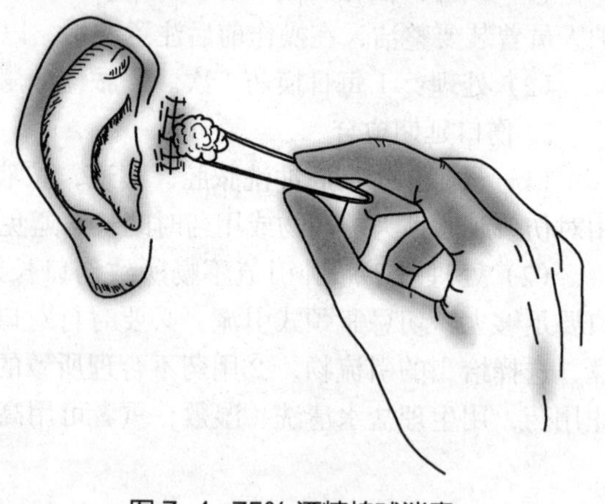

图 7-4　75% 酒精棉球消毒

（9）覆盖无菌敷料，胶布固定。

4. 操作后

（1）整理用物、脱手套、洗手。用物按消毒隔离原则处理。

（2）健康教育：①保持伤口的清洁、干燥，避免污水进入伤口。②健侧卧位，防止伤口受压。③注意休息，防感冒，加强锻炼，增强机体抵抗能力。

【注意事项】

1. 环境清洁、安静，换药室每日消毒 2 次。

2. 严格执行无菌技术操作原则防止污染及交叉感染，各种无菌敷料从容器内取出后，不得放回，污染的敷料须放入医疗垃圾袋内。

3. 正确评估伤口情况，若伤口有恶臭分泌物或其他异常（有黑色或黄色焦痂，伤口红、肿、热或血供不良等），及时报告医师处理。

4. 纱布需盖住伤口周围，不能随意移动敷料，因移动会将皮肤的污染物带入伤口内。

【并发症的预防与处理】

1. 交叉感染

（1）预防：严格无菌操作。换药者应严格遵守各项规章制度和无菌技术操作原则，医护人员着装要整洁，在操作前后注意洗手，以减少病人交叉感染的机会。

（2）处理：①每天换药 1 次。②脓性分泌物做细菌培养，报告医生合理使用抗生素。

2. 伤口延期愈合

（1）预防：①严格无菌操作，防止手术切口感染。②防止异物存留，如将纱布、线头等存留在切口处。③糖尿病病人控制血糖。

（2）处理：①手术切口感染，加强换药，必要时拆线引流，取分泌物做细菌培养，报告医生根据培养结果及时更换抗生素。②换药时认真清理病人的伤口，将切口处的纱布、线头清理干净。③糖尿病病人严格执行治疗饮食，及时会诊，积极控制血糖。

（郑天娥）

第四节　耳郭假性囊肿石膏外固定法

耳郭假性囊肿（pseudocyst of auricle）亦称耳郭非化脓性软骨膜炎、耳郭浆液性软骨膜炎，是以耳郭外侧面的囊肿样隆起、内含浆液性渗出物为主要特点的疾病，病因不明。治疗方法以病灶局部穿刺抽液后再进行耳郭石膏固定为主。石膏固定的作用是治疗耳郭假性囊肿病变，促进囊腔闭合，防止囊肿的复发。

【适应证】

耳郭假性囊肿。

【禁忌证】

1. 耳郭皮肤破损。

2. 耳骨膜炎等耳郭感染。

【操作规范】

1. 评估病人

（1）评估病人有无上述禁忌证。

（2）评估病人的配合情况。

2. 操作前准备

（1）护士准备：着装整齐，洗手，戴口罩。

（2）用物准备：安尔碘棉签、5ml 注射器、干棉球、医用橡皮胶、石膏粉及盛器、压舌板（或耳郭石膏成型器）、清水、干净纱布。

3. 操作过程

（1）核对病人，解释操作目的、注意事项，取得病人配合。

（2）体位：病人一般取坐位，固定石膏时头侧向健侧或取健侧卧位，保证患耳朝上。

（3）安尔碘棉签消毒穿刺点，穿刺一般选在囊肿的下部，5ml 注射器针头与皮肤成 30° 角向上穿刺，便于抽尽囊腔内液体。

（4）待穿刺点压迫止血后，贴医用橡皮胶并用干棉球堵塞耳道口，防止石膏液流入耳道引起严重后果。

（5）将石膏和一定比例水进行混合，将调好的石膏液涂抹于患耳耳郭，将整个耳郭包裹，在穿刺处加厚保证压迫效果（或使用耳郭石膏成型器套于耳郭上，将石膏液灌注淹没耳郭，待石膏半干后取下成型器）。

（6）石膏半干后嘱病人坐起，并用干净纱布擦去面部周围多余石膏（图 7-5，见文末彩图）。

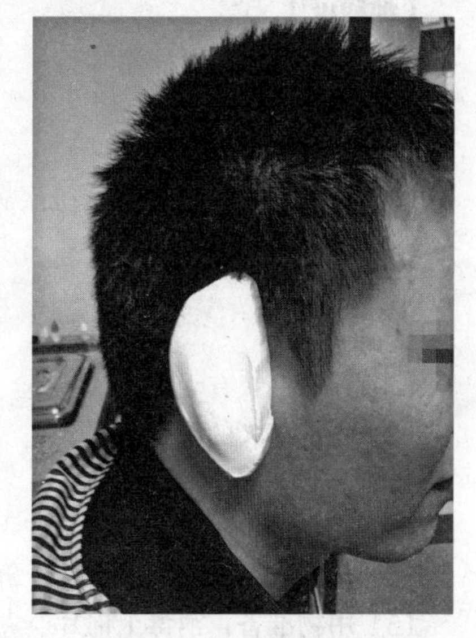

图 7-5　石膏固定

4. 操作后

（1）整理用物，洗手。

（2）健康指导：①石膏固定期间避免受潮、受压，更不可自行拆除。②告知病人两周后来院拆石膏；期间如发生剧烈耳痛、头痛应立即就诊。

【注意事项】

1. 操作前仔细检查耳郭皮肤有无炎症，有无破损及活动性出血。

2. 上石膏前切记干棉球堵塞耳道口，防止石膏液流入耳道引起严重后果。

3. 上石膏时注意将头发分开并固定；石膏湿度要适中，上石膏时动作要迅速，以免石膏凝固结块。

【并发症的预防与处理】

晕血、晕针

（1）预防：①操作前对病人进行细致耐心的解释工作，消除病人的思想顾虑和恐惧心理，尽可能避免让病人直视穿刺针。②避免病人在紧张、饥饿、疲劳时进行治疗，以防晕针的发生。③在治疗过程中与病人交流或安抚病人，分散其注意力，消除病人紧张、恐惧心理。④护士应做到技术娴熟，减少病人的疼痛。

（2）处理：如发生晕血或晕针，立即停止治疗，嘱其深呼吸、给予吸氧，保持室内空气流通，如是坐位立即改为平卧位，同时给予高危防跌倒措施并立即告知医生，遵医嘱对症处理。

（沈亚云）

第五节　鼓膜穿刺抽液法

鼓膜穿刺抽液法（auripuncture）是利用穿刺针抽出中耳积液，减轻耳闷感，提高听力。鼓膜穿刺术既可作为分泌性中耳炎的诊断方法之一，又可取得治疗效果。

【适应证】

分泌性中耳炎，中耳积液。

【禁忌证】

1. 颈静脉球体瘤（鼓室型）。

2. 严重心脏病或者血液系统疾病病人。

3. 上呼吸道感染。

【操作规范】

1. 评估病人

（1）评估病人有无上述禁忌证。

（2）评估病人的配合情况。

2. 操作前准备

（1）护士准备：着装整洁，洗手、戴口罩。

（2）环境准备：安静、清洁、舒适。

（3）用物准备：消毒干棉片、卷棉子、消毒干棉球、2ml 或 5ml 注射器、鼓膜穿刺针、2% 丁卡因、0.5% 碘伏、0.1% 新洁尔灭液、温水、额镜、光源、窥耳器。

3. 操作过程

（1）核对病人，解释操作目的、注意事项，取得病人配合。

（2）体位：取侧坐位，头偏向健侧。

（3）操作者戴额镜，对光。

（4）清除外耳道内的耵聍。

（5）用 0.5% 碘伏棉球消毒耳郭及耳周皮肤，卷棉子蘸取温水加热的 0.1% 新洁尔灭滴入耳内消毒外耳道及鼓膜。

（6）用温水加热的 2% 丁卡因棉片贴在鼓膜表面，10~15min 后取出。

（7）取坐位，患耳正对操作者，取消毒窥耳器并置入耳道，连接空针和鼓膜穿刺针，调整额镜聚光，以针尖斜面较短的 7 号针头，从鼓膜前下方（或后下方或正下方）刺入鼓室；固定针头，用 2ml 或者 5ml 注射器抽吸液体，吸尽为止（图 7–6）。

（8）穿刺抽液完毕后，缓慢拔出针头，退出外耳道，用消毒棉球塞于外耳道口。

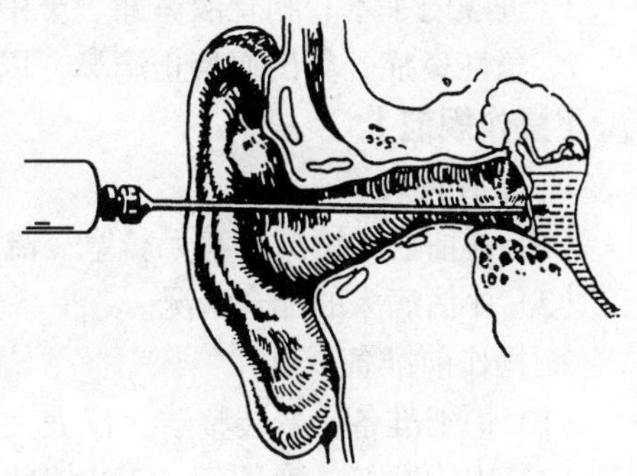

图 7–6　鼓膜穿刺抽液示意图

4. 操作后

（1）整理用物、洗手，记录抽出液体的色、质、量。

（2）健康指导：穿刺后保持外耳道清洁，一周内严禁耳内进水，以防感染。

【注意事项】

1. 记录抽出液体的总量，并注意观察其性状，必要时送实验室检查。

2. 术中必须严格遵循无菌操作原则。

3. 穿刺前一定要固定好病人头部，防止进针时躲闪，针进入鼓室后一定要固定好针头，防止抽吸过程中将针头拉出。

4. 穿刺点不能超过后上象限和后下象限的交界处，针头的方向应与鼓膜垂直，不得向后上方倾斜，以免损伤中耳结构，导致耳聋及眩晕，或损及迷路结构，出现迷路刺激症状。

5. 抽液动作必须缓而且轻。如遇抽液困难者，可轻轻转动针管，同时缓慢抽取。用力过大，会造成针眼撕裂，形成难愈合穿孔。抽液动作过猛过快，会造成中耳腔内形成一个短时间的、较大的负压，引起内耳淋巴液运动紊乱，病人发生眩晕、视物旋转、站立不稳等症状。

【并发症的预防与处理】

眩晕　病人过于紧张、抽液动作过快过猛、穿刺时误伤中耳及迷路结构均可导致病人抽液后出现眩晕症状。

（1）预防：①操作前耐心解释治疗的目的、意义、操作方法以及配合的注意事项，消除病人的疑虑及紧张、恐惧心理，使其积极配合治疗，减少不良反应。②抽液动作必须缓而且轻。③穿刺前固定好病人头部，防止进针时躲闪，穿刺点不能超过后上象限和后下象限交界处。

（2）处理：嘱病人卧床休息，症状严重者通知医生急诊处理。

（刘曼曼）

第六节　滴鼻法 / 鼻腔喷雾法

滴鼻法（nasal drip）/ 鼻腔喷雾法（nasal spray）是将药液从前鼻孔滴入或喷入鼻腔的局部给药方法。

【适应证】

1. 润滑鼻腔、治疗各种鼻病。

2. 检查前鼻腔用药，如鼻内镜检查、鼻腔取材活体组织检查、经鼻纤维镜检查等。

【禁忌证】

1. 进颅内手术、脑脊液鼻漏、鼻中隔术后3天内。

2. 急性炎症、鼻出血禁止滴鼻，以免炎症扩散。

【操作规范】

1. 评估病人

（1）评估病人情况，有无鼻塞、流涕、鼻出血、颅内手术、脑脊液鼻漏。

（2）评估病人的配合情况。

2. 操作前准备

（1）护士准备：着装整洁、仪表大方，戴口罩、帽子，洗手。

（2）用物准备：滴鼻药、清洁棉球或纸巾少许。

3. 操作过程

（1）备齐用物至床前，核对病人及药物，向病人及家属解释滴鼻药的目的及注意事项，取得病人配合。

（2）嘱病人轻轻擤出鼻涕（鼻腔内有填塞物不擤）。

（3）滴鼻时，协助病人取仰卧位，肩下垫枕或头悬于床缘，颈伸直，头尽量向后仰，使头部与身体成直角，头低肩高。喷鼻时，协助病人取坐位或头向后仰。

（4）每侧鼻腔滴2~3滴药液，轻轻按压鼻翼，使药液均匀分布在鼻腔黏膜，用棉签或纸巾擦去外流的药液，5min后坐起。

（5）鼻腔喷药时勿对准鼻中隔，采用左手喷右鼻，右手喷左鼻，趁吸气时将药液喷出。

（6）对于鼻侧切开的病人为防止鼻腔或术腔干燥，滴鼻后嘱病人向患侧卧，使药液进入鼻腔（图7–7）。

4. 操作后

（1）整理用物、洗手。

（2）健康指导：①每次滴药或喷药前，将药液摇匀。②滴鼻或喷鼻时瓶口勿触及鼻孔，以免污染药液。③操作时体位要正确，滴药时勿吞咽，以免药液入咽部导致不适。④剂量及次数遵医嘱，勿随意用药或停药。

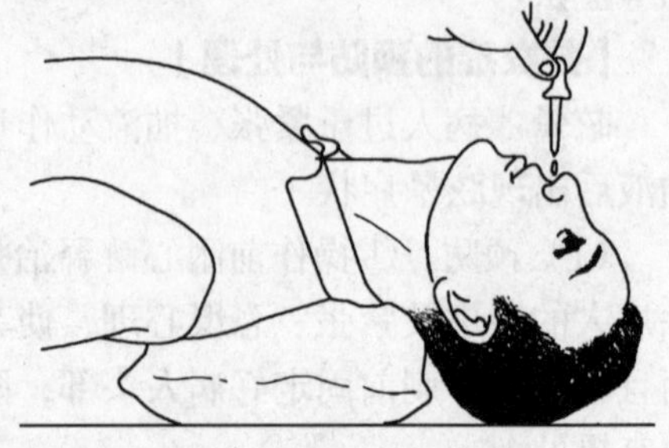

图7–7　滴鼻法示意图

【注意事项】

1. 滴药时，滴管口或瓶口勿触及鼻腔，以免污染药液。

2. 体位要正确，滴药时勿吞咽，以免药物进入咽部引起不适。

3. 需要滴入几种药物时，应先滴入减轻鼻腔黏膜出血的药物。

4. 对于高血压及老龄病人，取肩下垫枕位。

5. 注意观察滴鼻后的不良反应及效果。

【并发症的预防与处理】

1. 误咽　如果滴法不当，药水往往会流入咽部刺激咽喉而产生恶心等不适。

（1）预防：①掌握正确滴鼻体位（如上介绍），既不会使药液流入咽喉，又能达到治疗作用。②滴右侧鼻腔时头向右肩倒，反之，滴左侧鼻腔时头向左肩倒。③药水滴入鼻腔后应静卧5min，使药液停留在鼻腔与鼻腔黏膜接触一段时间，然后坐起，使多余药液自前鼻孔流出。④每次滴药量2~3滴为宜。

（2）处理：轻轻擤出或向后鼻孔抽吸，以便排出鼻咽部多余药液。

2. 药物性鼻炎　长期使用麻黄素、滴鼻净类药物，可致滴鼻剂的效果差，使所需药量加大，鼻塞更加严重。

（1）预防：①注意鼻腔局部的用药原则以及用药时间；②勿长期使用滴鼻液。

（2）处理：治疗药物性鼻炎，首先应停用血管收缩剂类滴鼻药2周以上，积极治疗原发病，并用其他药物替换原药。在滴鼻的同时，内服抗组胺药物，如氯雷他定等，有助于改善症状。

（袁霏）

第七节　剪鼻毛法

剪鼻毛法（method of rhinothrix cutting）即剪掉鼻前庭部位的鼻毛，清晰手术野，便于观察及手术操作。

【适应证】

1. 用于鼻腔手术前的常规准备，清洁手术野，预防感染。

2. 用于观察鼻腔伤口愈合情况。

【禁忌证】

小儿病人或不能配合者，剪鼻毛可能伤及鼻内肿物者。

【操作规范】

1. 评估病人

（1）评估病人有无急性炎症、鼻出血、颅内手术、脑脊液鼻漏。

（2）评估病人的配合情况。

2. 操作前准备

（1）护士准备：着装整洁、仪表大方，戴口罩、帽子，洗手。

（2）用物准备：消毒弯盘、弯头小剪刀、棉签、遵医嘱准备软膏、一次性药碗、纱布、额镜。

3. 操作过程

（1）核对病人信息，向病人解释操作目的、注意事项，取得病人配合。

（2）体位：病人取坐位，正确擤鼻，清洁鼻腔，头向后仰，固定。

（3）戴额镜，调节光源，使灯光聚焦点在鼻孔处；检查鼻前庭及鼻腔情况，进一步清洁鼻腔。

（4）将软膏用棉签均匀涂抹在剪刀两叶。

（5）右手持剪刀，左手持纱布固定鼻部。

（6）剪刀弯头朝向鼻腔，剪刀贴住鼻毛根部，将鼻前庭四周的鼻毛剪下。操作中灯光始终聚焦在操作部位。

（7）用蘸有金霉素软膏的棉签擦净鼻前庭皮肤，检查鼻毛有无残留（图7-8，见文末彩图）。

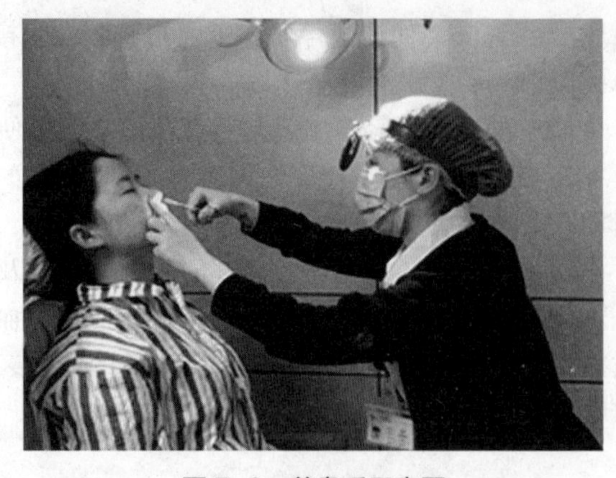

图7-8 剪鼻毛示意图

4. 操作后

（1）整理用物、洗手。

（2）健康指导：告知病人保持鼻腔清洁，养成良好的习惯，勿挖鼻、用力擤鼻。

【注意事项】

1. 操作前向病人解释可能引起的不适感，如轻度瘙痒。

2. 剪鼻毛时动作轻柔，勿伤及鼻黏膜导致出血。

3. 操作时，忌用力借助剪刀前端来拨开皱襞剃除鼻毛，以防损伤鼻腔黏膜。

4. 操作完毕，将弯头剪刀用自来水冲洗干净后用2%戊二醛浸泡30min，然后用清水冲净后晾干备用。

【并发症的预防与处理】

出血　由于操作不慎或者病人配合不佳，导致剪刀损伤黏膜，引起鼻腔出血。

（1）预防：①操作前耐心向病人解释操作方法及配合注意事项，使病人积极配合。②避免使用尖头剪刀，以免损伤病人鼻腔黏膜。

（2）处理：应立即停止修剪，用棉签按压止血。如出血仍不缓解，立即通知医生给予相应处理。

（袁霏）

第八节　鼻腔冲洗法

鼻腔冲洗（nasal irrigation）是通过一定压力的水流将鼻腔、鼻窦分泌物清洗出来的治疗方法。临床上使用鼻腔冲洗器，可有效地将冲洗液注入鼻腔和鼻窦腔，彻底清洗鼻黏膜和鼻纤毛上的各类变应原、真菌和炎性介质，防止术腔粘连和窦口封闭，提高黏膜纤毛功能，降低黏膜水肿，减少炎性因子，促进术腔康复和愈合。

【适应证】

1. 鼻窦炎、鼻息肉、鼻腔囊肿等单纯鼻内镜手术后。
2. 萎缩性鼻炎、干酪样鼻炎、鼻腔真菌感染。
3. 鼻和鼻咽肿瘤放疗后。
4. 慢性鼻窦炎缓解期。
5. 经鼻腺样体切除术后。
6. 日常鼻腔清洁护理。

【禁忌证】

1. 吞咽功能障碍者。
2. 进颅手术、鼻中隔术后。
3. 急性炎症、鼻出血、脑脊液鼻漏。

【操作规范】

1. 评估病人

（1）评估病人有无上述禁忌证。

（2）评估病人的配合情况。

（3）评估病人鼻腔是否有填塞物。

2. 操作前准备

（1）护士准备：着装整洁，戴口罩、洗手。

（2）用物准备：温度适宜的生理盐水 1000ml（或遵医嘱）、灌洗桶 1 个、橡皮管 1 根、橄榄形接头 1 个（或鼻腔冲洗器）、温度计、量杯、纱布、手电筒、治疗盘、输液架、脸盆或水斗、纱布或纸巾少许。

3. 操作过程

（1）核对病人信息，向病人解释操作目的、注意事项，取得病人配合，检查病人鼻腔有无异物及填塞物。

（2）体位：病人一般取坐位，头向前倾。脸盆放于下方位置。

（3）将装有温生理盐水的灌洗桶挂在距离病人头部 50cm 高处，关闭输液夹。

（4）将橄榄头与橡皮管连接，嘱病人一手将橄榄头固定一侧前鼻孔，橄榄头前端背向鼻中隔，张口呼吸、头偏向冲洗一侧。打开输液夹、使生理盐水缓慢从一侧鼻腔由前鼻孔流至后鼻孔，再经另一侧鼻腔和口腔流出（图 7–9A）。

（5）一侧鼻腔冲洗后，再用同法冲洗对侧鼻腔。冲洗过程中注意观察流出液体的色、质、量。冲洗完毕用纱布或纸巾擦净脸部。

（6）还有一类手动洗鼻器，只需取出鼻腔冲洗器，加入温生理盐水，鼻腔对准出入孔，手握气囊或瓶身慢慢地增加压力即可，操作方便（图 7–9B）。

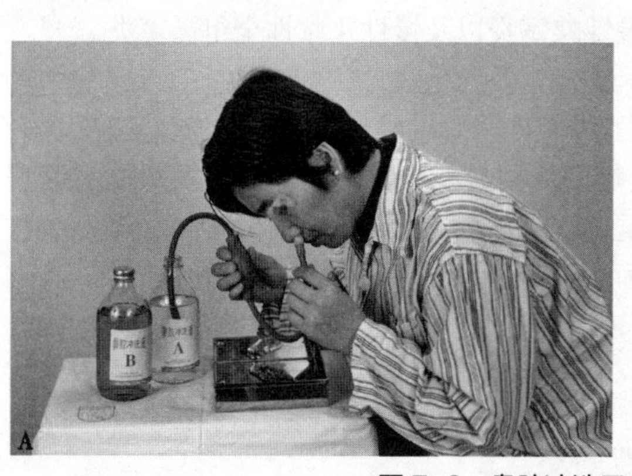

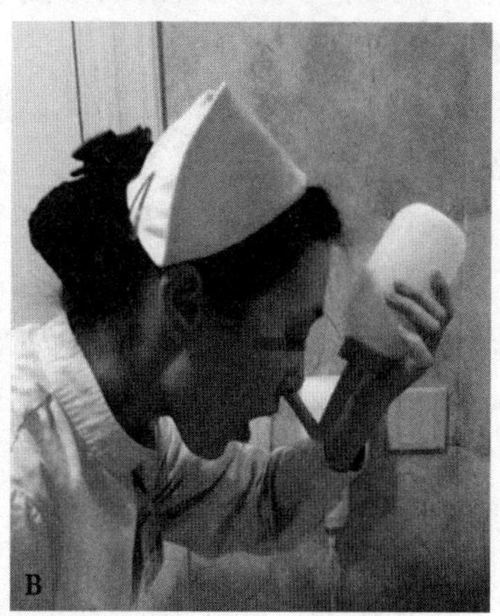

图 7–9　鼻腔冲洗示意图

A. 传统鼻腔冲洗；B. 鼻腔冲洗器鼻腔冲洗

4. 操作后

（1）整理用物、洗手。

（2）健康指导：①嘱病人不挖鼻，如果鼻腔痂皮过多，应及时来院行内镜复查。②嘱病人预防感冒，遵医嘱用药。③必要时要教会病人自行冲洗鼻腔的方法。目前市场上有各种简易鼻腔冲洗器出售，嘱病人使用前应详细阅读说明书或咨询医生。

【注意事项】

1. 通常情况下，采用3%高渗盐水或0.9%氯化钠溶液冲洗鼻腔或遵医嘱添加药物。

2. 水温以37~39℃为宜，不能过冷或过热。

3. 灌洗桶高度适宜，挂在距离病人头部50cm高处。冲洗压力不宜过大，以免引起并发症。

4. 冲洗时张口呼吸，勿与病人交谈，以免发生呛咳。

5. 如冲洗过程中有鲜血流出，应立即停止冲洗，先进行止血处理。

【并发症的预防与处理】

出血 病人过于紧张、术后冲洗过早、冲洗压力过大均可导致冲洗时鼻腔出血。

（1）预防：①操作前耐心解释治疗的目的、意义、操作方法以及配合的注意事项，消除病人的疑虑及紧张、恐惧心理，使其积极配合治疗，减少不良反应。②评估病人冲洗的禁忌证。

（2）处理：立即停止冲洗，双手捏紧鼻翼，张口呼吸，冷敷额头、鼻根部10min，如出血仍然不缓解，立即急诊处理。

（杨树芹）

第九节 鼻窦负压置换法

鼻窦负压置换法是一种用来治疗慢性鼻窦炎的有效方法。通过间歇吸引法抽出鼻窦内空气，在窦腔内形成负压，停止吸引时，在大气压的作用下，滴入鼻腔的药液可以经窦口流入窦腔，从而达到治疗目的的方法。

【适应证】

儿童慢性额窦炎、慢性筛窦炎、慢性蝶窦炎以及慢性化脓性全组鼻窦炎。

【禁忌证】

1. 在急性鼻窦炎或慢性鼻窦炎急性发作期。

2. 高血压病人不宜用此法，因治疗中应用盐酸麻黄素滴鼻液以及所取头位和鼻内的真空状态可使病人血压增高、头痛加重。

3. 鼻腔肿瘤及局部或全身有病变而易鼻出血者，不宜采用此法治疗。

4. 吞咽功能障碍者。

【操作规范】

1. 评估病人

（1）评估病人有无上述禁忌证。

（2）评估病人的配合情况。

（3）评估病人鼻腔是否有填塞物。

2. 操作前准备

（1）护士准备：着装整洁，戴口罩、洗手。

（2）用物准备：治疗盘、橄榄头、1%盐酸麻黄素滴鼻液、负压置换液、负压吸引装置（墙壁负压吸引装置）、镊子、滴管、干净纱布。

3. 操作过程

（1）核对病人信息，向病人解释操作目的、注意事项，取得病人配合，检查病人鼻腔有无异物及填塞物。

（2）遵医嘱用1% 盐酸麻黄素滴鼻液（儿童用0.5% 盐酸麻黄素滴鼻液）收缩鼻黏膜，使窦口开放，2~3min 后嘱病人擤尽鼻涕。

（3）病人取仰卧、肩下垫枕，头尽量后垂或头低垂位，使下颌部和两个外耳道口连线与水平线（即床面）垂直（图 7-10A）。保持卧位同前，每侧鼻腔均滴入 2~3ml 药液，嘱其张口呼吸（图 7-10B）。

（4）用连接吸引器（负压 <24kPa）的橄榄头紧塞一侧鼻孔，1~2s 后急速移开，同时另一手拿面巾纸轻压对侧鼻翼以封闭该侧前鼻孔，吸引期间嘱病人连续发“开、开、开”音，使软腭上举以关闭咽腔，随即进行间断吸引，如此重复 6~8 次，双鼻孔交替进行，使鼻窦内分泌物吸出的同时，药液进入鼻窦（图 7-10C）。如分泌物过稠，可蘸冷开水吸洗橄榄头，防止导管阻塞。

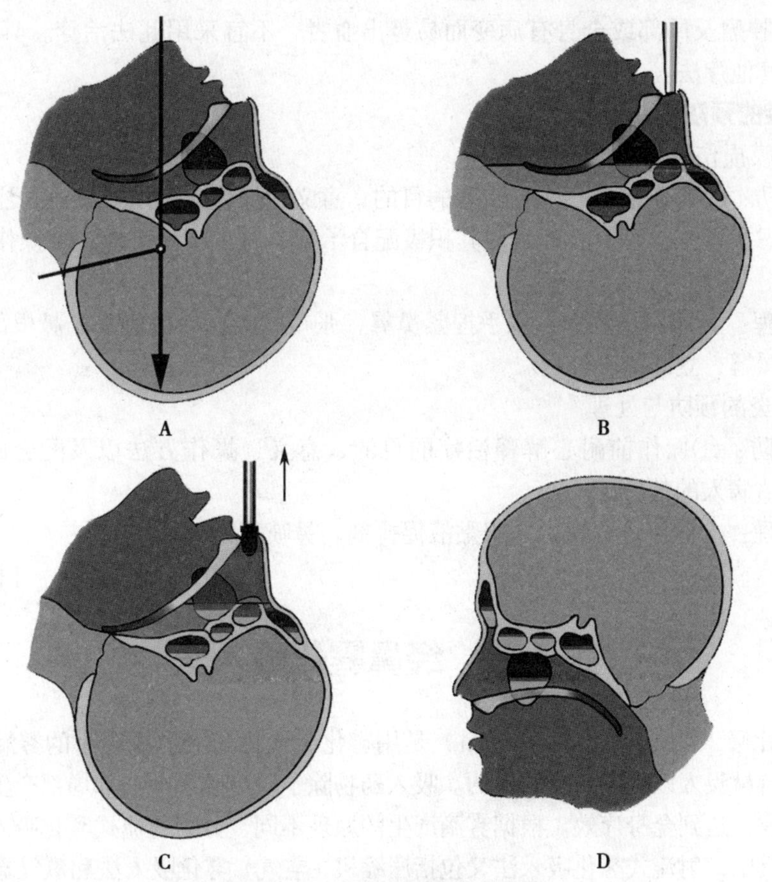

图 7-10　鼻窦负压置换示意图

A. 头尽量后垂或头低垂位，使下颌部和两个外耳道口连线与水平线（即床面）垂直；B. 鼻腔均滴入 2~3ml 药液，嘱其张口呼吸；C. 连接吸引器，内分泌物吸出的同时，药液进入鼻窦；D. 病人坐起，吐出口内、鼻腔内药液及分泌物，部分药液将仍留于鼻腔内

（5）若幼儿不能合作者，其哭泣时软腭已自动上举，封闭鼻咽部，即使不发“开、开、开”音，也可达到治疗要求。根据病情，1~2d 治疗 1 次。

（6）同法治疗对侧。操作完毕让病人坐起，吐出口内、鼻腔内药液及分泌物，部分药液将仍留于鼻腔内（图 7-10D）。

4. 操作后

（1）整理用物、洗手。

（2）健康指导：①嘱病人治疗结束后 15min 内勿擤鼻及弯腰。②嘱病人预防感冒，遵医嘱用药和随访。③如有不适及时就诊。

【注意事项】

1. 操作者动作要轻柔，抽吸时间不可过长、负压不可过大（一般不超过 24 kPa），以免损伤鼻腔黏膜，引起头痛、耳痛及鼻出血，如发现此种情况应立即停止吸引。

2. 在急性鼻窦炎或慢性鼻窦炎急性发作期，不用此法，以免加重出血或使感染扩散。

3. 高血压病人不宜用此法，因治疗中应用盐酸麻黄素滴鼻液以及所取头位和鼻内的真空状态可使病人血压增高、头痛加重。

4. 鼻腔肿瘤及局部或全身有病变而易鼻出血者，不宜采用此法治疗。4~5 次不见效，应考虑改用其他疗法。

【并发症的预防与处理】

1. 鼻黏膜损伤、鼻出血

（1）预防：①操作前耐心解释治疗的目的、意义、操作方法以及配合的注意事项，消除病人的疑虑及紧张、恐惧心理，使其积极配合治疗，减少不良反应；②操作前评估病人的禁忌证。

（2）处理：立即停止置换，双手捏紧鼻翼，张口呼吸，冷敷额头、鼻根部 10min，如出血仍然不缓解，立即急诊处理。

2. 中耳炎的预防与处理

（1）预防：①操作前耐心解释治疗的目的、意义、操作方法以及配合的注意事项。②操作前评估病人的禁忌证。

（2）处理：立即停止置换，口服黏液促排剂、鼻喷药物等。

（杨树芹）

第十节　经鼻雾化吸入法

经鼻雾化吸入法（nasal nebulization）是用雾化装置将药液形成较小的雾滴，使其悬浮于气体中，自鼻吸入以达到治疗的目的。吸入药物除了对鼻腔和咽喉部局部产生疗效外，还可通过肺吸收，达到全身疗效。根据雾滴产生的原理不同，分为射流式雾化吸入法和超声雾化吸入法。其中，射流式雾化吸入法又包括压缩机（空气）雾化吸入法和氧气雾化吸入法。

【适应证】

1. 各种急、慢性呼吸道感染（包括真菌感染），如咽炎、喉炎、气管炎、支气管炎、毛细支气管炎、肺炎等。

2. 一般鼻部手术后。

3. 张口受限，无法经口雾化吸入。

4. 小儿无法配合经口雾化吸入。

5. 其他呼吸道疾病。

【禁忌证】

1. 鼻腔急性炎症、鼻出血。

2. 鼻腔通气障碍。

3. 严重呼吸衰竭。

【操作规范】

1. 评估病人

（1）评估病人的年龄、病情、意识状态、呼吸、过敏史等。

（2）评估病人生活自理及鼻腔通畅情况。

（3）评估病人对经鼻雾化吸入的认识和合作程度等。

2. 操作前准备

（1）护士准备：着装整洁，洗手、戴口罩。

（2）环境准备：安静、清洁、舒适。

（3）用物准备：雾化器、鼻腔喷雾器、治疗盘、注射器、雾化药物、纸巾少许，使用超声雾化装置及水温计。

3. 操作过程

（1）查对医嘱及准备药物；检查雾化装置的（压缩机 / 氧气 / 超声雾化器）功能（图 7-11）。

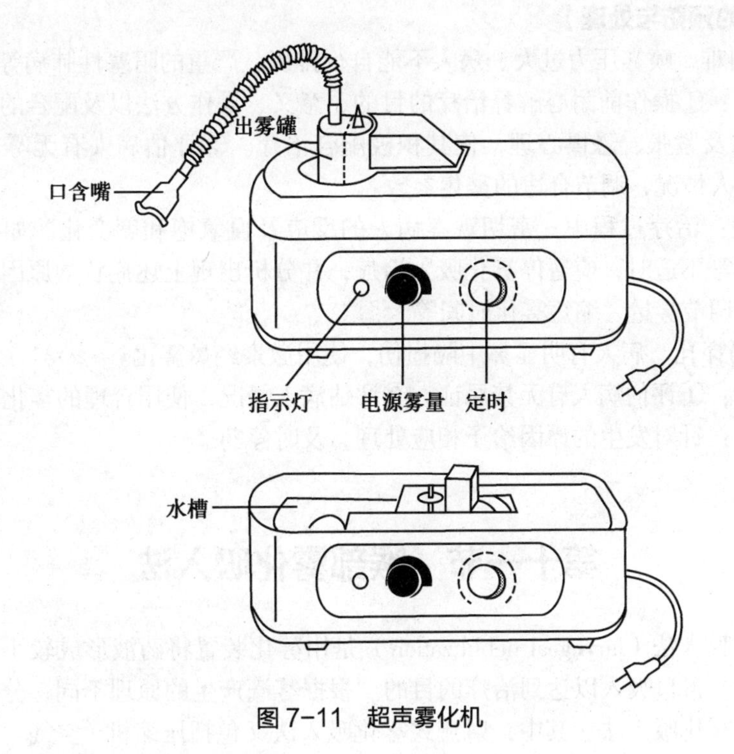

图 7-11　超声雾化机

（2）核对病人，解释操作目的、注意事项，取得病人配合。

（3）体位：依据病人病情选择坐位或卧位。

（4）再次查对，正确连接雾化装置及各管道，确保管道密闭、通畅。打开调节阀，调节合适的雾化参数（时间、压力、流量等），氧气流量为4~5L/min，流量过小则雾量小而影响药液吸收与弥散，流量过大会导致鼻腔黏膜不适。

（5）取合适体位，将鼻腔喷雾器轻轻插入一侧鼻前庭，嘱病人张口自然呼吸，此时药液呈雾状喷入鼻腔。同时，指导病人用手指压闭对侧鼻腔。两侧鼻腔交替进行。

（6）观察病人的反应和效果，并记录。待药物用尽，关调节阀，指导病人头向前倾，让鼻腔内残液排出，然后逐侧分别轻轻擤鼻，以助排净。清洁病人面部，分离鼻腔喷雾器，核对。

4. 操作后

（1）整理用物、洗手。

（2）健康指导：①雾化吸入前需清理鼻腔分泌物，保持鼻腔通畅，雾化吸入时鼻腔有分泌物要及时擤出；②呼吸道炎症的病人禁食刺激性食物，禁烟酒；③每次雾化后清洁面部，注意不要喷到眼部。

【注意事项】

1. 各部件连接紧密，勿漏气。

2. 鼻腔喷雾器专人专用，用后按规定消毒并清洗、晾干后备用。

3. 氧气雾化吸入时，注意严禁接触烟火及易燃品。

4. 使用超声雾化吸入时水槽和雾化罐切忌加温水或热水，水槽无水时不可开机。

5. 鼻中隔明显损伤者禁用激素类药物，以免引起鼻中隔穿孔。

【并发症的预防与处理】

1. 呼吸困难　喷雾压力过大、病人不能自行排痰、严重的阻塞性肺病等。

（1）预防：①操作前耐心解释治疗的目的、意义、操作方法以及配合的注意事项，消除病人的疑虑及紧张、恐惧心理，使其积极配合治疗。②评估病人有无雾化吸入的禁忌证。③评估病人情况，调节合适的雾化参数。

（2）处理：治疗过程中，密切观察病人的反应及血氧饱和度变化。如出现胸闷、气短、呼吸困难等不适时，应暂停雾化吸入治疗，并分析出现上述症状的原因，采取相应的处理，如适当调节雾量、缩短雾化时间等。

2. 鼻中隔穿孔　病人有明显鼻中隔损伤，使用激素经鼻雾化。

（1）预防：①评估病人有无禁忌证。②评估病人情况，使用合理的雾化吸入药物。

（2）处理：针对发生的原因给予相应处理，及时停药。

（陶朵）

第十一节　喉部雾化吸入法

喉部雾化吸入法（laryngeal nebulization）是用雾化装置将药液形成较小的雾滴，使其悬浮于气体中，自口吸入以达到治疗的目的。根据雾滴产生的原理不同，分为射流式雾化吸入法和超声雾化吸入法。其中，射流式雾化吸入法又包括压缩机（空气）雾化吸入法和氧气雾化吸入法。

【适应证】

1. 各种急、慢性呼吸道感染（包括真菌感染），如咽炎、喉炎、气管炎、支气管炎、毛细支气管炎、肺炎等。

2. 一般喉部手术后。

3. 气管切开术后。

4. 呼吸道烧伤及麻醉后呼吸道并发症的预防和治疗。

5. 慢性阻塞性肺疾病以及肺心病。

6. 全身其他疾病引起的肺部并发症。

【禁忌证】

严重呼吸衰竭。

【操作规范】

1. 评估病人

（1）评估病人的年龄、病情、意识状态、呼吸、过敏史等。

（2）评估病人生活自理及自行排痰情况。

（3）评估病人对喉部雾化吸入的认识和合作程度等。

2. 操作前准备

（1）护士准备：着装整洁，洗手、戴口罩。

（2）环境准备：安静、清洁、舒适。

（3）用物准备：雾化器、治疗盘、注射器、药物、纸巾少许，使用超声雾化器时需备冷蒸馏水、水温计。

3. 操作过程

（1）核对病人，解释操作目的、注意事项，取得病人配合。

（2）体位：病人取坐位。

（3）检查雾化器（压缩机 / 氧气 / 超声雾化器）功能、雾化器完好。

（4）按医嘱吸取所需药物，连接好雾化器。

（5）再次查对，正确连接雾化装置及各管道，确保管道密闭、通畅。开调节阀，调节合适的雾化参数（时间、压力、流量等），氧气流量为 6~8L/min，空气气源气压在 147~196kPa 范围。

（6）嘱病人将口含嘴放入口腔深部，指导病人用鼻呼气、口含吸嘴吸气，进行深呼吸（图 7-12，见文末彩图）。气管切开病人，可直接将面罩放在气管切开造口处。

（7）观察病人的反应和效果，并记录。待药物用尽，关调节阀，清洁病人面部，分离雾化器，核对。

4. 操作后

（1）整理用物、洗手。

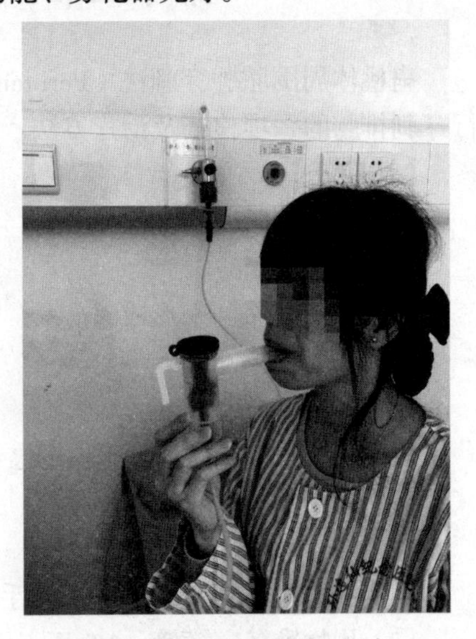

图 7-12　喉部雾化吸入法

（2）健康指导：①雾化吸入前可先自行咳痰，雾化吸入时有痰要及时咳出。②声带充血、水肿或声带手术的病人禁食刺激性食物，禁烟酒。③每次雾化后加强漱口，尤其是使用了激素类药物后，应立即用清水漱口，以减少口咽部激素沉积，减少不良反应。

【注意事项】

1. 各部件连接紧密，勿漏气。

2. 雾化器专人专用，用后按规定消毒并清洗、晾干后备用。停止治疗时，按医疗废物处理。

3. 氧气雾化吸入时，注意严禁接触烟火及易燃品。

4. 使用超声雾化吸入时水槽和雾化罐切忌加温水或热水，水槽无水时不可开机。

5. 儿童的雾化量应较小，为成年人的 1/3~1/2，且以面罩吸入为佳。

【并发症的预防与处理】

1. 呼吸困难　喷雾压力过大、病人不能自行排痰、严重的阻塞性肺疾病等。

（1）预防：①操作前耐心解释治疗的目的、意义、操作方法以及配合的注意事项，消除病人的疑虑及紧张、恐惧心理，使其积极配合治疗，减少不良反应。②评估病人有无雾化吸入的禁忌证。③评估病人情况，调节合适的雾化参数。

（2）处理：治疗过程中，密切观察病人的反应及血氧饱和度变化。如出现胸闷、气短、呼吸困难等不适时，应暂停雾化吸入治疗，并分析出现上述症状的原因，采取相应的处理，如适当调节雾量、缩短雾化时间等。

2. 口腔真菌感染　治疗周期长，每次治疗后未及时漱口，口腔局部菌群失调。

（1）预防：①每次雾化后加强漱口，尤其是使用了激素类药物后，应立即用清水漱口，以减少口咽部激素沉积，减少不良反应。②避免治疗周期过长。

（2）处理：针对发生的原因给予相应处理，及时停药。

（陶朵）

第十二节　扁桃体周围脓肿穿刺法

扁桃体周围脓肿穿刺法（Peri tonsillar abscess puncture）是针对扁桃体周围脓肿病人进行穿刺排脓的一项检查及治疗方法。

【适应证】

扁桃体周围脓肿。

【禁忌证】

扁桃体周围脓肿未形成时。

【操作规范】

1. 评估病人

（1）评估病人有无上述禁忌证。

（2）评估病人的配合情况。

2. 操作前准备

（1）护士准备：着装整齐，洗手，戴口罩。

（2）用物准备：额镜、1% 丁卡因喷雾器、压舌板、消毒干棉球、18 号针头、治疗碗、

20ml注射器、扩张钳、长弯血管钳。

3. 操作过程

（1）核对病人，解释操作目的、注意事项，取得病人配合。

（2）体位：病人取端坐位，头稍后仰，嘱病人尽量大张嘴，用1%丁卡因做表面喷雾麻醉2次。

（3）用18号针头接于20ml注射器在脓肿最隆起处进行穿刺。应注意深度，不可刺入太深，以免误伤咽旁间隙内的大血管。边进针边抽吸，见脓液抽出后，停止进针，抽吸脓液直至抽尽，拔除注射器。

（4）观察有无出血，如有出血可用干棉球按压出血处2~3min止血。

4. 操做后

（1）整理用物，洗手。记录穿刺时间，抽出脓液的色、质、量。

（2）健康指导：嘱病人2h后方可进食温、冷流质或软食，避免过烫。

（3）保持口腔清洁，遵医嘱用漱口液漱口。次日复查伤口，必要时再次穿刺排脓。

【注意事项】

1. 操作前询问病人有无晕血、晕针史，做好心理护理及核对解释再行治疗，如遇特殊情况报告医生，遵医嘱对症处理。

2. 穿刺时应注意方向，防止损及距扁桃体外缘1~2cm的颈动脉，还应注意勿刺入扁桃体组织。

3. 避免病人在紧张、饥饿、疲劳时进行治疗，以防发生晕针。

4. 在治疗过程中与病人交流，安抚病人，分散其注意力，消除病人紧张、恐惧心理。

5. 护士应技术娴熟，减少病人的疼痛。

【并发症的预防与处理】

1. 出血　病人过度紧张、穿刺中误伤大血管，以及病人的凝血功能差等所致。

（1）预防：①操作前了解病人的全身情况、出凝血时间，耐心解释治疗的目的、意义，取得病人合作。②操作方法正确。操作时在脓肿最隆起处或规范的解剖位置进行穿刺（前上型者在悬雍垂根部做水平线与腭舌弓做垂直线的交点做穿刺；后上型者在悬雍垂根部做水平线与腭咽弓做垂直线的交点做穿刺）（图7-13）。

（2）处理：立即停止穿刺，棉球或纱布按压止血。做好心理护理，嘱病人勿紧张，将口中血液吐出，如出血量较大，遵医嘱进行手术止血。

2. 晕血、晕针

（1）预防：①操作前对病人进行细致、耐心的解释工作，消除病人的思想顾虑和恐惧心理。②尽可能避免让病人直视注射部位及注射过程，保证治疗顺利进行。③避免病人在紧张、饥饿、疲劳时进行治疗，以防晕针的发生。④在治疗过程中与病人交流，安抚病人，分散其注意力，消除病人紧张、恐惧心理。⑤护士应做到技术娴熟，减少病人的疼痛。

（2）处理：如发生晕血或晕针，立即停止治疗，嘱其深呼吸、给予吸氧，保持室内空气流通，如是坐位立即改为平卧位，同时给予高危防跌倒措施并立即告知医生，遵医嘱对症处理。

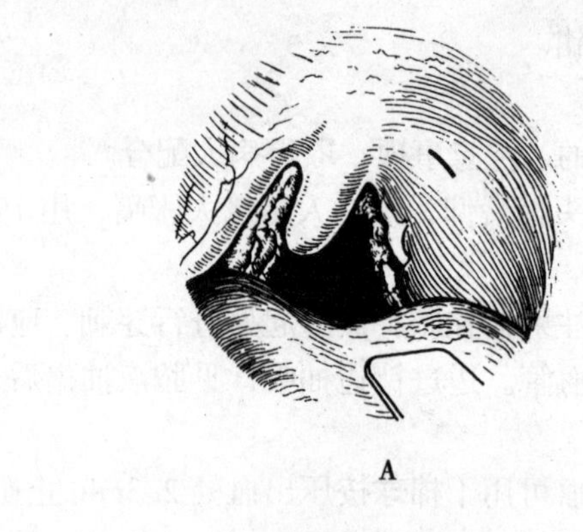

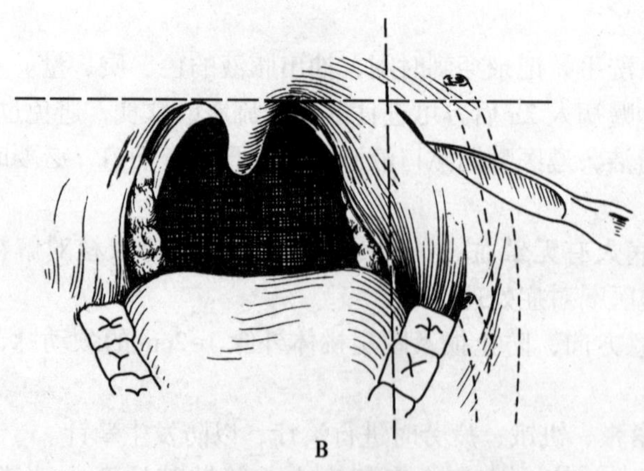

图 7-13　扁桃体周围脓肿穿刺切开部位

A. 脓肿最隆起处；B. 划线法切口

（沈亚云）

第十三节　气管内套管清洗消毒法

气管内套管清洗消毒法（the cleaning and disinfection of the endotracheal tube）是气管切开护理的重要环节，是维持气管切开病人气道通畅、预防局部及肺部感染并发症的关键。

【适应证】

针对气管切开佩戴气管套管的病人。

【禁忌证】

无。

【操作规范】

1. 评估病人

（1）评估病人年龄、病情、自理合作程度。

（2）评估病人套管固定情况及套管内痰液的颜色、性质和量。

（3）评估操作环境：安静、整洁、舒适、光线适宜。

2. 操作前准备

（1）护士准备：着装整洁，洗净双手，戴口罩、手套，穿防护服。

（2）用物准备：检查负压吸引器装置是否正常使用，准备一次性橡胶手套、生理盐水、纱布、带盖容器、酶洗液。

3. 操作过程

（1）备齐用物，携至病人床旁，核对病人，做好解释工作，取得病人配合。

（2）协助病人取坐位或卧位，戴好手套，为病人吸净气管套管内分泌物。

（3）取出套管后进行预处理，置于带盖容器内进行湿式存放（可根据器械污染情况选择保湿方式，污染严重时可选择酶洗液浸泡）。由消毒供应中心集中处理。

（4）更换手套，正确佩戴另一个消毒备用的内套管。

（5）检查并调节套管系带松紧度，以伸进一指为宜。

（6）协助病人恢复体位，整理床单位，清理用物。

（7）认真检收每只单独纸塑包装的灭菌套管，以备下次更换（图 7–14，见文末彩图）。

4. 操作后

（1）整理用物、洗手。

（2）健康指导：①告知病人在活动或咳嗽后，检查内、外套管是否在防脱位置。②告知病人外套管固定系带不要随意调节，如有不适请随时联系医护人员。③病人出院后金属套管的消毒：刷洗干净内套管后，用 75% 酒精浸泡 30min 后或用煮沸法，煮沸 5~10min，用盐水冲洗晾干后备用。塑料气管套管见产品说明书进行清洗消毒。

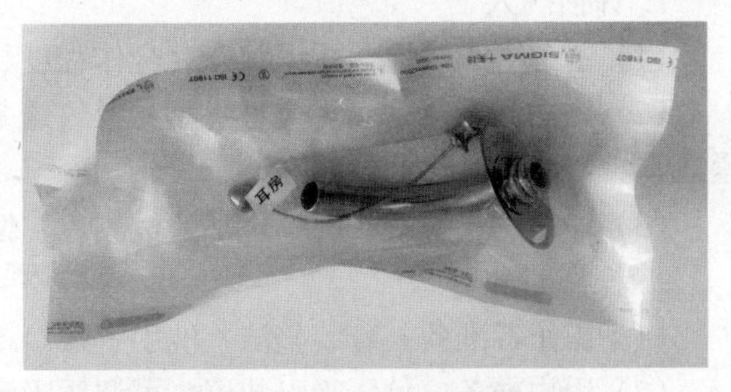

图 7–14　消毒备用气管套管

【注意事项】

1. 重视清洗前预处理，避免血液、体液等有机物在套管上沉积影响清洗质量。

2. 为病人佩戴套管前应检查套管信息，核对无误后给予更换。

3. 取出和放入内套管时动作轻柔，一手固定外套管，放入套管后要将内套管缺口与外套管上的固定栓错位，以免脱出。

4. 内套管每天消毒 2~3 次，手术当天的病人及儿童病人可增加消毒频次；堵管的病人每天消毒内套管一次，若痰液较多时要随时增加清洗、消毒的次数。

5. 随时检查固定外套管的系带，并根据情况进行松紧的调节。如果系带污染应及时给予更换。

6. 对于特殊感染的病人，应特殊对待，并与消毒供应中心做好交接。

【并发症的预防与处理】

内套管佩戴错误

（1）预防：认真核对套管信息。

（2）处理：及时给予更换，重新清洗、消毒。

（张丹）

第十四节　经气管套管吸痰法

经气管套管吸痰（tracheotomy sputum aspiration）是气管切开病人保持呼吸道通畅最有效的方法之一，它是利用负压吸引的原理，将呼吸道分泌物经气管套管吸出以保持呼吸道通畅、防止套管堵塞、预防感染的一种方法。吸痰前若实施雾化吸入，效果会更好。

【适应证】

气管切开术后，气道分泌物量多、黏稠或咳嗽功能差者。

【禁忌证】

无。

【操作规范】

1. 评估病人

（1）了解病人病情、意识状态、合作程度、呼吸状况、有无缺氧症状及痰鸣音。

（2）评估病人气管套管类型、型号及气道是否通畅，检查气管套管是否固定牢固、松紧适宜。

（3）评估病人痰液状况，包括痰液颜色、性质、黏稠度及量。

2. 操作前准备

（1）操作者准备：着装整洁，洗手、戴口罩。

（2）用物准备：负压吸引装置、可调压吸痰管、生理盐水、手套及快速手消毒液。

3. 操作过程

（1）备齐用物，携至床边，核对病人，讲解经气管套管吸痰的目的、操作方法及注意事项，取得配合。

（2）协助病人取合适体位，病情允许、意识清醒能够配合者取坐位或半卧位；危重、昏迷者取平卧位。

（3）连接负压吸引装置，打开压力开关，检查负压吸引装置的性能是否完好、连接是否正确。

（4）根据病人情况及痰液黏稠度调节负压、选择合适的吸痰管型号，操作者戴手套，将吸痰管与负压吸引装置连接，检查管路是否通畅、有无漏气。

（5）吸痰前，给予病人高流量吸氧。

（6）吸痰时，操作者一手握住吸痰管末端与负压吸引装置连接管的接口处，另一手将吸痰管头端沿着套管壁弧度插入套管内，然后用手指盖住吸痰管的压力调节孔形成负压，由深至浅，左右旋转上提吸痰，遇到分泌物时可稍作停留，切忌上下抽吸。过程中，注意观察病人痰液颜色、性质、黏稠度及量（图7–15，见文末彩图）。

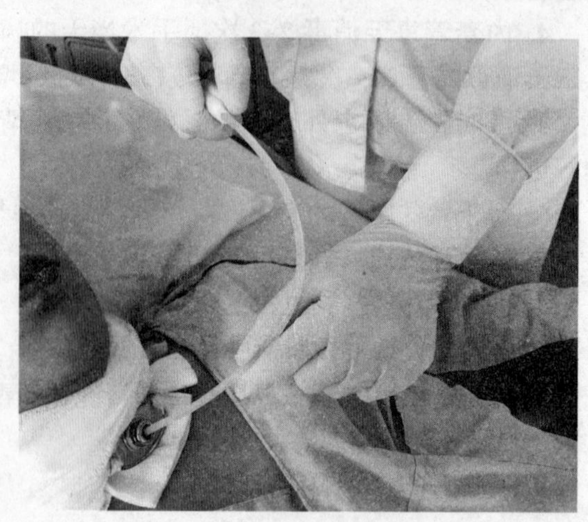

图7–15　经气管套管吸痰

（7）吸痰后，再次给予病人高流量吸氧，并观察吸痰后病人呼吸状况。

（8）抽吸生理盐水冲洗吸痰管和连接管，关上压力开关，将吸痰管用手套翻转包裹后弃之。

4. 操作后

（1）再次确认病人气管套管固定牢固、松紧适宜，防止脱管。

（2）协助病人取舒适体位，整理用物、洗手、记录。

（3）健康指导：卧床病人，给予床头抬高30°~45°，定时变换体位和叩背，以利于痰液排出；可活动病人，指导多下床活动，促进病人自行咳痰，减少吸痰的刺激。

【注意事项】

1. 经气管套管吸痰法应严格执行无菌操作，插管动作轻柔、敏捷，从深部向上、左右旋转，上提吸痰管进行吸痰。

2. 吸痰时负压吸引的压力应严格掌握，成人一般0.04~0.053mPa。压力过小不能有效吸痰，压力过大则会损伤气管壁黏膜而导致出血。

3. 吸痰前、后应当给予高流量吸氧，且每次吸痰时间不应超过15s。根据需要，吸痰操作可重复进行，但两次吸痰应间隔3~5min，更换吸痰管后再进行。

4. 吸痰时应观察痰液颜色、性质、黏稠度及量，并注意观察病人面色。

5. 吸痰管一人一用，且一根吸痰管只能使用一次，防止交叉感染。

【并发症的预防与处理】

1. 低氧血症　吸痰时负压过大、吸痰管插入过深、每次吸痰时间过长、两次吸痰间隔时间过短、吸痰方法不当均可导致吸痰时出现低氧血症。

（1）预防：①严格遵守吸痰的各项规章制度。②吸痰前、后给予高流量氧气吸入。③吸痰过程中，密切观察病人的面色，并告知病人如有不适，示意吸痰停止。

（2）处理：立即停止吸痰，给予高流量氧气吸入；如症状不缓解，遵医嘱给予药物治疗。

2. 呼吸道黏膜损伤　吸痰时负压过大、吸痰管插入过深、每次吸痰时间过长、频繁吸痰、吸痰动作粗暴均可导致吸痰时出现气道黏膜损伤。

（1）预防：①严格遵守吸痰的各项规章制度。②吸痰动作准确、轻柔、敏捷，避免动作粗暴。

（2）处理：立即停止吸痰；严重时，遵医嘱给予必要的药物治疗。

（任晓波）

第十五节　气管切开换药法

气管切开换药法（tracheostomy dressing method）是气管切开术术后病人常用的治疗护理方法之一。临床上使用该方法给予病人清除伤口周围分泌物，以便观察伤口的恢复情况并根据伤口情况给予必要和恰当的处理。清洁气管切开伤口，减少细菌及分泌物的刺激，有效预防伤口感染，减少并发症的发生，使病人清洁、舒适。

【适应证】

1. 喉部疾病行气管切开术术后的病人。

2. 喉周围组织疾病保护性行气管切开的病人。

3. 呼吸困难、喉阻塞、颈部外伤等行气管切开术术后的病人。

4. 气管切开术术后伤口有分泌物潴留者。

5. 气管切开伤口感染的病人。

【禁忌证】

1. 有出血倾向的病人。

2. 呼吸困难、躁动不安以及不能配合者。

【操作规范】

1. 评估病人

（1）评估病人有无上述禁忌证及配合情况。

（2）评估病人气管切开处渗出情况、敷料污染情况、颈部皮肤情况。

（3）评估分泌物的量、黏稠度、颜色。

（4）检查气管套管的位置，评估气道是否通畅，气管套管有无脱出迹象，气囊压力及气管套管固定带的松紧度。

（5）环境安全、安静、清洁、光线充足。

2. 操作前准备

（1）护士准备：着装整洁，洗手、戴口罩。

（2）用物准备：吸痰包 1 个、无菌手套 1 副、消毒棉签数支、换药盘 1 个（含枪状镊 1 把、直止血钳 1 把、弯止血钳 1 把、剪口纱布数块）、医疗垃圾桶 1 个。

3. 操作过程

（1）核对病人，解释操作目的、注意事项以取得病人配合。

（2）携用物至病人床旁，协助病人取舒适卧位，充分暴露颈部。

（3）为病人吸净气管套管内及伤口周围的分泌物。

（4）持换药盘内枪状镊，取下伤口处污染剪口纱布放于医疗垃圾桶内。

（5）佩戴无菌手套。

（6）消毒棉签消毒气管切开伤口处及其周围皮肤，由内向外环形消毒 2~3 遍，消毒半径不小于 10~15cm（图 7-16，见文末彩图）。左手持直止血钳，右手持弯止血钳，钳住剪口纱布两个角的外角，由下至上，将无菌剪口纱布置于气管固定翼下方，使纱布完全覆盖伤口。调节气管切开套管外固定带的松紧度，以伸进一指为宜。

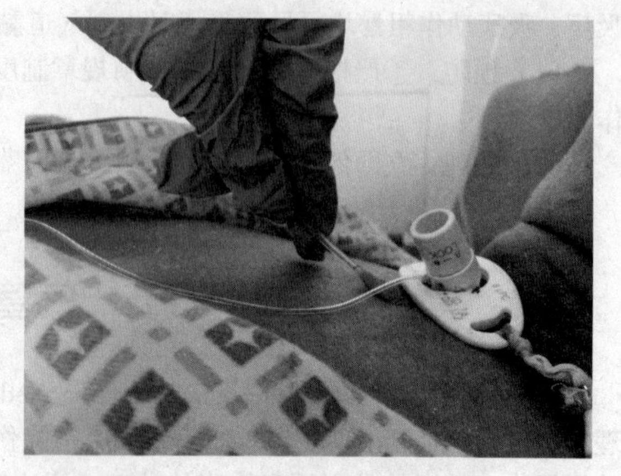

图 7-16 消毒伤口及周围皮肤

4. 操作后

（1）脱去手套，整理用物，协助病人舒适卧位，整理床单位。

（2）洗手，记录。

（3）健康指导：①嘱病人注意保持切口处皮肤清洁和干燥，洗头或洗澡时避免浸湿伤

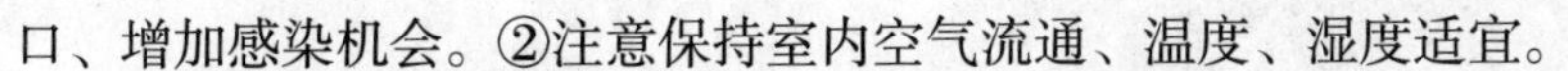

口、增加感染机会。②注意保持室内空气流通、温度、湿度适宜。

【注意事项】

1. 吸痰时，操作轻柔，忌粗暴。注意观察气道是否通畅，病人感受及痰液性质和量。

2. 消毒皮肤时，注意无菌操作，不要跨越无菌区；棉签不可反复使用。

3. 消毒区域要消毒彻底。

4. 每次消毒或换药时，注意动作轻柔，幅度不能过大，避免硬拉硬拽，以免引起病人疼痛或将气管套管拉出，引起危险。

5. 每次换药后，注意测量套管外固定带松紧度。以能伸入一个手指为宜。过紧使套管远端与气管壁紧密接触，易压伤固定翼边缘皮肤，病人感觉不适。过松有套管脱出的危险。

6. 换药按先清洁病人，再感染病人，最后特殊感染病人顺序，预防交叉感染。

【并发症的预防与处理】

1. 出血　因长期带管摩擦刺激、套管大小选择不合适、换药时动作粗暴等损伤气管壁造成。

（1）预防：换药时动作要轻柔，避免牵拉。

（2）处理：出血者可用纱布条填塞止血，减少对病人的刺激，观察出血情况，如有异常通知医生。

2. 感染　切口消毒不严格，没有及时更换敷料。环境消毒不严格，病菌增多，增加感染机会。

（1）预防：严格遵守消毒隔离制度，遵医嘱给予换药。

（2）处理：痰液较多、渗血、出汗较多的病人及时更换敷料，保持敷料清洁、干燥。根据伤口感染情况遵医嘱进行抗感染治疗并确定伤口敷料的更换频次。

3. 压疮　套管外固定带过紧或病人瘦弱，气管套管固定翼长时间对颈部皮肤的压迫。

（1）预防：及时观察病人颈部及气管两侧皮肤情况。

（2）处理：必要时遵医嘱给予金霉素或红霉素药膏涂抹受压处皮肤。保持固定带的清洁、干燥，并给予定时更换。

（周颖）

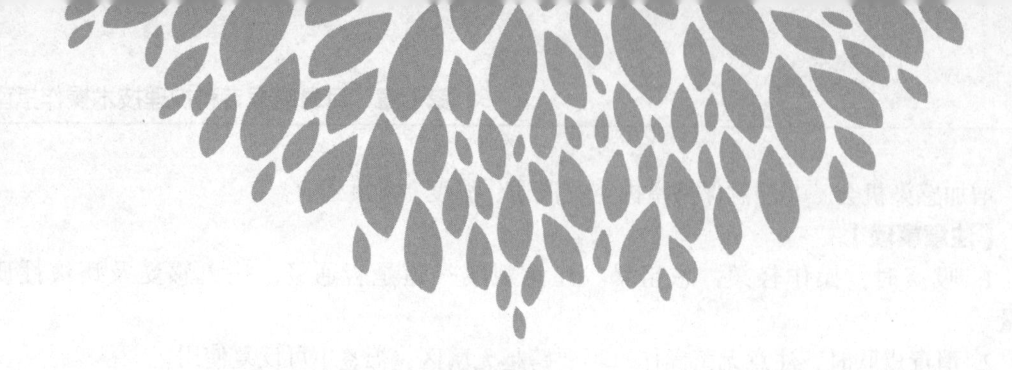

中英文名词对照索引

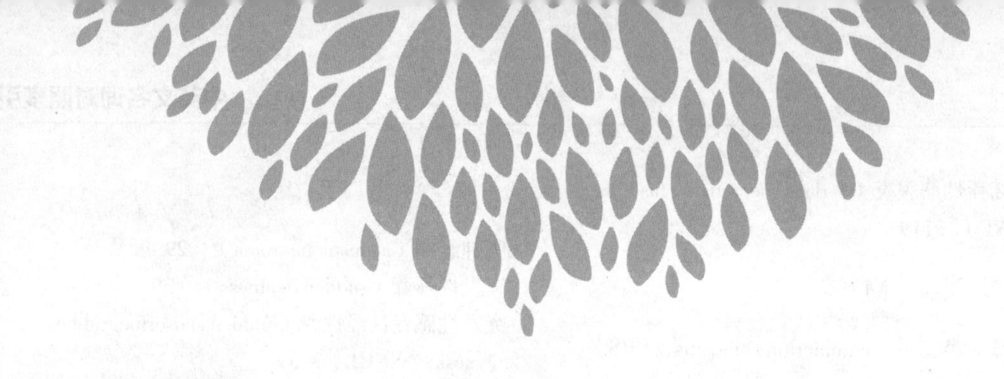

参考文献

1. 席淑新,陶磊.实用耳鼻咽喉头颈外科护理学.北京:人民卫生出版社,2014.
2. 韩杰,杜晓霞.耳鼻咽喉头颈外科护理工作指南.北京:人民卫生出版社,2014.
3. 关晋英,晋云花.眼耳鼻咽喉、口腔常见疾病临床护理工作指引.成都:西南交通大学出版社,2013.
4. 邱建华.耳鼻咽喉头颈外科临床护理学.西安:第四军医大学出版社,2014.
5. 田勇泉,韩东一.耳鼻咽喉头颈外科学.北京:人民卫生出版社,2013.
6. 李婷.最新五官科专科护理技术创新与护理精细化查房及健康宣教指导实用全书.北京:人民卫生出版社,2014.
7. 喻京生.五官科护理学.3版.北京:中国中医药出版社,2016.
8. 席淑新,赵佛容.眼耳鼻咽喉口腔科护理学.北京:人民卫生出版社,2017.
9. EmilyMarchiano,EricT.Carniol,DanielE.Guzman,et al.An Analysis of Patients Treated for Cerebrospinal Fluid Rhinorrhea in the United States from 2002 to 2010.*Journal of Neurological Surgery*,2017,78(01):018-023.
10. Vikul Kumar,SB haikhelKulwant,SumanSaurabh,et al.Giant Occipital Meningoencephalocele in a Neonate:A Therapeutic Challenge.*J PediatrNeurosci*,2017,12(1):46-48.
11. Windfuhr J P.[Evidence-based Indications for Tonsillectomy.*Laryngorhinootologie*,2016,951 :S38-S87.
12. Windfuhr J P,Toepfner N,Steffen G,et al.Clinical practice guideline:tonsillitis II.Surgical management.*Eur Arch Otorhinolaryngol*,2016,273(4):989-1009.
13. Tasche K K,Chang K E.Otolaryngologic Emergencies in the Primary Care Setting.*Med Clin North Am*,2017,101(3):641-656.
14. Handa A,Handa J K.Accidental Ingestion of a Foreign Body of Orthodontic Origin-A Review of Risks,Complications and Clinical Recommendations.*Int J Orthod Milwaukee*,2016,27(1):41-44.
15. Rahul K.Shah,JasonL.Acevedo.Epiglottitis.BMJ best practice.http://bestpractice.bmj.com/best-practice/monograph/452/highlights/summary.html,2017-5-2.
16. 黄选兆,汪吉宝,孔维佳.实用耳鼻咽喉头颈外科学.北京:人民卫生出版社,2015
17. 王斌全,祝威.耳鼻咽喉头颈外科学.北京:高等教育出版社,2017.
18. 孔维佳,周梁.耳鼻咽喉头颈外科学.北京:人民卫生出版社,2015.
19. 李笑雨,刘欣梅,邵建丽,等.1例闭合性颈外伤合并甲状颈干假性动脉瘤病人的急救及护理.中华护理杂志,2015,50 :1455-1457.
20. N Listed.Practice Guidelines for Preoperative Fasting and the Use of Pharmacologic Agents to Reduce the Risk of Pulmonary Aspiration:Application to Healthy Patients Undergoing Elective Procedures:An Updated Report by the American Society of Anesthesiologists Task Force on Preoperative Fasting and the Use of Pharmacologic Agents to Reduce the Risk of Pulmonary Aspiration.*Anesthesiology*,2017,126(3):376-393.
21. 曹永华.耳鼻咽喉科急症诊断与治疗研究.长春:吉林大学出版社,2012.
22. 林海燕.耳鼻咽喉-头颈外科临床护理路径.北京:人民卫生出版社,2015.
23. YONG JL,PARK CR,KIM JN,et al.The hemoptysis and the subclavian artery pseudoaneurysm due to a fishbone injury.Medicine(Baltimore),2015,94(12):1281.
24. Leinwand K,Brumbaugh DE,Kramer RE.Diagnosis of Pediatric Foreign Body Ingestion:Clinical Presentation,Physical Examination,and Radiologic Findings.*Ann OtolRhinolLaryngol*,2016,125(4):342-350.

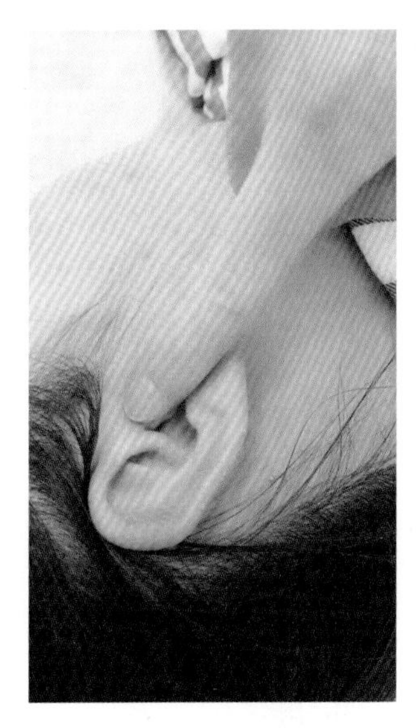

图 7-1　轻压耳屏

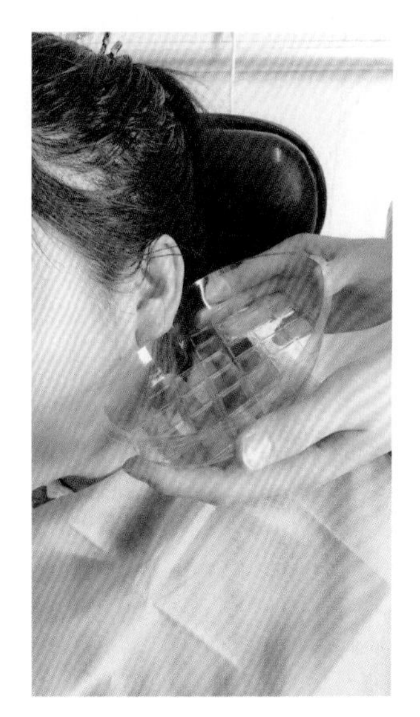

图 7-2　铺治疗巾置弯盘

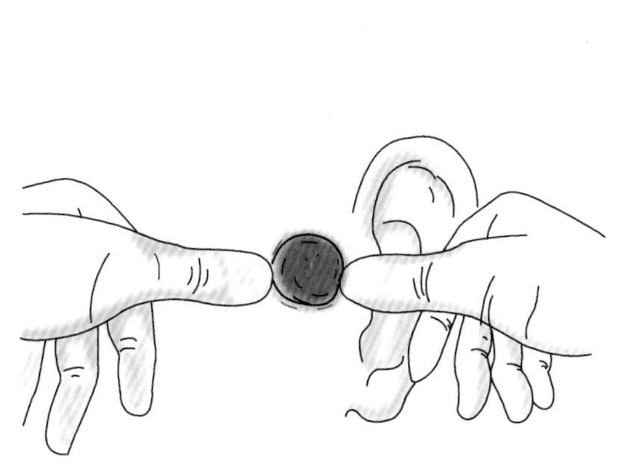

图 7-3　脓腔排脓

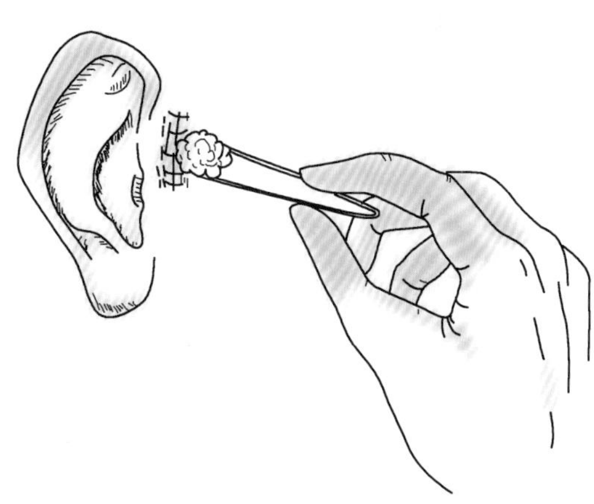

图 7-4　75% 酒精棉球消毒

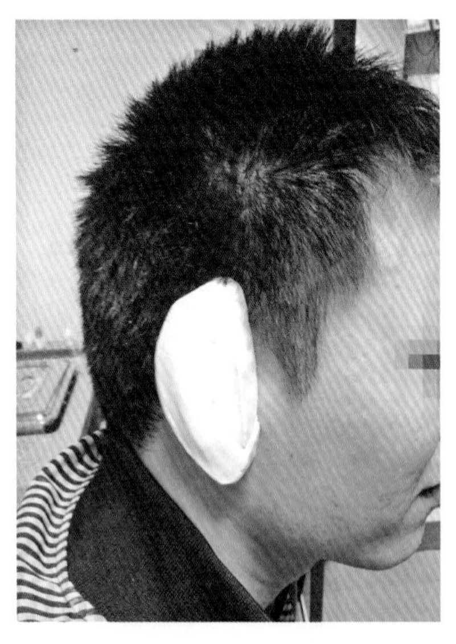

图 7-5　石膏固定

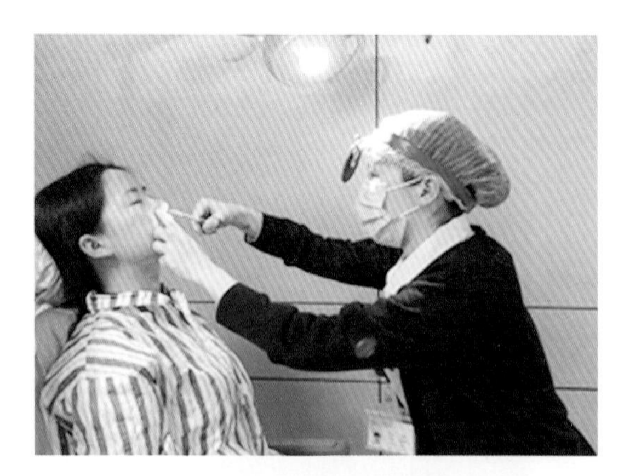

图 7-8　剪鼻毛示意图

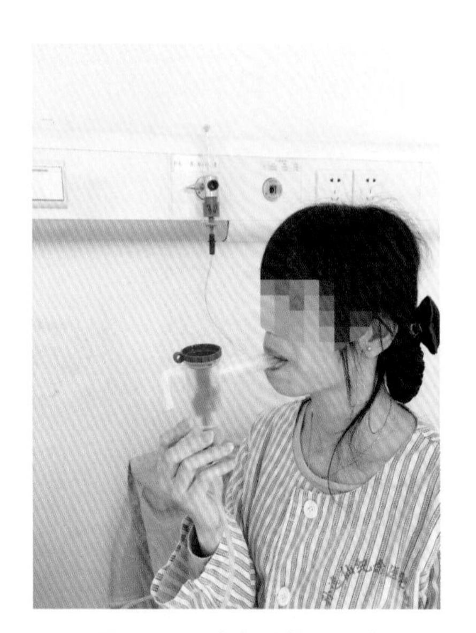

图 7-12　喉部雾化吸入法

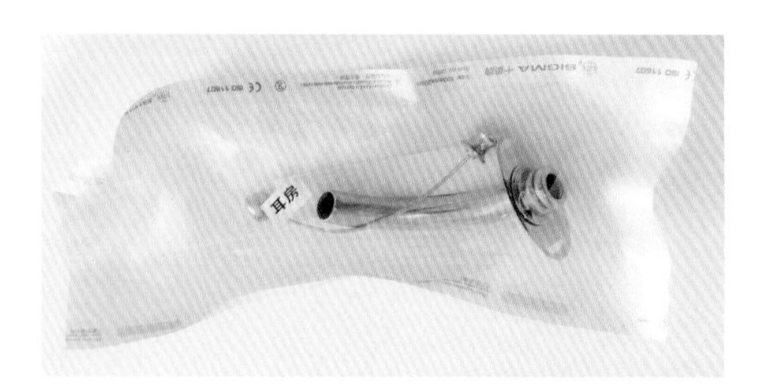

图 7-14　消毒备用气管套管

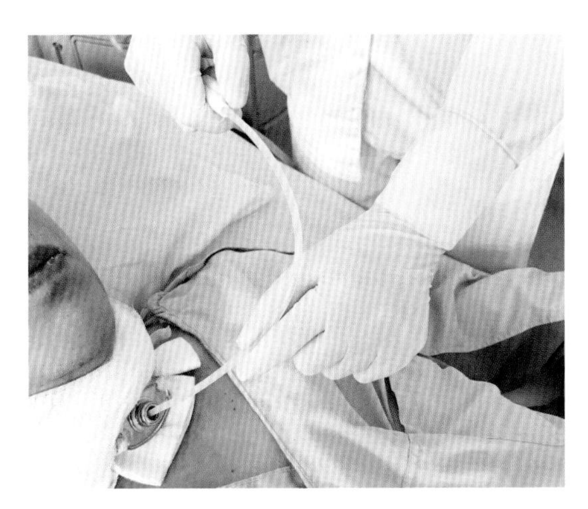

图 7-15　经气管套管吸痰

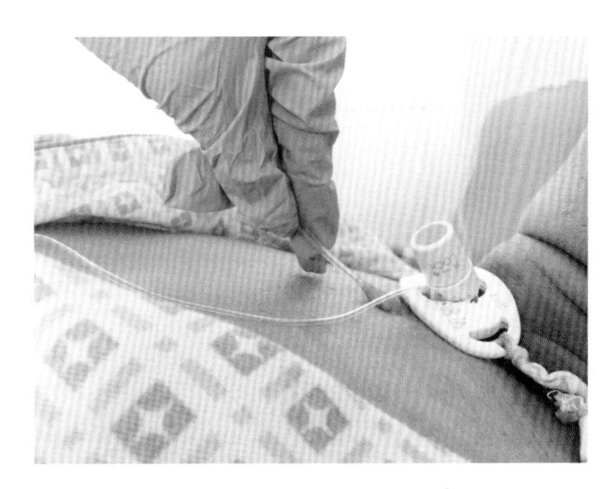

图 7-16　消毒伤口及周围皮肤